Alex Howard

Dein Weg aus der Erschöpfung

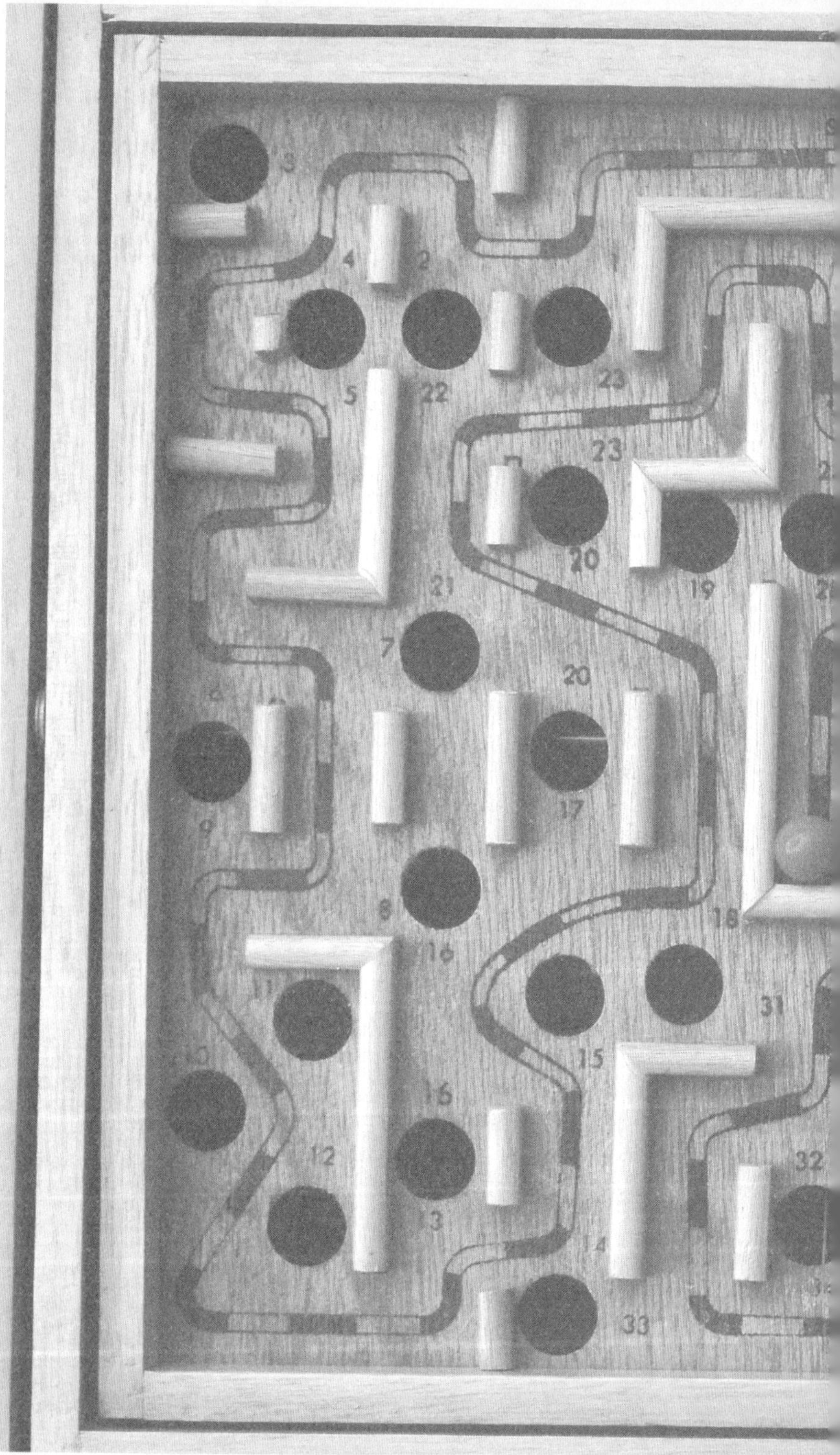

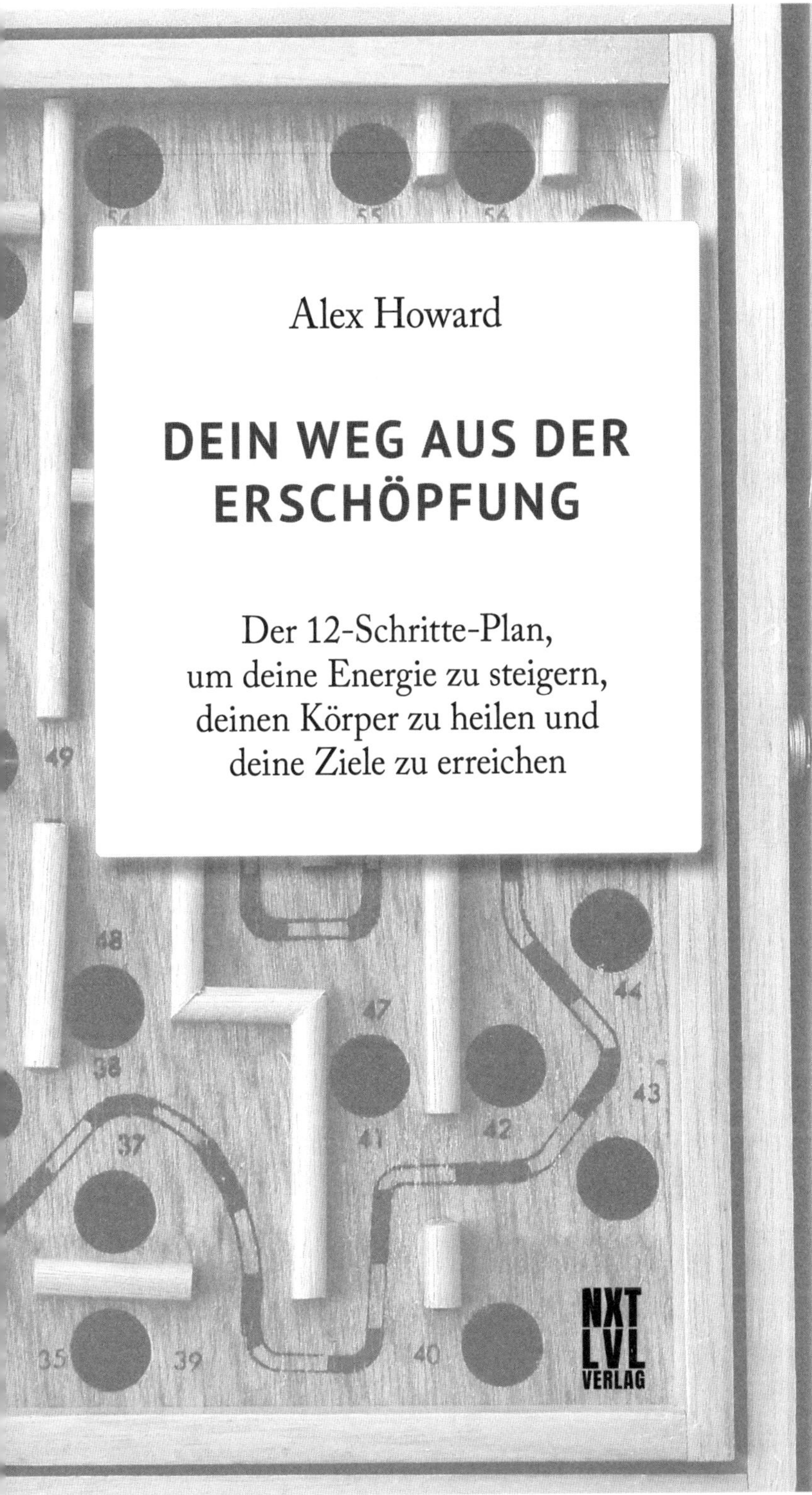

Alex Howard

DEIN WEG AUS DER ERSCHÖPFUNG

Der 12-Schritte-Plan,
um deine Energie zu steigern,
deinen Körper zu heilen und
deine Ziele zu erreichen

NXT LVL VERLAG

Wichtige Hinweise

• Die Empfehlungen in diesem Buch wurden von Verfasser und Verlag sorgfältig erarbeitet und geprüft. Eine Garantie kann dennoch nicht übernommen werden. Ebenso ist die Haftung des Verfassers bzw. des Verlages und seiner Beauftragten für Personen-, Sach- und Vermögensschäden ausgeschlossen.

• Die Publikation enthält Links zu externen Webseiten Dritter, auf deren Inhalte wir keinen Einfluss haben; für diese fremden Inhalte können wir keine Gewähr übernehmen. Rechtswidrige Inhalte waren zum Zeitpunkt dieser Veröffentlichung nicht erkennbar.

• Auch wenn eine gendergerechte Sprache wünschenswert ist, gibt es aus Sicht des Verlages bisher keine befriedigende, gut lesbare Lösung. Der leichteren Lesbarkeit zuliebe haben wir zumeist von der Doppelung männlicher und weiblicher Formen nach dem Muster »der … oder die …«, »er bzw. sie« usw. Abstand genommen. Selbstverständlich liegt es uns fern, dadurch jemanden zu benachteiligen.

• Die Ziffern der einzelnen Anmerkungen wurden aus der englischen Vorlage übernommen. Teilweise hat der Autor in den Kapiteln frühere Anmerkungen mitsamt ihrer Nummer wieder aufgegriffen, d.h. ohne ihnen eine fortlaufende, neue Nummer zuzuordnen.

Aus dem Englischen von
Maria Müller-de Haën

Titel der Originalausgabe:
Decode Your Fatigue. A Clinically Proven 12-Step Plan to Increase Your Energy, Heal Your Body, and Transform Your Life.

Hay House, Carlsbad/California, New York City,
London, Sydney, New Delhi – www.hayhouse.com

Deutsche Ausgabe:

ein Imprint der MOMANDA GmbH, Rosenheim
www.next-level-verlag.de

Lektorat: Gitta Lingen; Layout: Birgit-Inga Weber
Alle Fotos von pixabay.com: Alexas Fotos (S. 2/3, 74/75),
Michael Schwarzenberger (S. 10/11), Christine Schmidt (S. 162/163)
Schaubilder: Sam Smith; Foto des Autors: Oliver Halls
Cover: Guter Punkt, München, unter Verwendung
des Covermotivs der englischen Originalausgabe
Gesamtherstellung: Bernhard Keller
Druck: CPI Moravia Books – Printed in the EU
ISBN 978-3-949458-40-8

Kommentare zu diesem Buch

»Ein hoffnungsvolles, praxistaugliches Buch, das den Menschen hilft, von der lähmenden Erschöpfung wieder zu einem zielgerichteten, freudvollen Leben zu finden.«
Miranda Hart, Comedienne, Schauspielerin und Autorin

»Sind Sie bereit, sich ermächtigen zu lassen, anstatt den Boden unter den Füßen zu verlieren? Aufgeklärt zu sein, statt im Dunkeln zu tappen? Dieses Buch zeigt den Weg auf und hilft Ihnen, an diesen Punkt zu gelangen. Geschrieben von jemandem, der gesund ist und an dem Punkt war, wo Sie jetzt sind!«
Jacob Teitelbaum, M.D., Autor des Bestsellers *»From Fatigued to Fantastic!«*

»Alex Howard und seine Kollegen leisten seit vielen Jahren hervorragende Arbeit mit Patienten und Klienten, die an allen möglichen Arten von chronischer Erschöpfung leiden. Erschöpfung bzw. Fatigue ist ein äußerst komplexes Thema, das es zu untersuchen und klinisch korrekt zu behandeln gilt, und dieses Buch leistet meisterhafte Arbeit, denn es greift diese Komplexität auf und erörtert das Thema so, dass es sowohl für Laien als auch für medizinische Fachkräfte leicht verständlich und nachvollziehbar ist. Bravo!«
Prof. Dr. David Brady, Autor von *»The Fibro-Fix«*

»In diesem Buch zeigt Alex auf, wie die westliche Medizin Patienten mit CFS/ME (Chronisches Fatigue-Syndrom/myalgische Enzephalomyelitis) im Stich lässt. Die Ärzte suchen nicht nach der Ursache der Krankheit und versuchen auch nicht, die Mechanismen zu erkennen, wodurch die betroffene Person krank geworden ist. Hier gibt Alex dem Leser einen ›Fahrplan‹ an die Hand und erklärt, wie Symptome als wichtige Wegweiser für die Genesung genutzt werden können. Mit den Regeln und Werkzeugen für die Genesung ist alles möglich. Die Werkzeuge sind für jedermann zugänglich, das Buch ist logisch aufgebaut, sodass schwierige Konzepte leicht verständlich sind. Ja, dies ist keine leichte Reise, sie erfordert Entschlossenheit und Mut. Aber mit *›Dein Weg aus der Erschöpfung‹* können Sie es schaffen.«

Dr. Sarah Myhill, Autorin von *»Diagnosis and Treatment of Chronic Fatigue Syndrome and Myalgic Encephalitis: it's mitochondria, not hypchondria«*

»Endlich ein praktischer Leitfaden zur Genesung vom Fatigue-Syndrom, der nicht nur inspirierend, sondern auch sehr praxistauglich ist. Alle Systeme, die bei der Erschöpfung eine Rolle spielen, werden behandelt. *›Dein Weg aus der Erschöpfung‹* zeigt auf, wie Sie Ihre Heilungsreise individuell gestalten können – was sehr wichtig ist, denn wir alle sind einzigartig. Vielen Dank, Alex, für diesen umfassenden Wegweiser zur Genesung! Eine sehr empfehlenswerte Lektüre!«

Donna Gates, M.Ed., American Board of Anti-Aging Health Practitioners (ABAAHP), Autorin des internationalen Bestsellers *»The Body Ecology Diet«*

»*›Dein Weg aus der Erschöpfung‹* bietet den Lesern eine außergewöhnliche Gelegenheit: Sie können sich endlich verstanden fühlen; ihre gesundheitlichen Herausforderungen und Symptome im Zusammenhang mit dem Mangel an Energie werden anerkannt und validiert. Alex stellt einen einfachen 12-Schritte-Prozess vor, der Hoffnung auf Genesung macht. Dieses Buch ist ein Muss für alle, die unter chronischer Erschöpfung oder ähnlichen Beschwerden leiden, und wird in unserer Klinik und in der Ausbildung unserer Therapeuten zu einem festen Bestandteil werden.«

Andrea Nakayama, Master of Science in Nursing (MSN), Functional Lifestyle and Nutrition Practitioner (FNLP), Certified Nutrition Educator (CNE), Certified Nutrition Counselor (CNC), Ernährungsberaterin für funktionelle Medizin, Gründerin und klinische Leiterin der *Functional Nutrition Alliance*

»Ich weiß die Arbeit von Alex und seinem Team in der OHC sehr zu schätzen. Es gibt eine Menge Bücher über Erschöpfung – so viele, dass Sie dieses Buch vielleicht überspringen möchten –, aber ich bitte Sie inständig: Tun Sie es *nicht!* Nehmen Sie es in die Hand und lesen Sie es! Alex' Herangehensweise an tiefe, chronische, multifaktorielle, komplexe Erschöpfung ist anders. Ja, am Anfang stand seine persönliche Erfahrung, aber sie führte dazu, dass er eine Klinik mit einer engagierten Forschungsabteilung und einem Team von brillanten gleichgesinnten Kollegen und Kolleginnen gründete, die alle verschiedene Aspekte des Erschöpfungs-Rätsels erforschen. Sie haben im Lauf der Jahrzehnte nicht nur Tausende von Patienten und Patientinnen erfolgreich behandelt, sondern auch zahlreiche Forschungsstudien über ihren Ansatz veröffentlicht. Unabhängig von der zugrunde liegenden Ursache Ihrer Erschöpfung wird dieses Buch – wenn Sie sich die Zeit dafür nehmen und Ihre kostbare Energie investieren – wahrscheinlich die letzte Station auf Ihrer langen, oft zutiefst entmutigenden Reise zur Heilung von chronischer Erschöpfung sein.«

Dr. Kara Fitzgerald, Klinikdirektorin und Moderatorin des Podcasts *»New Frontiers in Functional Medicine«*

Inhalt

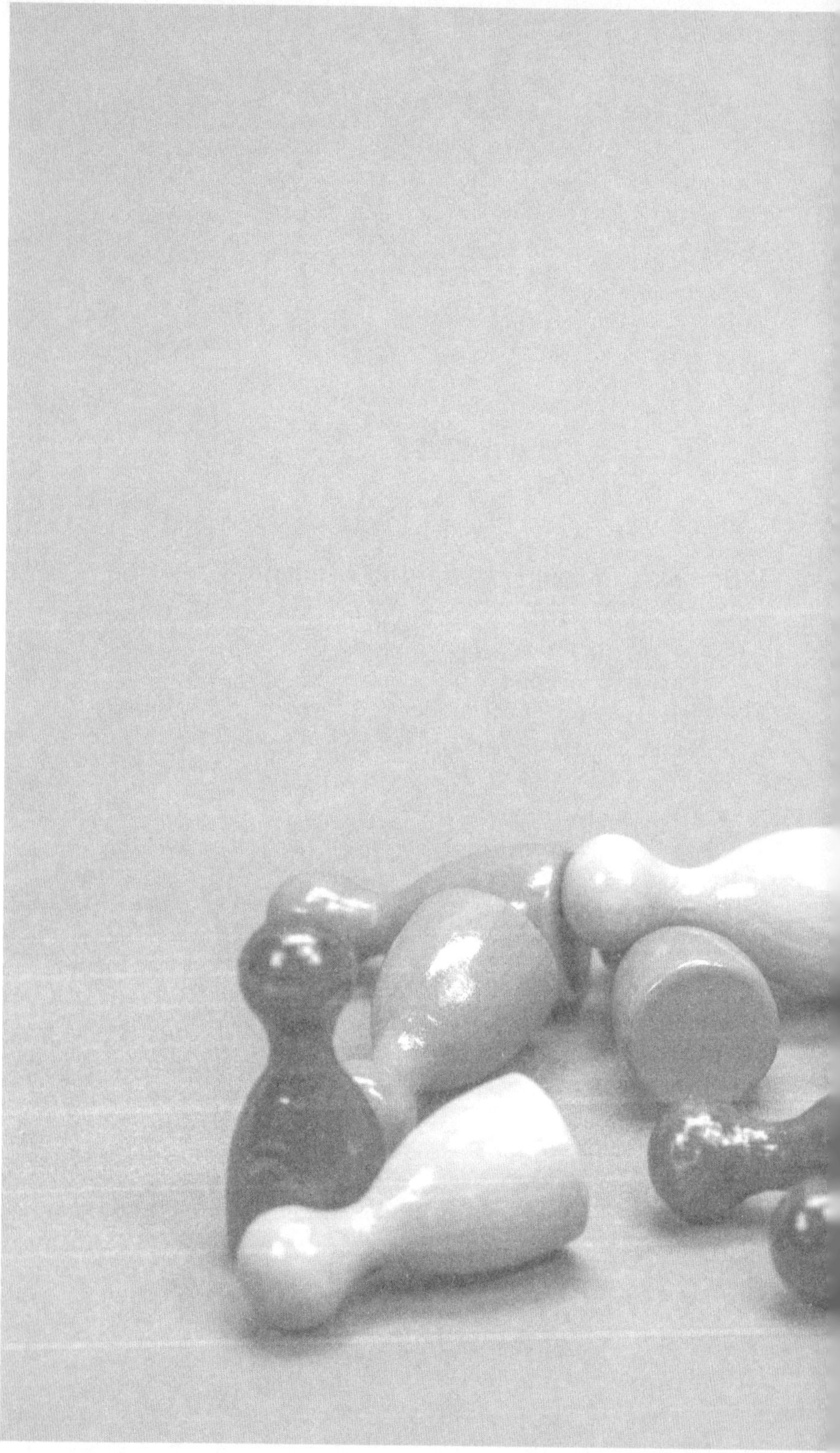

Teil 1

WAS IST ERSCHÖPFUNG?

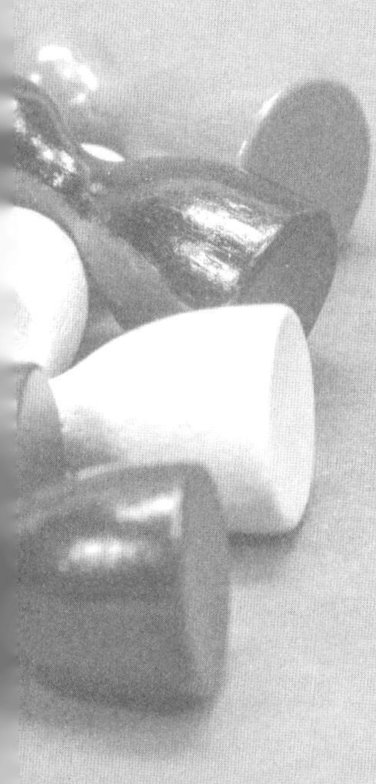

1.

Radikale Verantwortung

Wie die meisten Menschen bin ich in dem Glauben aufgewachsen, dass man eine Pille schluckt, wenn man krank wird, und es einem dann besser geht. Zumindest galt das bis kurz vor meinem 16. Geburtstag, als ich mich körperlich in einer Hölle wiederfand, die keine Pille heilen konnte.

Eines Morgens wachte ich auf, und etwas fühlte sich sehr falsch an. Es war, als hätte jemand den Stecker gezogen und meinen Körper von seiner Energieversorgung abgeschnitten; ich hatte keinerlei Energie mehr. Der kurze Weg von meinem Schlafzimmer zum Badezimmer fühlte sich wie ein Marathon an, meine Muskeln schmerzten, und mir wurde schwindlig, wenn ich auch nur die einfachsten Aufgaben erledigte.

Nach mehreren Arztbesuchen und diversen Bluttests kam man zu dem Schluss, dass ich mir ein Virus eingefangen hatte. Ich müsse mich nur ausruhen, hieß es, und in ein oder zwei Monaten würde alles wieder normal sein. Mir als Teenager, der nur Sport treiben und mit seinen Freunden Musik machen wollte, kam das wie eine Ewigkeit vor.

Keine Ahnung zu haben, was denn nun die Ursache war, machte mich zwar nicht gerade glücklich, aber es kam mir nie in den Sinn, dass es sich um etwas Schlimmeres handeln könnte als ein Virus, das von selbst wieder verschwinden würde. Außer, dass es eben nicht verschwand …

Ein Vierteljahr später landete ich auf der Suche nach Antworten erneut beim Arzt. Diesen Vorstoß hatte meine Großmutter unternommen – wenn jemand Antworten finden konnte, dann sie. Mein Gesundheitszustand hatte sich seit meinem letzten Termin nicht verbessert, sondern sogar deutlich verschlechtert. Der Versuch, ein paar Wochen zuvor die Schule wieder aufzunehmen, war furchtbar schiefgegangen: Nachdem ich 10 Tage lang durchgehalten und so getan hatte, als wäre alles in Ordnung, war ich zusammengebrochen und fühlte mich schlechter denn je.

Die Arztpraxis war nur 5 Autominuten von unserem Haus entfernt, aber sie hätte genauso gut eine Million Meilen weg sein können. Als wir dort ankamen, war mir so schwindlig, dass ich kaum stehen konnte, und die Erschöpfung war so lähmend, dass ich es kaum schaffte, mich nicht auf den Boden zu legen und mich zusammenzurollen.

Im Wartezimmer musterte ich die anderen Patienten, um mich abzulenken, und ertappte mich dabei, wie ich mir aus einem seltsamen Neid heraus wünschte, ich könnte meine Krankheit gegen ein greifbareres Leiden eintauschen. Gerne hätte ich einen gebrochenen Arm oder ein gebrochenes Bein oder sogar eine unangenehme Infektionskrankheit in Kauf genommen; für so etwas hätte es wenigstens einen klaren Weg zur Genesung gegeben. Die Ungewissheit, wie es mit mir weitergehen könnte, war fast so schlimm wie meine lähmenden Symptome.

Als ich zum Arzt gerufen wurde, begleitete mich meine Großmutter. Ich fing an, die neuesten Entwicklungen – bzw. das Fehlen jeglicher Entwicklungen – zu schildern, aber sie unterbrach mich: »Glauben Sie, dass es sich um ein chronisches Erschöpfungssyndrom bzw. um myalgische Enzephalomyelitis handeln könnte?«, fragte sie den Arzt mit der etwas zu forschen Stimme einer Person, die merkt, dass sie sich außer der Reihe einmischt.

Es folgte eine lange Pause, in der die Miene des Arztes einen etwas nachdenklichen Ausdruck annahm. Mein unnormal langsames Gehirn versuchte sich in dieser Pause einen Reim auf das zu machen, was meine Großmutter gerade vorgeschlagen hatte. Ich wusste nicht viel über das chronische Erschöpfungssyndrom, aber ich verstand, dass das eine schlechte Nachricht war und eine Diagnose, die mir gar nicht gefiel.

Schließlich antwortete der Arzt: »Ja, ich denke, das ist die wahrscheinlichste Erklärung.«

Nach einer weiteren Pause meldete ich mich zu Wort.

»Was bedeutet das?«, fragte ich. »Gibt es eine Pille, die ich einnehmen kann oder so?«

»Nein, ich fürchte, es gibt nichts, was ich dir geben kann«, erwiderte der Arzt. »Das Beste, was ich dir anbieten kann, ist eine psychologische Beratung.«

Ich hatte Mühe, das Ausmaß dessen zu verarbeiten, was er mir mitteilte – dass ich an einer schweren Krankheit litt, gegen die man nichts tun konnte –, und sein Vorschlag, mich in psychologische Beratung zu begeben, traf mich zutiefst. Ich wollte laut herausschreien, wie lächerlich das war, aber ich hatte nicht die Kraft dazu. Wie konnte er mich nur so beleidigen? Meine Krankheit steckte in meinem Körper, nicht in meinem Geist!

Die Kehrseite der Hoffnung

Es sollte noch einige Jahre dauern, bis ich den Schrecken jenes Herbstmorgens ganz verinnerlicht hatte. Im Lauf der Monate schleppte mich meine Großmutter, die nicht akzeptieren wollte, dass die Schulmedizin keine Lösung für meine Verfassung bieten konnte, durch die seltsame und wunderbare Szene der alternativen Heiler bei uns vor Ort: Ernährungsberater, Energieheiler, Ärzte für chinesische und indische Medizin … Ich habe sie alle aufgesucht.

Wie ich mich erinnere, war ich die ersten paar Male wirklich voller Hoffnung und ganz aufgeregt, aber schon bald zeichnete sich ein klares, vorhersehbares Muster ab: Man beschrieb mir die Vorzüge des neuesten Angebots, und ich las eine Broschüre mit Erfahrungsberichten von Menschen, die ähnliche Symptome wie ich hatten. Ich schob meine Zweifel beiseite und war optimistisch, dass die Behandlung funktionieren würde – nur um einige Wochen oder Monate später wieder enttäuscht zu sein, weil sich herausstellte, dass sie nicht das Geringste bewirkte.

Mit der Zeit machte ich mir keine Hoffnungen mehr. Nicht, weil ich nicht wollte, dass es mir besser ging – das wollte ich mehr als alles andere –, sondern weil ich die emotionale Achterbahn der Enttäuschung nicht mehr ertragen konnte. Ich war von Natur aus nicht zynisch, aber ich wurde zum Zyniker, weil es die einzige Möglichkeit war, mich vor der Kehrseite der Hoffnung zu schützen.

In den nächsten zwei Jahren suchte ich zahlreiche vermeintliche medizinische Experten auf, stellte meine Ernährung radikal um, ließ mehr Bluttests durchführen, als mir überhaupt bekannt waren, und konsultierte alle möglichen Leute, von Wunderheilern bis hin zu Leuten, von denen ich nicht weiß, ob sie überhaupt geistig zurechnungsfähig waren. Alles ohne Erfolg. Meine Symptome verschlimmerten sich eher, und nachdem ich längere Zeit in dieser Hölle des Lebens ausgehalten hatte, verschlechterte sich natürlich auch meine geistige Verfassung.

Der Wendepunkt

Mit 18 erreichte mein Gesundheitszustand seinen Tiefpunkt. Man kann nicht behaupten, ich sei suizidgefährdet gewesen – ich wollte ja nicht sterben –, aber ich sah gleichzeitig keine Möglichkeit mehr, in dem Albtraum weiterzuleben, zu dem mein Leben geworden war. Ich hatte jeden Tag Schmerzen, und manchmal fühlten sich die wenigen Schritte von meinem Schlafzimmer zum Badezimmer an, als hätte ich den Mount Everest erklommen. In diesem Zustand der Verzweiflung nahm ich eines Tages den Hörer in die Hand und rief meinen Onkel an. Ich führte mit ihm ein Gespräch, das mein Leben verändern sollte.

Mein Onkel war ein bisschen wie Gandalf in *»Herr der Ringe«* – er war nicht sehr oft da, aber er hatte die Angewohnheit, genau zur richtigen Zeit mit den richtigen Ratschlägen aufzutauchen, bevor er wieder hinter dem Horizont verschwand. Ich lernte ihn aus der Ferne zutiefst zu bewundern und zu respektieren, und die Tatsache, dass er ein Indie-Plattenlabel betrieb, machte ihn auch für einen aufstrebenden Punkrock-Gitarristen wie mich sehr cool.

Wenn man eine schwere chronische Krankheit hat, ist es nicht so einfach, ein Gespräch mit den üblichen Höflichkeitsfloskeln zu beginnen. Auf die scheinbar harmlose Frage »Na wie geht's denn so?« kann man alles Mögliche antworten, und ein »Danke der Nachfrage, mir geht's ganz gut« klingt zwar höflich und ist eine ganz normale Antwort, aber auch eine glatte Lüge. »Ganz gut« fällt in dieselbe Kategorie wie »Ganz nett«; es kann sich eher darauf beziehen, dass eben eigentlich etwas fehlt und dass es nicht so ist, wie man es gerne hätte.

In diesem Stadium meiner Krankheit war es mir jedoch egal, was andere Leute von mir dachten. Ich hatte keine Kraft mehr, mich zurückzuhalten, und sagte meinem Onkel genau, was ich fühlte: Ich hasste mein Leben und alles, was dazugehörte; ich wollte keinen weiteren Tag in dieser Hölle erleben, zu der mein Leben geworden war; ich war am Ende meiner Kräfte und konnte nicht mehr.

Nun würde man in einer solchen Situation normalerweise eine freundliche, mitfühlende Reaktion erwarten, und mein Onkel wusste durchaus, dass ich beides verdiente. Aber er erkannte auch, dass Sympathiebeweise mit Tee und Keksen nichts ändern würden. Er wusste, dass ich die Umstände meines Lebens *selbst* ändern musste, wenn ich sie ändern wollte, so schwer es auch scheinen mochte.

Zunächst stellte er mir eine einfache Frage: »Auf einer Skala von null bis zehn, wie sehr wünschst du dir, dass es dir besser geht?«

Ich brauchte nicht lange darüber nachzudenken. Ich glaubte, ich würde praktisch alles tun – außer Mord oder die Amputation eines Arms oder Beins –, um gesund zu werden. Ich gab mir 9½ von 10 Punkten.

Meine nächste Aufgabe bestand darin, eine Liste mit all den Dingen zu erstellen, die ich meiner Meinung nach *tun* könnte, um gesund zu werden, gefolgt von einer Liste mit all den Dingen, die meinen Zustand noch verschlechtern würden. Mein Onkel schlug mir vor, den Telefonhörer aufzulegen, diese beiden Listen zu erstellen und ihn in 10 Minuten zurückzurufen.

Als ich meine Liste der Dinge zusammenstellte, die ich tun konnte, damit es mir besser ging, stieß ich auf alle möglichen Ausreden: Ich hatte schon alles ausprobiert, und nichts hatte funktioniert, und wie sollte ich Antworten finden, wenn doch auch niemand sonst das geschafft hatte? Aber ich hatte Respekt vor meinem Onkel, außerdem war ich verzweifelt, also notierte ich Dinge wie »Meditation«, »Yoga« und »Mehr über Lebensmittel und Ernährung lernen«; ich zählte sogar »Mich mehr mit Psychologie beschäftigen« auf – *so* verzweifelt war ich.

Dann arbeitete ich an meiner Liste mit Dingen, durch die es mir schlechter ging. Darauf fand sich nur ein Wort: »Leben.« Es fühlte sich an, als ob schon der Versuch, den Tag zu überstehen, eine Quelle der Folter war.

Ich rief meinen Onkel an und war stolz, dass ich mir wenigstens die Mühe gemacht hatte, die Übung zu erledigen. Ich ging mit ihm meine Listen durch; wie er mir sagte, musste ich zum Teil tiefer graben, um Antworten zu finden. Es waren jedoch seine nächsten beiden Fragen, die alles für mich veränderten: »Wie viele Stunden am Tag verbringst du mit den Dingen, die deiner Meinung nach etwas bewirken können?«, fragte er.

Meine Antwort *klang* nicht nur erbärmlich – sie *war* es auch. Sie lautete im Grunde: *»Nicht eine einzige.«* Ich wusste, was ich hätte tun können – das stand ja schließlich auf meiner Liste –, aber ich hatte eben nichts davon gemacht. Das war die traurige Wahrheit.

Dann fragte er, ganz ohne Wertung oder Urteil: »Und wie viele Stunden verbringst du täglich vor dem Fernseher?«

Ich nahm mir einen Moment Zeit, um auszurechnen, wie viele Seifenopern ich mir neben allen möglichen anderen sinnlosen Fernsehsendungen ansah, und gab ihm etwas verlegen meine Antwort: Ich sah etwa sieben Stunden pro Tag fern. Natürlich hatte ich meine Ausreden: Ich hatte keine Energie, etwas anderes zu tun, und es half, meinen Geist zu betäuben, während mein Körper so krank war.

Nun verriet mir mein Onkel, worauf er hinauswollte: »Du wünschst dir also, dass es dir besser geht, mit neuneinhalb von zehn Punkten, und würdest fast alles tun, um das zu erreichen. Du hast eine Liste mit Dingen, die dir helfen könnten, doch du nimmst dir dafür keine Zeit. Aber du verbringst sieben Stunden am Tag vor dem Fernseher. Irgendetwas stimmt doch da nicht ganz, oder?«, schloss er, gerade so sanft und herzlich, dass ich nicht in die Defensive geriet, sondern lange und intensiv nachdachte.

In der nächsten Stunde half mir mein Onkel, einen Plan zu entwerfen, der alles für mich ändern sollte. Von diesem Moment an machte ich mich mit einer Entschlossenheit, die mich bis heute überrascht, daran, einen Weg zur Genesung zu finden.

Ich habe *alles gegeben*. Meine Reise der Heilung nahm mein ganzes Leben in Anspruch; ich war so verzweifelt, dass ich das Gefühl hatte, gar keine andere Wahl zu haben.

Das Rätsel der Erschöpfung entschlüsseln

In den folgenden 5 Jahren ging ich zu mehr als 30 verschiedenen Therapeuten, las mehr als 500 Bücher und praktizierte Tausende von Stunden Meditation und Yoga. Dabei wurde mir klar, dass das Überwinden der Erschöpfung wie das Entschlüsseln eines kryptischen Rätsels ist – man muss die richtigen Maßnahmen in der richtigen Reihenfolge und zum richtigen Zeitpunkt ergreifen.

Auf meinem Weg zur Genesung unternahm ich scheinbar endlose Versuche und erlitt zahllose Fehlschläge. Manchmal war es mehr als frustrierend, das Ganze verstehen zu wollen. Mit der Zeit wurde mir klar, dass die richtige Art der Zusammenstellung genauso wichtig sein kann wie die richtigen Zutaten: Wie ich feststellte, können Behandlungen, die in einer Phase der Genesung helfen, die Angelegenheit in einer anderen Phase verschlimmern. Lange bevor das Konzept des Biohackings in der Populärkultur Verbreitung fand, habe ich in gewisser Weise genau das getan: endlose Experimente an meinem Körper durchgeführt, um langsam das Rätsel meiner Erschöpfung zu entschlüsseln.

Fünf Jahre nach diesem schicksalhaften Gespräch mit meinem Onkel wusste ich endlich, dass ich mich vollständig erholt hatte. Ich glaube, jeder, der so eine Erfahrung macht wie ich, hat einen

Maßstab dafür; er denkt: *»Wenn ich das tun könnte, ohne dass es sich rächt, dann wüsste ich, dass ich vollständig genesen bin.«*

Für mich bedeutete das, loszurennen, mich voll ins Zeug zu legen und mit nichts zurückzuhalten. Hätten Sie mich an diesem Tag gesehen, wären auch Sie der Meinung gewesen, dass es der legendären Szene in *»Rocky«* echt nahekam. Ich bin einen der steilsten Hügel Londons hinaufgelaufen und habe alles gegeben, und als ich oben ankam, war ich in Tränen aufgelöst. Der Lauf selbst war jedoch nicht der eigentliche Test für meine Genesung – der kam erst in den Tagen danach, als ich mich anstelle der für chronische Erschöpfung so typischen körperlichen Rückschläge vollauf bereit fühlte, wieder loszulegen.

Die Gründung der Optimum Health Clinic

In den späteren Jahren meiner Genesung absolvierte ich ein Psychologiestudium in Wales, und im Rahmen meiner Abschlussarbeit befragte ich zehn Menschen, die wie ich persönliche Erfahrungen mit schwerer Erschöpfung gemacht hatten, um herauszufinden, wie sich die Erschöpfung auf ihr Selbstgefühl ausgewirkt hatte. Die drei, die sich erholt hatten, berichteten, ihr Leben sei trotz der immensen Schwierigkeiten und des Leids, das sie durchgemacht hatten, durch die Erfahrung bereichert worden. In der Wissenschaft wird dies als *posttraumatisches Wachstum* bezeichnet.[1]

Und obwohl es mir auf dem Höhepunkt der Verzweiflung sehr schwergefallen wäre, es zu akzeptieren, wusste ich, dass das auch für mich galt. Nachdem ich durch die Hölle und zurück gegangen war, hatte ich etwas über mich selbst und die Welt gelernt, was mir ein starkes Gespür für meine Fähigkeiten verlieh sowie eine tiefe Verantwortung dafür, Menschen in einer ähnlichen Situation zu helfen.

Nachdem ich ein Jahr lang als Lehrling bei einem meiner Psychologieausbilder gearbeitet hatte, beschloss ich, die Art von Klinik zu gründen, die ich mir in den Jahren meiner Krankheit gewünscht hätte. Angetrieben von der Leidenschaft, zu helfen, und der Überzeugung, dass ich auf meinem Weg einige Antworten gefunden hatte, gründete ich die Optimum Health Clinic (OHC) aus meiner Ein-Zimmer-Wohnung im Norden Londons heraus, zu einer Zeit, in der ich kaum die monatliche Miete bezahlen konnte.

Innerhalb weniger Monate erhielt ich *Tausende* Anfragen von Menschen aus ganz Großbritannien, die an myalgischer Enzephalomyelitis (ME), chronischem Erschöpfungssyndrom und Fibromyalgie litten. Dann lud ich eine Ernährungstherapeutin, Niki Gratrix, ein, sich mir anzuschließen – ich hatte zwar ein gutes Grundwissen über Ernährung, aber mein Spezialgebiet war die Psychologie.

Und als Niki und ich das nicht mehr allein bewältigen konnten, stieß Anna Duschinsky zu uns. Sie wurde unsere psychologische Leiterin, sodass ich mich auf die allgemeine Vision und die Führung der Klinik konzentrieren konnte. Anna hatte eine sehr ähnliche Heilungsgeschichte wie ich, und unsere persönlichen Erfahrungen wurden zu einem wichtigen Bestandteil unseres patientenzentrierten Ansatzes.

Es war eine ungemein aufregende Zeit, aber sie war auch mit einer großen Verantwortung verbunden. Vom ersten Tag an waren wir entschlossen, nicht in die Falle zu tappen und zu behaupten, wir hätten alle Antworten oder unser Ansatz sei der einzige, der zählt, wie es viele andere Ärzte und Therapeuten getan hatten. Mit einer für unser Alter in vielerlei Hinsicht ungewöhnlichen Reife entwickelten wir sehr sorgfältig einen neuen Ansatz für die Behandlung von Erschöpfungszuständen, bei dem die individuellen Unterschiede der einzelnen Patienten und Patientinnen im Mittelpunkt stehen.

In den Anfangsjahren der OHC waren wir mit der großen Herausforderung konfrontiert, das bestmögliche Expertenteam zu finden, auszubilden und zu unterstützen. Abgesehen von einem A-Level-Abschluss in Betriebswirtschaftslehre hatte ich keinerlei geschäftliche Erfahrung und noch nie einen »richtigen« Job gehabt. Beim Arbeiten lernten wir ständig dazu, und im Rückblick grenzt es eigentlich an ein Wunder, dass wir es schafften, das zeitweise rasante Wachstum zu überstehen.

Glücklicherweise schienen wir genau zur richtigen Zeit die richtigen Leute anzuziehen, die uns begleitend zur Seite standen und unterstützten – ein Segen, und zwar bis zum heutigen Tag. Einigen dieser Menschen werden Sie beim Lesen dieses Buches begegnen.

Wie uns mit der Zeit sehr klar wurde, mussten wir die Sprache der Medizin, also die Sprache der Forschung, sprechen, damit unser Ansatz zur Behandlung von Erschöpfungszuständen letztendlich von der Schulmedizin akzeptiert und in sie integriert würde. Und so gründeten wir 2011 unsere eigene Forschungsabteilung.

Ein Jahr später veröffentlichten wir eine prospektive Vorstudie im *»British Medical Journal Open«*, die eine statistisch signifikante Verbesserung durch unseren Ansatz aufzeigte.[2] Es folgten Veröffentlichungen unter anderem in *»Psychology and Health«*, *»Medical Hypotheses«* und im *»Journal of Integral Theory and Practice«*.[3]

Seitdem haben die OHC-Teams mit über 10.000 Patienten in mehr als 50 Ländern gearbeitet. Wir haben 20 Vollzeitärzte und gelten als eine der weltweit führenden Kliniken für integrative Medizin. Auf diesem Weg haben wir viel gelernt, und heute wissen wir unendlich viel mehr über Erschöpfungszustände als ich in den Jahren, als ich selbst krank war. Doch es gibt noch so viel mehr zu entdecken, und leider lernen wir vor allem durch die Patienten, die nicht so reagieren, wie wir es erwarten.

Unsere gemeinsame Reise

Mit diesem Buch möchte ich die wichtigsten Prinzipien des Ansatzes, den ich zusammen mit den OHC-Teams entwickelt habe, in einem praxistauglichen Leitfaden zusammenfassen, damit er Ihnen hilft, sich selbst zu helfen. Das Buch wird wohl für viele Leser und Leserinnen nicht unbedingt ein Online-Coaching-Programm oder den persönlichen Besuch bei einem Arzt ersetzen; Sie können jedoch selbst eine ganze Menge zu Hause tun. Mich haben die vielen Kommentare sehr berührt, die ich per E-Mail und über die sozialen

Medien von Menschen erhalte, die ihren Heilungsverlauf drastisch beeinflussen konnten, indem sie die Werkzeuge, die Sie gleich lernen werden, einfach online erlernten und in die Praxis umsetzten.

Ich werde mich in diesem Buch auf einige heikle Gratwanderungen begeben:

- Ich möchte Ihnen Hoffnung geben, Ihnen aber auch die endlosen Enttäuschungen ersparen, die ich erlebt habe.

- Mein Ziel ist es, der wissenschaftlichen Komplexität dieser Gruppe von Erkrankungen gerecht zu werden und gleichzeitig praktische Hilfsmittel für Sie zugänglich zu machen.

- Wie mein Onkel es für mich getan hat, möchte ich Ihnen Mitgefühl und Empathie entgegenbringen, Ihnen aber auch mutig einen Tritt in den Hintern verpassen, wenn Sie ihn brauchen.

Sicherlich werde ich manchmal bei all diesen guten Absichten versagen; indem ich sie hier erwähne, werden Sie hoffentlich wenigstens wissen, dass sie gut sind! Obwohl sich dieses Buch an Leser richtet, die sich auf dem Weg der Heilung von Erschöpfung befinden, ist mir klar, dass alle möglichen medizinischen Experten meine Arbeit verfolgen. Daher habe ich gegebenenfalls Informationen zu Primärquellen angegeben, als Hilfe für all jene, die sich eingehender mit der unseren Ansatz untermauernden Forschung befassen möchten.

Vielleicht lesen manche dieses Buch auch weder als Betroffene noch als medizinische Experten, sondern als Betreuer oder Angehörige einer Person, die diese äußerst schwierige Erfahrung durchmacht.

Leider beruht mein Wissen über Erschöpfung nicht nur auf Erfahrungen von mir selbst und von unseren Patienten: Meine Schwägerin litt an chronischer Borreliose, und im schwersten Stadium dieser Krankheit lebte sie 2½ Jahre lang bei mir und meiner Frau; ihre Geschichte werden Sie im letzten Kapitel lesen. Sie zu pflegen war eine ganz eigene Herausforderung, und deshalb kann ich wirklich sagen, dass ich diese Gruppe von Krankheiten aus allen Blickwinkeln kennengelernt habe.

An dieser Stelle sollte ich klarstellen, dass ich die Krankheiten *chronisches Erschöpfungssyndrom* (in der Fachsprache auch *chronisches Fatigue-Syndrom* genannt), *myalgische Enzephalomyelitis, postvirales Erschöpfungssyndrom* (einschließlich *Long Covid*), *Borreliose, Fibromyalgie* und verschiedene andere unter dem Begriff »erschöpfungsbedingte Krankheiten« zusammenfasse (ich werde dies in den nächsten Kapiteln näher erläutern.) Ich bin mir bewusst, dass diese Vereinfachung bei Weitem nicht perfekt ist; wie wir sehen werden, treten jedoch neben ganz individuellen definierenden Merkmalen bei einigen dieser Diagnosen auch verbindende Faktoren auf, und so ergibt es einen Sinn, sie zusammen zu besprechen.

Und schließlich: Vielleicht lesen Sie dieses Buch als jemand, der unter leichter Erschöpfung leidet, und finden meine Aussagen womöglich manchmal etwas beunruhigend oder haben sogar das Gefühl, es habe nichts mit Ihren eigenen Erfahrungen zu tun – vor allem, wenn ich Fälle beschreibe, in denen das ganze Leben der Betroffenen durch ihre Symptome zerstört wird. Es ist wohl hilfreich, sich vor Augen zu führen, dass diese Werkzeuge höchstwahrscheinlich auch bei viel milderen Krankheitsverläufen dienlich sein können, da sie doch sogar in so schweren Fällen wirksam sind. Tatsächlich ist genau dies meine Erfahrung.

Der 12-Schritte-Plan

Das Herzstück dieses Buches sind 12 Schritte bzw. Lektionen, die Ihnen nicht nur dabei helfen, Ihre Erschöpfung zu entschlüsseln, sondern Sie auch dabei unterstützen, Ihren Weg zur Genesung zu finden und zu lernen, wie Sie ihn am besten beschreiten. Es sind dieselben 12 Schritte, die ich mit allen meinen Patienten im OHC durchführe – und sie bilden den Kern unseres Ansatzes.

Und wissen Sie was? Wir sind bereits beim ersten der 12 Schritte! Die Sache ist die: Ich weiß, dass Sie sich Ihre Erschöpfung nicht ausgesucht haben. Mehr noch, Sie haben sie nicht verdient (niemand hat so etwas verdient!), und Sie wollen sie nicht. Doch egal, ob es Ihnen nun behagt oder nicht, es ist halt so und wir müssen das gemeinsam angehen.

Mein Onkel hat mir geholfen, zu erkennen, dass man die Umstände seines Lebens nur dann ändern kann, wenn *man selbst* sie ändert. Genau das ist unser erster Schritt.

** Schritt 1: Verantwortung übernehmen **

Mit radikaler Verantwortung (siehe die Überschrift von Kapitel 1) meine ich, dass wir unser Leben selbst in die Hand nehmen, und zwar auf jeder Ebene, die uns möglich ist.

Nun gibt es einen sehr wichtigen Unterschied zwischen Schuld und Verantwortung. Sie sind nicht schuld an der Situation, in der Sie sich befinden – Sie haben sie nicht absichtlich herbeigeführt –, aber wenn Sie nicht die Verantwortung dafür übernehmen, sie zu ändern, wird es wahrscheinlich niemand sonst tun.

Bevor wir also weitermachen, möchte ich Sie auffordern, die gleiche Übung zu machen, die mein Onkel mir vorgelegt hat.

Wie sehr wollen Sie Ihre Energie zurück?

Nehmen Sie sich ein paar Minuten Zeit, um die folgenden Fragen zu beantworten und eine Liste zu erstellen:

1. Bewerten Sie auf einer Skala von 0 bis 10, wie sehr Sie sich wünschen, gesund zu werden.

2. Erstellen Sie jetzt eine Liste mit all den Dingen, von denen Sie wissen, dass sie Ihnen bei Ihrer Genesung helfen könnten (im Lauf des Buches kommen noch viel mehr dazu).

3. Wie viele Stunden am Tag verbringen Sie mit den Dingen, die Sie gerade als hilfreich identifiziert haben?

Wie Sie dieses Buch nutzen sollten

Ich bitte Sie, sich selbst eine Verpflichtung aufzuerlegen: Lesen Sie zumindest dieses Buch zu Ende, koste es, was es wolle!

Fällt es Ihnen im Moment schwer, sich dazu zu motivieren? Wie Sie feststellen werden, wird sich das ändern, wenn Sie auf den nächsten Seiten dabeibleiben.

Sind Sie motiviert, wissen aber nicht, wo Sie anfangen sollen? Auch das wird sich hoffentlich ändern.

ⓘ In **Teil 1** werden wir uns die Zeit nehmen, wirklich zu verstehen, was Erschöpfung überhaupt ist, welche Ursachen sie hat und warum die Schulmedizin sie nicht wirklich verstanden hat.

ⓘ In **Teil 2** machen wir uns daran, Ihre Erschöpfung gemeinsam zu entschlüsseln.

ⓘ In **Teil 3** werden wir einen Plan für Ihre Genesung erarbeiten.

Sie könnten versucht sein, direkt zu Teil 2 oder Teil 3 zu springen; da der Inhalt dieses Buches jedoch sehr sorgfältig strukturiert wurde und einer bestimmten Reihenfolge unterliegt, möchte ich Sie bitten, es in der von mir vorgegebenen Reihenfolge zu lesen.

Außerdem möchte ich Sie darauf hinweisen, dass ich an einigen Stellen ein wenig technisch werde; da diese Informationen jedoch für Ihre Heilungsreise nicht unbedingt notwendig sind, haben wir sie mit einem »Info«-Signal versehen, sodass Sie sie auf Wunsch überspringen können.

Info

Schließlich habe ich den **Online-Kurs** ***»Reset Program«*** (siehe unter *www.alexhoward.de*) erstellt, der als Ergänzung zu diesem Buch erworben und verwendet werden kann.

Bevor wir weitermachen, ist es mir wichtig, zu definieren, was wir eigentlich unter Erschöpfung und erschöpfungsbedingten Erkrankungen verstehen, und zu untersuchen, warum die Schulmedizin Sie wahrscheinlich im Stich gelassen hat.

Also schnallen Sie sich an und lassen Sie uns in die recht schmerzhafte Geschichte dieser komplexen, aber faszinierenden Gruppe von Erkrankungen eintauchen.

2.

Warum die Schulmedizin bei Erschöpfung ratlos ist

Es war ein eiskalter Februarmorgen; das erste Mal seit über einem Monat hatte ich es geschafft, zur Schule zu gehen. Zusammen mit meinen Mitschülern war ich nach den Weihnachtsferien zurückgekehrt, bereit für ein weiteres arbeitsreiches Schuljahr.

Nur eine Woche später erlebte ich jedoch einen weiteren schweren Anfall von chronischer Erschöpfung. Selbst in einer meiner besseren Phasen konnte ich nur wenige Stunden am Tag zur Schule gehen. Eines Nachmittags wollte ich an einer zusätzlichen Unterrichtsstunde teilnehmen und hatte mich dabei ein bisschen zu sehr angestrengt; ich brauchte einen Monat, um mich zu erholen und wieder mein mickriges Ausgangsniveau zu erreichen.

Als ich im Klassenzimmer saß und auf den Beginn der Ökonomie-Stunde wartete, stellte sich das übliche Gefühl der Einsamkeit ein. Ich hatte zuvor nie verstanden, wie man sich einsam fühlen kann, wenn man mit anderen zusammen ist, aber ich stellte fest, dass ich nichts mehr mit meinen Klassenkameraden gemein hatte. Ich konnte keinen Sport treiben, blieb nur selten zu den Mahlzeiten und konnte schon gar nicht an gemeinsamen Unternehmungen teilnehmen. Ich ließ mir nichts anmerken, aber oft war es schwierig, überhaupt etwas zu finden, worüber ich mich mit den anderen unterhalten konnte.

Erschwerend kam hinzu, dass ich erst seit sechs Monaten auf dieser Schule war und kaum jemanden kannte, weil ich so viele Stunden wegen der Krankheit verpasst hatte.

Eines Tages fragte mich ein Junge aus meiner Klasse, wo ich gewesen sei. Ich erklärte ihm, dass ich an einem chronischen Erschöpfungssyndrom litt; ich hätte einen Zusammenbruch gehabt und mich zu Hause im Bett ausgeruht.

Ich kann seine Antwort heute noch so deutlich hören wie damals: »Du Glückspilz – klingt für mich himmlisch! Ich wünschte, ich könnte ein paar Wochen im Bett liegen und mich entspannen.«

Mein Klassenkamerad wollte gewiss nicht unfreundlich sein; schlimmstenfalls war seine Bemerkung ein bissiger Scherz, aber sie hatte eine verheerende Wirkung auf mich. Es war ein weiterer Sargnagel für meinen Versuch, von anderen verstanden zu werden, und ich zog mich noch einen Schritt weiter in meine eigene innere Welt zurück.

Royal-Free-Krankheit

In den fast zwei Jahrzehnten, seit ich mit Menschen arbeite, die unter den verschiedensten und komplexesten Formen von Erschöpfung leiden, habe ich gelernt, dass ich mit solchen Erfahrungen bei Weitem nicht allein dastand. Ich glaube, wenn man an Erschöpfung leidet, gehören die Urteile und die Schuldzuweisungen, die damit einherzugehen scheinen, zu den schwierigsten Herausforderungen.

Erschöpfung und erschöpfungsbedingte Erkrankungen wie myalgische Enzephalomyelitis, chronisches Fatigue- bzw. Erschöpfungssyndrom und Fibromyalgie werden als »medizinisch ungeklärte Krankheiten« eingestuft. Das bedeutet allerdings nicht, dass es keine Erklärungen für diese Krankheiten gibt, sondern nur, dass die *Schulmedizin* nicht in der Lage ist, sie zu erklären.[4,5] Vielleicht wäre die Bezeichnung »medizinisch ungeklärte Krankheiten aus Sicht der Schulmedizin« zutreffender.

Aber warum hat die konventionelle Medizin so spektakulär versagt, wenn es darum geht, Antworten für die von Erschöpfung Betroffenen zu finden? Da das Verständnis dieser Frage die Grundlage für unsere gesamte abenteuerliche Entschlüsselung des Rätsels Ihrer Erschöpfung ist, sollten wir uns etwas Zeit für eine Antwort nehmen. Dazu müssen wir einen Schritt zurück in die Vergangenheit tun, ins Großbritannien der 1950er-Jahre.

Zwischen Juli und November 1955 erkrankten 292 Mitarbeiter des Royal Free Hospital in London an einer Krankheit, deren Symptome von leichtem Fieber und geschwollenen Lymphknoten bis hin zu starken Kopfschmerzen und Erschöpfung reichten. Man lieferte 255 dieser Erkrankten ins Krankenhaus ein, und im Oktober musste es vorübergehend geschlossen werden, um den Ausbruch der Krankheit einzudämmen. Bei vielen dieser Patienten traten die Symptome über einen langen Zeitraum immer wieder auf und klangen ab, und in manchen Fällen hatten sie verheerende Auswirkungen. Trotz umfangreicher medizinischer Untersuchungen und Forschungen konnte keine Ursache für den Ausbruch der Krankheit gefunden werden.[6]

Nach dem Vorfall prägte Dr. Melvin Ramsay (Abteilung für Infektionskrankheiten des Royal Free Hospital) für diese Erkrankung den Namen »myalgische Enzephalomyelitis« – zusammengesetzt aus *myalgisch* (Muskelschmerz), *enzephalo* (Gehirn), *myel* (Rückenmark) und *itis* (Entzündung)[7–9], um die Entzündung des Rückenmarks bei einigen Betroffenen sowie die Schmerzen und Kopfschmerzen zu beschreiben.

Da es keine medizinische Erklärung für die myalgische Enzephalomyelitis bzw. die »Royal-Free-Krankheit« gab, wurde die Hypothese der Massenhysterie aufgestellt; sie gilt in vereinzelten Bereichen der Medizin auch heute noch als Beispiel für eine kollektive medizinische Hysterie ohne physischen Ursprung.

Die Altlast der Keimtheorie

Um zu verstehen, warum die Schulmedizin bei der Erklärung des Krankheitsausbruchs im Royal Free so ratlos war, müssen wir in den Geschichtsbüchern noch weiter zurückblättern, zur Formulierung einer zentralen Überzeugung der Schulmedizin: der Keimtheorie.

Louis Pasteur war ein französischer Chemiker und Mikrobiologe des 19. Jahrhunderts, dessen Beitrag zur medizinischen Mikrobiologie nahezu unübertroffen ist: Zu seinen Entdeckungen gehörten die Prinzipien der Impfung und der mikrobiellen Fermentation sowie das nach ihm benannte Verfahren der Lebensmittelaufbereitung, der Pasteurisierung. Im Mittelpunkt von Pasteurs Wirken stand die Entwicklung und Verbreitung der heute noch anerkannten Keimtheorie.

Der Kerngedanke der Keimtheorie lautet, dass die Verbreitung von Mikroorganismen, die als Krankheitserreger oder »Keime« bekannt sind, im Körper Krankheiten verursachen kann.[10,11] Einfach ausgedrückt kann man sagen: Von der gewöhnlichen Erkältung bis hin zur lebensbedrohlichen Sepsis ist Krankheit das Ergebnis eines externen Agens, das unseren Körper infiziert und uns krank macht.

Obwohl Pasteurs Keimtheorie nicht grundsätzlich falsch war, war seine Arbeit trotzdem unvollständig. Das Problem mit der Keimtheorie ist: Sie hat ein übermäßig vereinfachtes Modell der Medizin festgeschrieben, das nach einer einzigen Ursache sucht, einem Test, um sie zu messen, und dann einem einzigen Medikament, um sie zu neutralisieren, oder einer Impfung, um sie zu verhindern. Das ist in Ordnung, wenn man es mit vielen akuten Krankheiten zu tun hat, aber es ist eine totale Katastrophe, wenn man vielschichtige chronische Krankheiten zu verstehen versucht.

Wie wir gleich sehen werden, ist Erschöpfung ein kompliziertes Leiden, bei dem verschiedene Untergruppen, Stadien und Systeme betroffen sind, von denen jedes seine eigene einzigartige Signatur bei den einzelnen Betroffenen aufweist. Die Anwendung der Keimtheorie auf Erschöpfung ist an allen Stellen gescheitert. Nach jahrzehntelanger Suche ist es niemandem gelungen, den *einen* Erreger zu isolieren, sodass es weder einen Biomarker-Test noch eine einheitliche Behandlung in Form eines Medikaments gibt.[12–15]

Und selbst wenn es sich um etwas scheinbar klar Definiertes handelt, wie z. B. Long Covid (das heißt Ermüdungserscheinungen, die 3 bis 6 Monate nach der Infektion mit dem Coronavirus anhalten), bleibt die Frage offen, warum sich manche Menschen innerhalb weniger Wochen erholen und andere nicht.

Abgesehen von den verheerenden Auswirkungen, die die unpassende Anwendung der Keimtheorie auf Erschöpfung hatte, und der daraus resultierenden Lahmlegung von Forschungs- und Behandlungsansätzen gab es meiner Überzeugung nach eine fast noch schwerwiegendere Konsequenz: Das Fehlen eines Biomarkers hat zu der Schlussfolgerung geführt, Erschöpfung müsse »nur im Kopf« stattfinden.[16–18]

Arroganz auf Steroiden

In der Vergangenheit lautete die medizinische Sichtweise auf Erschöpfung: »Wir können nichts finden, was Ihnen fehlt, also fehlt Ihnen auch nichts.«

Aus Sicht eines Erschöpfungspatienten ist diese Aussage unglaublich arrogant, denn sie geht davon aus, dass die konventionelle Medizin alles über den menschlichen Körper weiß, und weil sie bei Ihnen nichts finden kann, fehlt Ihnen *tatsächlich* nichts.

In den Jahrzehnten nach dem Ausbruch der Royal-Free-Krankheit flossen die sehr begrenzten Gelder für die Erforschung der Erschöpfung in die Psychiatrie, mit dem Ziel, das »gestörte Denken« der Betroffenen besser zu verstehen. Die Geschichten der persönlichen Tragödien, die aus diesem Ansatz resultierten, sind nicht Thema dieses Buches, aber sie zerreißen einem das Herz und machen gleichzeitig wütend.

Ohne die Hartnäckigkeit und Entschlossenheit einer bereits geschwächten und erschöpften Patientengemeinschaft würden wir wahrscheinlich immer noch im medizinischen Mittelalter feststecken, was unser Verständnis der Natur von Erschöpfung betrifft. Wir verdanken viel dem mutigen und manchmal wahrhaft heldenhaften Handeln von Fatigue-Patienten, die sich für ihre Rechte und ein besseres Verständnis ihrer Erfahrungen eingesetzt haben.

In den letzten Jahrzehnten haben endlose Lobbyarbeit und Kampagnen dazu geführt, dass diese Gruppe chronischer Krankheiten vom medizinischen Establishment inzwischen voll anerkannt wird. In den Richtlinien der US-amerikanischen Centers for Disease Control (CDC) heißt es jetzt: »Myalgische Enzephalomyelitis/chronisches Erschöpfungssyndrom ist eine ernsthafte Langzeiterkrankung, die viele Körpersysteme beeinträchtigt.«[19]

Zweifellos wurden also Fortschritte erzielt, aber die Arroganz der Schulmedizin wurde dadurch leider nicht wirklich ausgeräumt. Das allgemeine medizinische Verständnis hat sich von »Wir können nichts finden, was Ihnen fehlt, also fehlt Ihnen auch nichts« gewandelt zu »Offensichtlich fehlt Ihnen etwas, aber wir haben keine Antworten, also *gibt* es auch keine Antworten«.

Denken Sie einmal kurz darüber nach. Wieder einmal wird davon ausgegangen, dass die Schulmedizin alle Antworten hat: »Wir verstehen nicht, was passiert, und deshalb ist es entweder nicht real oder es ist unmöglich, es zu verstehen.« Das ist nicht nur Arroganz – es ist Arroganz auf Steroiden.

An dieser Stelle könnte man meinen, ich hege Groll gegen das medizinische Establishment wegen seiner bestenfalls inkompetenten und schlimmstenfalls missbräuchlichen Behandlung von Menschen, die unter Erschöpfungszuständen leiden. Aber da liegen Sie falsch. Die konventionelle Medizin rettet jeden Tag unzählige Leben. Wenn ich von einem Bus angefahren würde, würde ich nicht nach einem Ernährungsberater und einer Psychotherapeutin schreien – nein, ich will die Schmerzmittel, den Chirurgen und alles andere, was die moderne Medizin zu bieten hat, um mein Leben zu retten.

Ich bin also nicht gegen die Schulmedizin, aber sehr wohl gegen Arroganz und Engstirnigkeit. Und davon gibt es leider eine ganze Menge, sowohl in konventionellen als auch in nicht-konventionellen medizinischen Kreisen.

Wenn wir täglich mit Leben, Tod und schlimmem menschlichem Leid zu tun haben, ist es natürlich verständlich, dass wir ein gewisses Vertrauen in unser Vorgehen haben müssen. Stellen Sie sich vor, Sie wären der Pilot eines Flugzeugs mit Hunderten von vertrauensvollen Passagieren und würden sich bei jedem Schritt der Reise fragen, ob das Flugzeug in der Luft bleiben wird, ob Sie das

Zeug dazu haben, es zu fliegen, ob die Triebwerke funktionieren werden usw. Man würde verrückt werden, bevor der erste Tag vorbei ist.

Das menschliche Bedürfnis nach Gewissheit ist durchaus berechtigt, und einen neugierigen, offenen und kritischen Geist zu bewahren, ist keine leichte Aufgabe, wenn man als Arzt arbeitet. Ja, da wird von unseren Ärzten und Ärztinnen wirklich viel verlangt; und doch ist es auch ein entscheidender Faktor, wenn wir mit komplexen und zutiefst missverstandenen Krankheiten wie Erschöpfung konfrontiert werden.

Bei meinen Gesprächen mit befreundeten Hausärzten im Lauf der Jahre haben mir viele gesagt, dass sie etwas Ähnliches empfinden. In Wahrheit fürchten sich die meisten Ärzte vor Patienten mit chronischen Krankheiten, die sie nicht verstehen.[20,21] Schließlich hat sich der typische Arzt bzw. die typische Ärztin für einen medizinischen Beruf entschieden, um Menschen zu helfen, und nach Jahren der körperlich, emotional und geistig-psychisch aufreibenden Ausbildung ist das Letzte, was sie wollen, leidenden Patienten gegenüberzusitzen und das Gefühl zu haben, sie hätten nicht die Macht, ihnen zu helfen.

Die Kälte und Härte, die Patienten von ihren Hausärzten zu spüren bekommen, ist kein Ausdruck mangelnder Fürsorge, sondern eine Abwehrstrategie dieser Ärzte, um das Gefühl der Unzulänglichkeit und des Versagens zu vermeiden.[22]

Ein neues Paradigma für die Medizin

In Anbetracht der grundlegenden Probleme, die der schulmedizinische Ansatz bei der Behandlung von Erschöpfung mit sich bringt, können Sie sich vorstellen, warum es für die Betroffenen so schwierig ist, Antworten zu finden und ihre Erschöpfung zu entschlüsseln.

Aber ein Problem geht auch immer mit einer Chance einher, und im Lauf der Jahre gab es eine ganze Reihe von Vorreitern, die nach Antworten suchten. Einige wurden als Rebellen angesehen, andere als Außenseiter, und wieder andere haben es geschafft, unter dem Radar zu fliegen, obwohl sie hervorragende, wichtige Arbeit geleistet haben.

Seit ein paar Jahren wird gern von »alternativer« und »komplementärer« Medizin gesprochen; ich persönlich mag beide Begriffe nicht. Nach meinem Dafürhalten implizieren sie, nicht-konventionelle Methoden seien irgendwie minderwertiger als die der konventionellen Medizin und sie sollten nur eine Nebenrolle spielen. Ich bevorzuge den Begriff »integrative Medizin«[23,24], weil meiner Meinung nach ein wirklich ganzheitlicher Ansatz alles integriert, was für die Unterstützung des Heilungsprozesses von Bedeutung ist.

In den letzten Jahren hat das Konzept der funktionellen Medizin zunehmend an Anerkennung gewonnen.[25] Ich glaube, es gibt die Essenz des Ansatzes, den wir in der Optimum Health Clinic verfolgen, am besten wieder. Die funktionelle Medizin ist ein systemorientierter medizinischer Ansatz, der darauf abzielt, die zugrunde liegenden bzw. grundlegenden Ursachen einer Krankheit zu erkennen und zu verstehen. Anders ausgedrückt: In der funktionellen Medizin geht es nicht um die Behandlung von Symptomen, sondern darum, den Ursachen der Erschöpfung auf den Grund zu gehen.

Definition von Erschöpfung

Bevor wir weitermachen, müssen wir genau definieren, wovon wir sprechen, wenn von Erschöpfung bzw. Fatigue die Rede ist. Im Wörterbuch wird Erschöpfung als »extreme Ermüdung infolge geistiger oder körperlicher Anstrengung oder Krankheit« definiert. Ich bin mir jedoch nicht sicher, wie hilfreich diese Definition wirklich ist.

Wenn Sie sich geistig oder körperlich übermäßig anstrengen, muss Ihre Erschöpfung nicht entschlüsselt werden, und die Abhilfe ist einfach: Führen Sie ein ausgeglicheneres Leben.

Doch wahrscheinlich ist Ihr Belastungsniveau normal, und dennoch leiden Sie unter Erschöpfung. Damit stellt sich die eigentliche Frage: *Warum* führt ein normales Maß an Aktivität zu Erschöpfung?

Vielleicht merken Sie erst seit Kurzem, dass der Tag länger dauert, als die Ihnen zur Verfügung stehende Energie anhält, und dass Ihr Energietief am Nachmittag nicht mehr durch einen starken Espresso überwunden werden kann. Vielleicht leiden Sie aber auch schon jahrelang unter starker Erschöpfung oder schwanken zwischen Phasen normaler Leistungsfähigkeit und Phasen der Erschöpfung, hatten aber nie das Gefühl, dass Ihre Energie so zuverlässig verfügbar ist, wie sie sollte.

Wie auch immer, Sie lesen dieses Buch, weil etwas unerklärlich bleibt. Sie sind nicht nur ein Rätsel für die moderne Medizin – Sie sind ein Rätsel für sich selbst. Und ich hoffe, dieses Rätsel wird am Ende dieses Buches zumindest zum Teil gelöst sein.

Diagnose von Erschöpfung

Dies bringt uns zum zweiten Schritt unseres 12-Schritte-Plans.

**** Schritt 2:**

Eine genaue Diagnose erstellen lassen **

Es ist nämlich so: Wird die Diagnose »Erschöpfung« gestellt, ist das gar keine Diagnose; Erschöpfung ist ein *Symptom,* keine eigentliche Erkrankung.

Wir müssen Ihre Erschöpfung entschlüsseln, weil die Diagnose »Erschöpfung«, ob sie nun selbst getroffen oder ärztlich festgestellt wird, letztlich eine falsche Diagnose ist. Um diesen Punkt wirklich zu verstehen, müssen wir das Diagnoseverfahren für erschöpfungsbedingte gesundheitliche Probleme untersuchen.

Wird Erschöpfung diagnostiziert, ist das keine Diagnose für das Vorhandensein einer bestimmten körperlichen Verletzung, eines bestimmten Krankheitserregers oder auch eines bestimmten Markers bzw. einer Reihe von aus dem Gleichgewicht geratenen Markern. Die Diagnose »Erschöpfung«, sei sie nun chronisch oder nicht, ist eine Ausschlussdiagnose, das heißt, es handelt sich um eine Diagnose, die in Ermangelung einer bekannten Ursache gestellt wird.

Der diagnostische Prozess

Der Diagnoseprozess für Erschöpfung sollte in etwa so ablaufen:

1. Sie suchen eine Arztpraxis auf, weil Sie sich erschöpft fühlen und vielleicht noch andere Symptome wie Muskelschmerzen, Schwindel oder Schlafstörungen haben.

2. Ihr Arzt bzw. Ihre Ärztin ordnet unter Berücksichtigung Ihrer Symptome und Ihrer Krankengeschichte eine Reihe von Standard-Bluttests an, bei denen grundlegende Marker wie das vollständige Blutbild, Eisen- und Ferritinwerte, die Entzündungsmarker ESR oder CRP, die Leber-, Nieren- und Schilddrüsenfunktion bestimmt und Tests auf Diabetes und Zöliakie durchgeführt werden. Idealerweise gehören dazu auch eine Vitamin-D-Bestimmung und ein sogenanntes Knochenprofil sowie ein Test zum Ausschluss von Drüsenfieber.[26,27]

3. Auch alle anderen Anomalien werden untersucht, die die Erschöpfung erklären könnten, unter der Sie leiden. Damit sollen verschiedene andere Ursachen ausgeschlossen werden, z. B. Autoimmunkrankheiten, Schilddrüsen- und seltener Herz- oder Hypophysenerkrankungen, Schlafstörungen, neurodegenerative Erkrankungen, Diabetes oder bestimmte Krebsarten.[28]

4. Wenn diese Untersuchungen in irgendeiner Weise abnorme Werte liefern, werden weitere Untersuchungen durchgeführt; man überweist Sie möglicherweise an einen Facharzt, was zu einer weiteren, anderen Diagnose führt.

5. Wenn die Marker alle normal ausfallen oder auch nach der fachärztlichen Überweisung keine bekannte Ursache und kein anderer ersichtlicher Grund für Ihre Erschöpfung gefunden wurde, wird eine »erschöpfungsbedingte Erkrankung« diagnostiziert, z. B. chronisches Erschöpfungssyndrom, Fibromyalgie oder postvirales Erschöpfungssyndrom.[29,30]

In dem oben beschriebenen Prozess wird ein *sehr* wichtiger Punkt angesprochen: Wenn Sie unter chronischer oder sonst einer Form von Erschöpfung leiden, ist es von entscheidender Bedeutung, sich an einen entsprechend qualifizierten Arzt bzw. eine Ärztin zu wenden, um sich gründlich schulmedizinisch untersuchen zu lassen. Es gibt diverse Ursachen für Erschöpfung, die schulmedizinisch identifiziert werden können,[28,31,32] und wenn eine davon der Übeltäter ist, könnte frühzeitiges Handeln buchstäblich den Unterschied zwischen Leben und Tod ausmachen.

Bevor Sie also in diesem Buch weiterlesen, sollten Sie auf Nummer sicher gehen, indem Sie sich von einem entsprechend qualifizierten Arzt bzw. einer Ärztin umfassend untersuchen lassen und die oben genannten Schritte durchlaufen, falls das nicht schon geschehen ist, oder dies zumindest parallel dazu in Angriff nehmen (wenn Ihr Arzt nicht bereit ist, mehrere Untersuchungen gleichzeitig durchzuführen, kann dieser Prozess viele Monate dauern). Nehmen Sie diese Warnung nicht auf die leichte Schulter und schieben Sie den Arztbesuch nicht auf!

Ich gehe nun also davon aus, Sie haben eine geeignete Arztpraxis aufgesucht und das Problem besteht darin, dass Ihre Erschöpfung dort nicht entschlüsselt werden konnte, obwohl man sich an das medizinische Verfahren gehalten hat. Wenn dies der Fall ist, lautet die gute Nachricht, dass Ihren Symptomen wahrscheinlich nichts Lebensbedrohliches zugrunde liegt; wir können uns also gemeinsam daran machen, Ihre Erschöpfung zu entschlüsseln und Ihren Weg zur Heilung zu finden.

An dieser Stelle mögen Sie verständlicherweise denken: *»Nun ja, Alex, bei mir wurde bereits ein chronisches Erschöpfungssyndrom diagnostiziert, also trifft all das oben Genannte nicht auf mich zu.«*

Da bin ich allerdings anderer Meinung. Die Diagnose »chronisches Erschöpfungssyndrom« bedeutet eigentlich nur, dass Ihre Erschöpfung »chronisch« ist, also andauert. Wenn man das Wort »Syndrom« hinzufügt, klingt es vielleicht offizieller, aber es sagt nichts über die tatsächliche Situation aus.

Bei der Definition, Diagnose und Behandlung von chronischer Erschöpfung gibt es zudem so viele Unstimmigkeiten und Diskrepanzen,[33] dass ein Name für das, was da bei Ihnen passiert, zwar eine Erleichterung für Sie sein kann, aber bei Ihrer Heilung bringt Sie das womöglich nicht sehr viel weiter. So kontrovers es auch klingen mag – ich habe auch eine ähnliche Einstellung zu Diagnosen wie »postvirales Erschöpfungssyndrom«, »myalgische Enzephalomyelitis« und »Fibromyalgie«: Keine dieser Diagnosen ist wirklich hilfreich.

Eine sinnvolle medizinische Diagnose wäre etwa: »Sie haben sich das Kreuzband gerissen«, oder: »Sie haben eine Blinddarmentzündung.« Sie wollen natürlich keine dieser Diagnosen haben, aber zumindest wäre das eine genaue Aussage und würde Ihnen einen klaren Weg zur Behandlung weisen.

»Was ist mit Fibromyalgie?«, werden Sie sich fragen. Nun, die Fibromyalgie ist eine weitere Erkrankung mit einer ganz eigenen kontroversen Geschichte;[33,34] im Wesentlichen handelt es sich dabei eben auch um Erschöpfung, nur kommt zusätzlich das Symptom »Schmerz« hinzu.

Und was ist mit Borreliose und Koinfektionen? Wie wir in Kapitel 11 erläutern werden, sind wir hier zumindest einer hilfreichen

Diagnose näher gekommen. Erfahrungsgemäß ist allerdings der typische Ansatz der Keimtheorie, gegen eine chronische Borreliose anzugehen, selten so effektiv, wie man es sich erhoffen würde.[35–39] Auch hier muss ein multisystemischer Ansatz verfolgt werden; es geht nicht nur um das Immunsystem und seine Unfähigkeit, die Borreliose zu bekämpfen.

Sich von der Gewissheit einer medizinischen Diagnose zu lösen, kann verunsichern, aber meines Erachtens auch viel Kraft geben. Wenn Sie tiefer verstehen, was wirklich in Ihnen vorgeht, sind Sie der Entschlüsselung Ihrer Erschöpfung und der Planung Ihres Weges zur Genesung einen Schritt näher gekommen. Und auch wenn dieser Weg kompliziert und herausfordernd ist, wird er doch auch aufregend, sobald Sie damit beginnen, echte Antworten zu finden.

Bevor wir weitermachen, müssen wir uns den genauen, der Erschöpfung zugrunde liegenden biochemischen Prozess sehr klar vor Augen führen. Was geht eigentlich auf zellulärer Ebene vor sich?

Und wenn ich Ihnen nun sage, dass wir diese Frage mit großer Genauigkeit beantworten können? Sehen Sie, Ihre Erschöpfung ist wahrscheinlich alles andere als medizinisch unerklärt – sie wird durch einen sehr gut verstandenen biochemischen Prozess verursacht.

3.

Wie unser Körper Energie erzeugt

An einem frühen Abend im Herbst 2005 war ich dabei, mich auf den Heimweg zu begeben. Wie erfahren man als Arzt auch sein mag – der Umgang mit einem Patienten nach dem anderen während des Tages ist geistig und emotional doch anstrengend, und das Letzte, worauf ich gerade Lust hatte, war ein langes Gespräch über komplexe Zellbiologie.

Damals befand sich die Optimum Health Clinic in einem Souterrain in der Londoner Harley Street; es war nicht ganz so glamourös, wie es sich anhört, aber es war ein großer Schritt nach vorn gegenüber der Wohnung, in der wir angefangen hatten. Als ich meinen Laptop zuklappte und meine Sachen zusammenpackte, verspürte ich dieses befriedigende Gefühl, das sich einstellt, wenn man einen harten Arbeitstag gut hinter sich gebracht hat. Ich wollte gerade gehen, als Niki Gratrix, meine Mitgründerin, in mein Behandlungszimmer platzte. Sie blickte mich aufgeregt an, und ich wusste, dass ich nicht so bald nach Hause gehen würde.

»Alex, du wirst es nicht glauben, was ich heute gelesen habe«, begann sie. Eines der Dinge, die ich an der Arbeit mit Niki am meisten mochte, war ihre große Leidenschaft und Begeisterung fürs Lernen, und in Momenten wie diesem war das ansteckend.

»Alex, im Ernst – das ist der wichtigste Durchbruch in der Erschöpfungsforschung, der mir je untergekommen ist. Ich sage dir, das wird alles verändern«, fuhr sie fort.

Ich holte tief Luft, verabschiedete mich von meinem gemütlichen Abend auf dem Sofa und antwortete: »Na, du gibst ja große Töne von dir. Was ist es denn?«

»Also, was ist das größte noch offene Geheimnis der Erschöpfung?«, fragte Niki mit einem erwartungsvollen Gesichtsausdruck.

Ich war versucht zu scherzen, etwa: »Ich weiß nicht – warum ist es so ermüdend, müde zu sein?« Aber sich in diesem Moment über Niki lustig zu machen, wäre ein bisschen so gewesen, als würde man ein aufgeregtes Hündchen erschießen, also spielte ich mit: »Ich weiß es nicht, sag du es mir«, sagte ich.

»*Post-Exertional Malaise*«, fuhr Niki fort. »Wie kommt es, dass jemand, der an Erschöpfung leidet, die Energie hat, etwas zu tun, und dass seine Energie danach einbricht?«

Niki hatte meine Neugierde geweckt, denn das war wirklich ein guter Punkt. Es war schon schlimm genug, dass Menschen mit Erschöpfung von vornherein wenig Energie hatten, aber es ergab eigentlich keine Sinn, dass sie etwas tun konnten und hinterher ohne ersichtlichen Grund einen Zusammenbruch erlebten.

Die sogenannte *Post-Exertional Malaise* (PEM), die Verschlimmerung der Symptome schon nach geringer Anstrengung, ist nicht nur eines der rätselhaftesten Symptome der chronischen Erschöpfung, sondern für die Betroffenen auch besonders frustrierend und schmerzhaft.

»Okay, ich höre«, sagte ich. »Wenn du mir erklären kannst, warum das passiert, und noch wichtiger, wenn du mir sagst, dass du eine Lösung hast und nicht übertreibst, dann ist das wirklich eine große Sache.«

In der nächsten Stunde erläuterte mir Niki geduldig die bahnbrechenden Forschungsergebnisse, die sie über ATP (Adenosin-Triphosphat) und die Funktionsweise der Mitochondrien gesammelt hatte.[40] Zum ersten Mal war jemand in der Lage, mir nicht nur den eigentlichen Mechanismus von Energiemangel zu erklären, sondern auch, warum Menschen mit Erschöpfung scheinbar aus heiterem Himmel abstürzen.

Was ist Energie?

Bevor wir uns genauer anschauen können, was Niki mir erklärt hat, müssen wir eine grundlegende Frage beantworten: Wenn Erschöpfung das Fehlen von Energie ist, was ist dann eigentlich Energie? Was ist diese geheimnisvolle Währung, die so knapp ist, wenn sich jemand erschöpft fühlt?

Lassen Sie uns einen Moment über Währung nachdenken. Eine Währung ist ein Tauschmittel, mit dem etwas in Umlauf gebracht werden kann – so wie wir Geld verwenden, um Waren im Handel zu tauschen.

Die Energiewährung Ihres Körpers ist ein energiereiches Molekül namens Adenosin-Triphosphat, kurz ATP. ATP liefert den Kraftstoff für so ziemlich alle Körperfunktionen, die Energie benötigen: von den Impulsen der Nervenzellen über die Kontraktion der Muskelzellen bis hin zum Antrieb des Gehirns, des Herzens und aller anderen Organe des Körpers. Letztendlich ist ATP die Energiequelle, die unseren Körper am Leben erhält.

Da also ATP die Energiewährung im Körper ist, liegt die Vermutung nahe, dass ausdauertrainierte Athleten im Ruhezustand über einen höheren ATP-Spiegel verfügen und besser in der Lage sind, ATP zu bilden, sobald es durch das Training erforderlich ist. Und das ist durchaus der Fall. Laut einer 2018 veröffentlichten Studie weisen trainierte Athleten im Ruhezustand verglichen mit Kontrollpersonen 10 Prozent mehr ATP und während der sportlichen Betätigung deutlich höhere ATP-Werte auf.[41]

Darüber hinaus sind trainierte Sportler in der Lage, das verfügbare ATP während des Trainings um 100 Prozent *mehr* zu erhöhen als Kontrollpersonen. Einfach ausgedrückt: Der Faktor, der es Ausdauersportlern ermöglicht, solche Leistungen zu erbringen, besteht darin, dass sie buchstäblich mehr Energiewährung herstellen.

Woher kommt Energie?

Wenn ATP die Energiewährung in unserem Körper ist, müssen wir nun weitere, ebenso wichtige Fragen beantworten: Woher kommt unsere Energie? Durch welchen Prozess stellt der Körper Energie her? Und warum scheint ein Ausdauersportler Energie im Überfluss zu haben, während jemand, der unter Erschöpfung leidet, seine Energie rationieren muss, als könnten die Vorräte jeden Moment zur Neige gehen?

Nun, ATP wird von speziellen Strukturen in unseren Zellen, den Mitochondrien, hergestellt. Während ATP die Währung der Energie ist, sind die Mitochondrien die Energiefabriken, die diese Währung herstellen; sie sind quasi die »Kraftwerke« der Zelle.

Fast alle lebenden Zellen haben Mitochondrien; einige Zellen produzieren mehr als andere, aber jede einzelne Zelle in Ihrem Körper, mit Ausnahme der roten Blutkörperchen, hat ihr eigenes Kraftwerk. Fettzellen haben viele Mitochondrien, weil sie Energie speichern, ebenso wie Muskelzellen, weil sie schnell auf den Energiebedarf reagieren müssen.

Jetzt denken Sie wahrscheinlich: *»Um meine Erschöpfung zu entschlüsseln, muss ich nur meine Mitochondrien in Gang bringen.«* Und in gewisser Weise haben Sie recht. Das ist der nächste Schritt in unserem 12-Schritte-Plan.

** Schritt 3:

Die Rolle der Mitochondrien verstehen **

Unsere Mitochondrien helfen uns im Wesentlichen, die aus der Nahrung aufgenommene Energie in Energie umzuwandeln, die die Zelle nutzen kann. Der eigentliche chemische Prozess dahinter ist eher umständlich, und Sie müssen ihn für unsere gemeinsame Reise nicht vollständig verstehen; für jene unter Ihnen, die sich noch an ihren Biochemie-Unterricht in der Schule erinnern, wird der folgende »Info«-Abschnitt eine nützliche technische Zusammenfassung liefern (wie ich in Kapitel 1 dargelegt habe, sind diese »Infos« optional und für das Verständnis nicht ausschlaggebend).

Info

Wie unsere Mitochondrien Energie erzeugen

Die Energieerzeugung in den Mitochondrien beginnt mit der Nahrung, die wir zu uns nehmen. Pflanzen nutzen die Photosynthese, um aus Licht Energie in Form von Kohlenhydraten zu gewinnen, und dem Menschen wird diese gespeicherte Energie durch Verdauung und Aufnahme zur Verfügung gestellt – entweder direkt von den Pflanzen oder von den Tieren, die sie verzehren (wir werden in Kapitel 9 auf die Verdauung eingehen).

Die Mitochondrien verbinden diese Moleküle aus der Nahrung mit Sauerstoff und wandeln sie in Wasser und Kohlendioxid um; dabei wird Energie freigesetzt. Dieser Vorgang wird als »aerobe Atmung« bezeichnet.

Die durch die aerobe Atmung erzeugte Energie wird in dem energietragenden Molekül ATP (Adenosin-Triphosphat) gespeichert. ATP besteht aus drei *(»tri«)* Phosphatgruppen, die miteinander Bindungen eingehen (siehe oberer Teil des nächsten Schaubildes). Die Energie ist in den Bindungen zu den einzelnen Phosphatgruppen eingeschlossen und kann so dorthin transportiert werden, wo sie benötigt wird.

Die Energie wird freigesetzt, wenn die Bindung zwischen der zweiten und dritten Phosphatgruppe aufgebrochen wird. Das verbleibende Molekül – es hat eine Phosphatgruppe freigesetzt – wird zu Adenosin-Diphosphat, kurz ADP.

ADP kann nun zurück in die Mitochondrien transportiert und durch chemische Reaktionen, bei denen das dritte Phosphatmolekül wieder hinzugefügt wird, erneut zu ATP aufgeladen werden (siehe Mitte des Schaubildes). Dieses sogenannte ADP/ATP-»Recycling« ist die effizienteste Art, neue Energie zu erzeugen. Wenn irgendein Aspekt dieses Prozesses nicht effektiv funktioniert, erleben wir eine *Post-Exertional Malaise* (PEM).

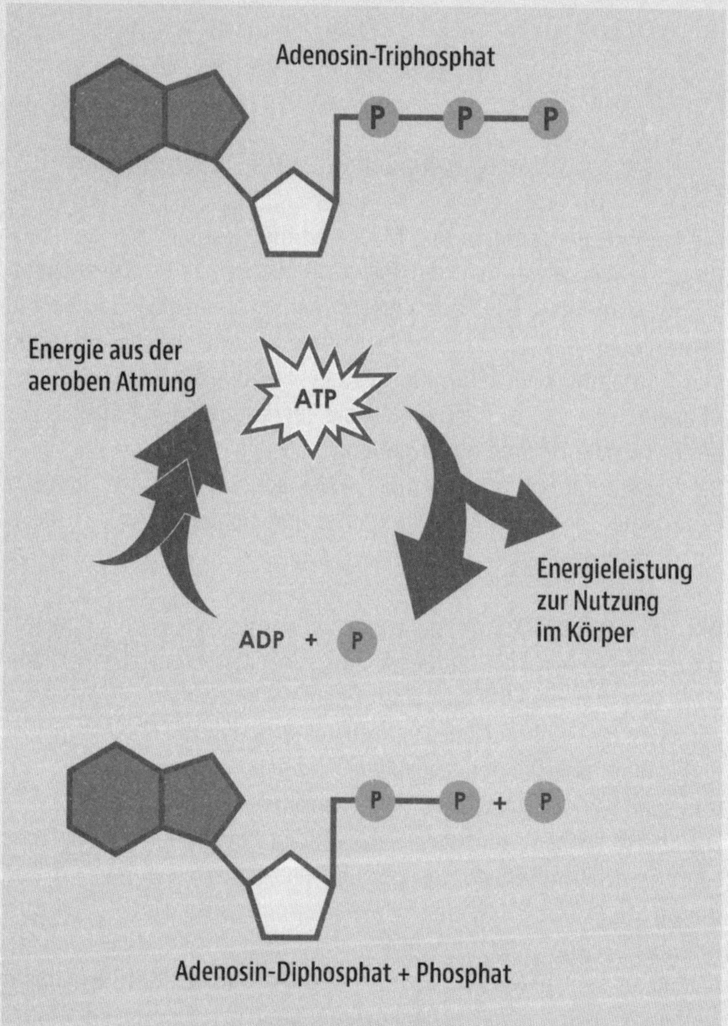

Der ATP/ADP-Zyklus

Post-Exertional Malaise – eine Erklärung

Nachdem wir also die grundlegenden Prinzipien besprochen haben und wissen, was Energie ist und wie sie entsteht, wollen wir zu meinem entscheidenden Gespräch mit Niki zurückkehren.

Wie schon erwähnt: Zu den frustrierendsten Symptomen von Erschöpfung zählt die *Post-Exertional Malaise* (PEM), außerdem die sogenannte »verzögerte Erschöpfungsreaktion«, die erst nach mehreren Tagen auftritt (wir kommen gleich darauf zurück).

Ein gesunder Mensch kann davon ausgehen, dass er sich nach einer Ruhepause oder einem erholsamen Schlaf genauso fühlt wie vor einer mäßigen Anstrengung. Bei chronischer Erschöpfung ist das aber nicht der Fall.

Nehmen wir an, Sie leiden unter Energiemangel, schaffen es aber gerade so, auf niedrigem Niveau zu funktionieren. Es ist Samstagnachmittag, Sie haben Freunde zu Besuch, und alle beschließen, einen Spaziergang zu machen. Der Spaziergang geht über Ihr normales Tagespensum hinaus, aber Sie wollen die Leute nicht enttäuschen, und eigentlich ist Ihnen auch nach frischer Luft zumute.

In den nächsten Stunden halten Sie ein gleichmäßiges Tempo und gehen etwa 5–6 Kilometer. Es ist schon eine Weile her, dass Sie sich auf diese Weise mal so richtig haben durchpusten lassen, und es geht Ihnen besser als erwartet. Am Abend sind Ihre Muskeln ein bisschen steif, aber Sie gehen mit einem Gefühl der Erleichterung ins Bett, weil Sie es geschafft haben – und sind auch ein wenig überrascht, dass Sie keinen höheren Preis dafür zahlen müssen.

Am Sonntagmorgen fühlt sich Ihr Körper immer noch etwas steif an, aber es scheint Ihnen gut zu gehen. Womöglich ist Ihr Nervensystem leicht überreizt; es fällt Ihnen schwer, sich zu entspannen. Vielleicht hat Ihnen der gestrige Spaziergang ja einen kleinen Energieschub verliehen.

Als Sie am Montagmorgen aufwachen und zur Arbeit gehen wollen, fühlen Sie sich, als wären Sie unter die Räder eines Zuges geraten. Sie sind völlig erschöpft. Schon beim Aufstehen fühlen Sie sich der Ohnmacht nahe, alle Muskeln schmerzen, und Sie haben keine andere Wahl, als sich krankzumelden. Ihre Symptome bessern sich einige Tage lang nicht – Sie fühlen sich weiterhin völlig ausgelaugt –, bevor es allmählich wieder aufwärts geht.

Sie fragen sich: *»Was zum Kuckuck ist da passiert?«* Es muss der Spaziergang gewesen sein – aber warum hat es mehrere Tage gedauert, bis Sie die Auswirkungen spürten, und warum hat es dann erneut Tage gedauert, bis Sie sich erholten?

Das ist die verzögerte Ermüdungsreaktion. Bei vielen Menschen ist sie ein Hauptmerkmal der Erschöpfung. Sie tun etwas, es scheint ihnen gut zu gehen, doch Tage später spüren sie die Auswirkungen. Bei wieder anderen gibt es nicht einmal eine Verzögerung; wann immer sie über ihre Energiekapazität hinausgehen, kommt es zur Erschöpfung – im Fachjargon: *Post-Exertional Malaise* (PEM). ▶

ATP-Recycling und *Post-Exertional Malaise* Info

Jede einzelne unserer Mitochondrien hat die Fähigkeit, 36–48 ATP (Energieeinheiten) sozusagen aus dem Nichts zu erzeugen – ein langwieriger biochemischer Prozess von bis zu zwei Tagen Dauer. Der größte Teil unserer Energie (ATP) wird »auf Abruf« bzw. nach Bedarf produziert, zum Beispiel für Zellaktivitäten wie Sport. Anstatt also alles von Grund auf neu zu produzieren, nehmen wir eine Abkürzung, indem wir das zuvor produzierte ADP *wiederverwerten*. Dieser etwa 10 Sekunden dauernde Prozess wird »oxidative Phosphorylierung« genannt und deckt etwa 60 Prozent unseres Energiebedarfs.

Die oxidative Phosphorylierung reagiert auf die Bedürfnisse unseres Körpers, und bei normaler Funktion der Mitochondrien können wir unseren Körper trainieren, effizienter zu werden und mehr Energie zu produzieren. Solange wir den Körper nicht überfordern, kann dieser Prozess der oxidativen Phosphorylierung umso besser funktionieren, je mehr er sich an die Anforderungen gewöhnt, einschließlich der Bildung von mehr Mitochondrien. Erinnern Sie sich, was wir vorhin über Ausdauersportler gesagt haben?

PEM ist ein gut dokumentierter Faktor beim chronischen Erschöpfungssyndrom bzw. beim chronischen Fatigue-Syndrom (abgekürzt CFS).[42,43] Im Rahmen einer 2010 durchgeführten Studie mit 48 Frauen mit CFS brauchten 60 Prozent von ihnen 5 Tage, um sich nach einer Anstrengung besser zu fühlen.[44] Und PEM wird nicht nur durch Bewegung verursacht[45] – sie kann auch physische und physiologische,[46,47] emotionale,[48] kognitive[49,50] oder sensorische und umweltbedingte Ursachen haben.[45,51]

Welcher Zusammenhang besteht nun zwischen der Funktion der Mitochondrien, ATP und PEM? Alles hängt davon ab, wie ATP in den Mitochondrien erzeugt wird.

Hier ist eine weitere technische Erklärung für alle, die sich für »ATP-Recycling und *Post-Exertional Malaise*« interessieren.

In bestimmten Situationen, in denen dieses Recycling nicht schnell genug abläuft, um den Bedarf zu decken, können jedoch zwei ADPs zusammengeführt werden, sodass sich ein ATP und ein Adenosin-Monophosphat (AMP) bildet; dabei wird nur eine geringe Energiemenge freigesetzt. Im Muskel kann AMP weiter zu Inosin-Monophosphat (IMP) abgebaut werden, das dann mit dem Urin ausgeschieden werden kann.

Die Herstellung von ATP aus AMP ist ein sehr langsamer und energieaufwendiger Prozess, und es dauert einige Tage, bis sich der Körper wieder auflädt, vor allem, wenn das AMP aufgebraucht ist. Aus diesem Grund kann es zu einer *Post-Exertional Malaise* kommen.

Einfach ausgedrückt: Die Ursache für Erschöpfung ist ein suboptimales oder ineffizientes ATP-Recycling. Wenn wir uns zu sehr anstrengen, wird ADP in AMP umgewandelt, das nur sehr viel langsamer recycelt werden kann. Es dauert dann mehrere Tage, um neues ATP aus neuen Rohstoffen herzustellen.

Letztendlich ist Erschöpfung die Folge davon, dass nicht genügend ATP bzw. ADP zur Verfügung steht, aus dem ausreichend Energie gewonnen werden kann.

Die Sache ist die: Sie sind keineswegs verrückt – Ihre Erschöpfung ist real. Es gibt einen ganz eindeutigen, spezifischen Prozess in Ihrem Körper, der wahrscheinlich nicht richtig funktioniert. Und wissen Sie was? Wir können ihn sogar testen.

Testen der mitochondrialen Funktion

In den Tagen nach Nikis ersten Entdeckungen erfuhren wir, dass ein britisches Labor Pionierarbeit bei der Untersuchung der Mitochondrienfunktion von Erschöpfungspatienten leistete; das steigerte unsere Aufregung zusätzlich. Dr. John McLaren Howard hatte in Zusammenarbeit mit Dr. Sarah Myhill, einer britischen Pionierin der funktionellen Medizin für Erschöpfungspatienten, einen wirklich bahnbrechenden Bluttest entwickelt.[52,53]

Dieser Test wertet nicht nur aus, wie effizient die Mitochondrien eines Patienten Energie produzieren, sondern kann auch mögliche Probleme hinsichtlich Toxizität und Blockaden in den Mitochondrien aufdecken. Niki und ich erkannten schnell, dass der Test bei der Arbeit mit unseren Patienten von großem Vorteil sein könnte. Es gab jedoch eine ziemlich große Hürde: Das Labor arbeitete nur direkt mit Medizinern zusammen, allerdings gab es zu diesem Zeitpunkt keine Ärzte im OHC-Expertenteam.

Doch ich ließ mich davon nicht abschrecken, rief einen befreundeten Mediziner an und fragte ihn, ob er bereit wäre, alle unsere Mitochondrientests mit dem Labor zu betreuen – was er gerne tat. Aufgrund der schieren Menge an Tests, die wir durchführten, bauten wir im Lauf der Zeit selbst Beziehungen zu einem weiteren Labor auf, das solche Tests international anbietet. Seitdem haben wir Tausende von mitochondrialen Funktionstests durchgeführt und festgestellt, dass sie ein enorm nützliches klinisches Instrument darstellen.

Das Schöne am Testen der Mitochondrienfunktion ist, dass man die komplizierte Aufgabe der Energiegewinnung in eine Reihe logischer Schritte und physiologischer Fragen unterteilen kann. Und was wir im Lauf der Jahre durch die vielen Tests gelernt haben, ist enorm wichtig für das Verständnis des Krankheitsbildes von Patienten, selbst wenn wir keinen Test durchführen. Zum ersten Mal überhaupt erhalten die Patienten anhand dieser Informationen wirklich eine Erklärung der hinter ihrer Erschöpfung verborgenen Physiologie, und so wird sie oft mit großer Aufregung und manchmal auch mit starken Emotionen aufgenommen.

Treibstoff für die Mitochondrien

Sie können sich wahrscheinlich denken, was dann geschah. Angeregt durch die hervorragende Arbeit anderer Experten auf diesem Gebiet, hatten wir herausgefunden, wie Energie entsteht, und wir wussten auch, welche Rohstoffe der Körper zur Energiegewinnung verwendet. Welche naheliegende Schlussfolgerung mussten wir ziehen? Sie haben es erraten: Wir beschlossen, Patienten mit schlechter Mitochondrienfunktion mit diesen Rohstoffen zu versorgen.

Mithilfe sorgfältig ausgearbeiteter Protokolle von Nahrungsergänzungsmitteln wie Coenzym Q10, D-Ribose, Magnesium und L-Carnitin[54,55] verabreichten wir den Patienten bestimmte Dosen, um zu sehen, was passieren würde.

Die Ergebnisse? In einigen Fällen waren sie verblüffend, ja manchmal fast wie ein Wunder. Menschen, die jahrelang mit schwerer Erschöpfung zu kämpfen hatten, fühlten sich buchstäblich so, als hätte jemand ihren Körper wieder ans Stromnetz angeschlossen. Patienten, die das Gefühl hatten, im Kampf gegen ihre Erschöpfung alles versucht zu haben, hatten plötzlich eine Erklärung für die Symptome und einen Test, der zeigte, was falsch war; und sie hatten auch eine wirksame Strategie, um das Problem zu beheben. Es war fast wie die Keimtheorie in Reinkultur.

Doch obwohl immer noch Wunder passieren und der Einsatz geeigneter Rohstoffe zur Unterstützung der Mitochondrienfunktion für einige Patienten Teil unseres umfassenden Ansatzes ist, hat uns die Erfahrung gelehrt, dass es leider oft doch nicht so einfach ist.

Die Mitochondrien mit Rohstoffen zu versorgen, kann ein bisschen so sein, als würde man mehr Kraftstoff in einen defekten Motor gießen. Wie sich zeigte, verfügten manche der Patienten schließlich über viel mehr Energie und kehrten damit in ihr altes Leben zurück; aber sie stürzten irgendwann wieder ab, und zwar noch tiefer und heftiger, wodurch sich das Problem verschlimmerte. Andere hatten zwar mehr Energie, konnten jedoch nicht schlafen, und ihre anderen Symptome wurden eher schlimmer als besser.

Teilweise konnten diese Probleme durch die Dosierung und ein langsames Vorgehen bei der Einnahme von Nahrungsergänzungsmitteln gemindert werden. Wir erkannten jedoch auch eine viel wichtigere Wahrheit: Die Erschöpfung wird in vielen Fällen nicht durch eine direkte Behandlung der Mitochondrien geheilt. Eine mitochondriale Fehlfunktion ist unter Umständen oft der Höhepunkt einer Verkettung von vorgelagerten Funktionsmängeln und Belastungen. Um das Rätsel Ihrer Erschöpfung zu entschlüsseln, müssen wir letztlich den Weg von den Mitochondrien zurück verfolgen.

Wenn ich darüber nachdenke, wird mir klar, dass dieses Gespräch mit Niki in den ersten Jahren unserer Arbeit genauso wichtig war, wie ich damals dachte, aber aus einem anderen Grund: Wenn wir die Mechanismen der Erschöpfung verstehen, können wir alles andere, was wir in der Klinik tun, gezielter ausrichten, und wir begreifen auf einer noch tieferen Ebene, warum unsere Interventionen funktionieren.

Wie Sie in Kapitel 5 erfahren werden, gibt es tatsächlich eine Reihe von Faktoren, welche die Funktion der Mitochondrien beeinflussen, und nur wenn Sie sie entsprechend adressieren und ausgleichen, kann Ihr Körper heilen. Wie Sie gleich entdecken werden, ist eine der wirkungsvollsten Möglichkeiten, unsere Mitochondrien zu verändern, die Veränderung der Vorgänge in unserem Nervensystem.

In diesem Kapitel habe ich nämlich heimlichtuerisch eine andere wichtige Rolle der Mitochondrien nicht erwähnt, die der Schlüssel zu Ihrer Heilung sein könnte. Wir werden erforschen, wie die Verbindung zwischen Körper und Geist einen direkten Einfluss auf Ihre Energieproduktion hat.

4.

Der Einfluss des Geistes und der Emotionen auf die Erschöpfung

Nick, ein Mittdreißiger, arbeitete seit seinem Schulabschluss als Polizist. Er liebte diesen Beruf, und sein Ehrgeiz hatte ihn weit gebracht. Bei seinem letzten Einsatz arbeitete er als verdeckter Polizeiermittler auf der höchsten Stufe, und er fühlte sich privilegiert und stolz, für diese Aufgabe ausgewählt worden zu sein.

Wenige Monate, nachdem Nick seinen zweijährigen Einsatz angetreten hatte, erlitt sein Sergeant einen Schlaganfall, ein Kollege kam im Dienst ums Leben, und bei seinem engsten Polizeipartner wurde aufgrund der Probleme und des Drucks bei der Arbeit eine psychische Erkrankung diagnostiziert. Für Nick bedeutete Stress damals »einfach nur viel zu tun zu haben«. Er beschrieb den Polizeidienst als ein Umfeld, in dem »man weitermacht, sich durchsetzt und sein professionelles Image wahrt«.

»Ich wollte meine Rolle darin weiterspielen«, erklärte er mir. »Ob nun egoistisch oder nicht, es gibt dieses Bild, das wir Polizisten aufrechterhalten wollen, und meins war das des strammen Polizisten, der sich nicht unterkriegen lässt, keine Gefühle zeigt und einfach weitermachen muss.«

Während Nicks Undercover-Einsatz gab es keine Unterstützung für ihn und die schwierigen Gefühle, die er erlebte – nicht nur hinsichtlich des Verlusts seiner Kollegen, sondern auch in Bezug auf seine gefährliche und intensive Arbeit.

Während des gesamten Einsatzes schien es Nick gut zu gehen, aber schon einen Monat nach Abschluss entwickelte er Erschöpfungssymptome und Muskelschmerzen. Es wurde immer schlimmer, und schließlich war er gezwungen, seine Arbeit ganz aufzugeben; er erhielt eine ME/CFS-Diagnose.

Dann stieß Nick auf mein erstes Buch, *»Why Me? My Journey From ME to Health and Happiness«*. Inspiriert von meiner Überzeugung, dass es möglich ist, gesund zu werden, kam er zu uns in die OHC; er arbeitete mit mir auf der psychologischen Seite und mit jemandem aus unserem Ernährungstherapeuten-Team auf der physischen Seite.

Nick fehlte es nicht an Engagement und Entschlossenheit, gesund zu werden, aber er war auch ehrlich und gab seine Skepsis zu, ob das Reden über seine Gedanken und Gefühle irgendeine Auswirkung auf seinen Körper haben würde.

Als er nach unserem ersten Gespräch mit dem Zug nach Hause fuhr, war er überzeugt, die Reise sei reine Zeitverschwendung gewesen. »Damals war ich nicht offen genug«, sagte er mir später, »ich war nicht aufgeschlossen für das, was man mir sagte, und wahrscheinlich war ich auch nicht bereit, es zu akzeptieren. Ich habe geglaubt, wenn man krank wird, nimmt man eine Pille und wird wieder gesund. Ich wollte die Pille; ich wollte, dass der Arzt sagt: ›Hier ist Ihre ME-Pille. Schlucken Sie sie, und am Montag geht es Ihnen wieder gut.‹«

Trotzdem hielt sich Nick bis aufs i-Tüpfelchen an die Ernährungsempfehlungen und konnte nicht leugnen, dass dies ziemlich unmittelbar einen erheblichen Effekt auf sein Energieniveau hatte.

Es war offenbar noch mehr Überzeugungsarbeit im Hinblick auf die Rolle der Psychologie nötig, und so brachte ich ihn mit einem ehemaligen Patienten namens Colin in Kontakt (dessen Geschichte werden Sie in Kapitel 8 lesen), der ihm berichtete, wie direkt und unmittelbar sich die psychologische Arbeit auf ihn ausgewirkt hatte.

Nick kehrte für weitere psychologische Sitzungen in die Klinik zurück, diesmal mit mehr Neugierde, und gemeinsam leisteten wir gute Arbeit. Dabei verfolgten wir eine frühe Version des Ansatzes, den Sie gleich erlernen werden.

Später sagte Nick: »Noch vor ein paar Jahren hätte ich nie über die Verbindung zwischen Geist und Körper gesprochen. Das war für mich in vielerlei Hinsicht eine gewaltige Veränderung, und zwar eher innerlich als äußerlich. Man muss sich sowohl ein inneres als auch ein äußeres Umfeld der Heilung schaffen.«

Nick erholte sich vollständig und kehrte in seinen Beruf bei der Polizei zurück, wo er bis heute tätig ist. Wenn sogar Nick, ein »strammer Polizist, der sich nicht unterkriegen lässt«, lernen kann, seine Gedanken und Gefühle zu verstehen und an ihnen zu arbeiten, um seine Heilung zu unterstützen, dann ist es meines Erachtens jedem möglich.

Die Rolle der Psychologie

Wie ich Nick erklärt hatte, ist man bei vielen chronischen Krankheiten mit einer unbequemen Wahrheit konfrontiert: Ob es uns nun passt oder nicht, die Psychologie spielt eine entscheidende Rolle bei der Heilung. Ich weiß, Sie wollen das vielleicht nicht hören, und ich selbst empfand es als zutiefst beleidigend, als mir genau das gesagt wurde – die Schlussfolgerung war ja, dass mir gar nichts fehlte und ich mir die Hölle, in der ich lebte, nur einbildete. Dazu möchte ich ein paar wichtige Punkte ansprechen – bleiben Sie also bitte dabei!

Wenn von der Rolle der Psychologie die Rede ist, soll damit *nicht* ausgesagt werden, dass Erschöpfung »im Kopf« stattfindet! Ganz im Gegenteil – wie wir noch sehen werden, ist die Erschöpfung sehr stark im Körper verankert. Wenn man denkt, etwas existiere »im Kopf«, wird dieses Etwas für nicht real gehalten.

Ein Beispiel dafür ist der sogenannte Phantomschmerz – jemand hat auf tragische Weise einen Arm oder ein Bein verloren und empfindet dennoch weiterhin Schmerzen in diesem Körperglied, gerade so, als wäre es noch vorhanden. So real der Schmerz also auch sein mag, er existiert »im Kopf« (wenn auch unbewusst) und nicht im Körper. Wie wir im vorigen Abschnitt gesehen haben, ist das bei Erschöpfung anders.

Eine andere Auffassung besteht darin, etwas, das nur »im Kopf« ist, rühre von einem Mangel an Motivation her bzw. sei eine Form der Depression, und demzufolge würden die Symptome irgendwie nachlassen, wenn man sich nur genug »motivieren« oder »sich auf etwas Aufregendes freuen« kann. Wenn es nur so einfach wäre!

Die Depression ist ebenfalls eine reale und schwierige Erfahrung, sie unterscheidet sich in ihrer grundlegenden Biochemie jedoch sehr von der Erschöpfung, und auch der Weg zur Genesung ist ein anderer.[56–58] Bei einer Depression will man sich gefühlt eigentlich nur noch ins Bett verkriechen und vor der Welt verstecken. Bei Erschöpfung ist es genau andersherum: Wir wollen unbedingt aus dem Bett steigen und in die Welt zurückkehren, aber wir haben einfach nicht die Energie dazu.

Eine Fehldiagnose von Erschöpfung als Depression ist ein schwerwiegender Irrtum. Bei Depressionen zeigt sich in entsprechenden Studien eindeutig, dass Bewegung und ein gewisses Maß an sozialer Interaktion förderlich sind;[59–62] bei Erschöpfung ist genau das Gegenteil der Fall.[63–66] Depressionen können zwar manchmal eine unvermeidliche Folge von Erschöpfung sein, aber in diesem Fall sind sie ein *Symptom* der Erschöpfung[67] und nicht deren *Ursache.*

Die Ursprünge der Geist-Körper-Medizin

Es ist eine unumstrittene Tatsache, dass unser Geist unseren Körper beeinflusst. Wer schon einmal erlebt hat, dass ihm in Erwartung einer Lieblingsspeise »das Wasser im Mund zusammengelaufen ist« (das heißt, der Körper reagiert mit Speichelfluss auf das Essen, noch bevor es gegessen wurde), wird kaum bestreiten können, dass unsere Gedanken in unserem Körper etwas bewirken können. Die Wissenschaft darüber, wie stark und tief unser Geist und unser Körper miteinander verbunden sind, steckt jedoch noch in den Kinderschuhen.

Im Jahr 1986 veröffentlichten Dr. Janice Kiecolt-Glaser und ihre Kollegen eine bahnbrechende Studie über die Auswirkungen von

Stress auf das Immunsystem.[68] Das Forscherteam entnahm Blutproben bei 34 Medizinstudenten, und zwar einen Monat vor deren Prüfungen und eine zweite am Prüfungstag. Am Prüfungstag kam es zu einem deutlichen Rückgang einer Reihe von Messwerten, einschließlich der Aktivität der natürlichen Killerzellen (NK), deren Aufgabe es ist, Infektionen einzudämmen und abzutöten. Letztlich minderte der Stress ihre Fähigkeit, Infektionen zu bekämpfen, erhöhte also die Wahrscheinlichkeit, krank zu werden.

Eine weitere wichtige Arbeit aus dem Jahr 2011 fasste Daten aus einer Reihe von Studien zusammen, die im Lauf der Jahre durchgeführt wurden und die Auswirkungen von psychischem Stress auf die Wundheilung belegen.[69] Darin heißt es: »Psychischer Stress kann eine erhebliche, klinisch relevante Wirkung auf die Wundheilung haben.«

In dem Artikel werden mehrere Beispiele für verschiedene Methoden zur Bewertung der Auswirkungen von Stress auf die Wundheilung angeführt; meiner Meinung nach zählt die erste, 1995 durchgeführte Studie, an der pflegende Angehörige von Demenzkranken beteiligt waren, zu den interessantesten.[70] Im Zusammenleben mit einem geliebten Menschen, der unter Gedächtnisverlust leidet, unangemessene Emotionen zum Ausdruck bringt, umherwandert und unruhig ist, ist der tägliche Stress erheblich. Und tatsächlich konnte der Stress bei der Pflege mit einer stärkeren Angst, mit Depressionen, der Dysregulation des Immunsystems, einem erhöhten Risiko für Herz-Kreislauf-Erkrankungen und sogar mit dem Tod in Verbindung gesetzt werden.

Am nicht dominanten Unterarm von 13 Frauen, die Angehörige mit Demenz pflegten, sowie einer Kontrollgruppe von 13 nicht pflegenden Personen mit ähnlicher Demografie und Zusammensetzung wurde ein 3,5 Millimeter großer Schnitt wie für eine Stanzbiopsie gesetzt. Wie die Forscher feststellten, dauerte die Heilung der Wunde bei den pflegenden Frauen um 24 Prozent länger als bei der Kontrollgruppe.

Einfach ausgedrückt kann man sagen: Stress verlangsamt die Heilungsfähigkeit des Körpers.

Wie sich Stress auf die Energieproduktion auswirkt

Wie schon gesagt, steht man der Vorstellung, die Psyche spiele eine wichtige Rolle bei der Erschöpfung, im Allgemeinen häufig eher misstrauisch und ablehnend gegenüber. Und doch gibt es, wie wir ja bereits herausgefunden haben, unbestreitbare Beweise für den Einfluss unserer Psyche auf unseren Körper. Der Zusammenhang zwischen Stress und Energie ist jedoch nicht nur indirekter Art; Stress wirkt sich auch ganz unmittelbar auf die Energieproduktion aus.

2008 hatten wir eine Patientin namens Louise, die in Singapur lebte und an einem ziemlich schweren Fall von ME/CFS litt. Sie wollte schnellstmöglich wieder gesund werden und arbeitete mit unserem Ernährungs- und unserem Psychologenteam zusammen.

Um möglichst genau zu verstehen, was bei Louise vor sich ging, beschlossen wir, einen Mitochondrientest durchzuführen und herauszufinden, wie gut ihr Körper auf zellulärer Ebene Energie produzierte und recycelte. Das einzige Labor, das dies damals anbot, befand sich jedoch in London, sodass es, gelinde gesagt, eine logistische Herausforderung darstellte, die Proben um die halbe Welt zu transportieren, bevor sie sich zersetzen würden.

Einmal waren Louises Proben scheinbar auf dem Postweg verloren gegangen, und so arbeitete sie verstärkt mit unserem Psychologenteam zusammen, um ihr Nervensystem zu beruhigen und im Körper ein heilendes Umfeld zu fördern. Wegen diverser Verzögerungen, unter anderem durch Louises Familienurlaub, dauerte es 3 Monate, bis wir ein Ersatz-Testkit nach Singapur senden, die Proben zurückschicken lassen und die Ergebnisse analysieren konnten.

Und dann stellten wir fest, dass Louises Original-Testkit *doch* analysiert worden war, aber die Ergebnisse verlegt worden waren. Wir hatten also zwei Testergebnisse, und der einzige Unterschied war der starke Fokus auf unseren psychologischen Ansatz beim zweiten Test.

Die Ergebnisse waren ziemlich verblüffend: Louises Mitochondrienfunktion hatte sich dramatisch verbessert, und angesichts der

Tatsache, dass sie mehrere Jahre lang krank gewesen war, ohne dass eine Besserung eintrat, konnte dies kein Zufall sein. Die Beruhigung ihres Nervensystems hatte sich direkt auf ihre Mitochondrienfunktion ausgewirkt.

Gefahrenreaktion der Zellen

In der Klinik waren wir es inzwischen gewohnt, dass sich die Energie eines Patienten infolge der Beruhigung seines Nervensystems veränderte; es sollte jedoch noch ein weiteres Jahrzehnt dauern, bis ich auf die wissenschaftlichen Erkenntnisse stieß, die solche Fälle wie den von Louise wirklich erklärten. Man könnte auch sagen: Wir wussten, dass das, was wir machten, funktionierte, aber diese Erkenntnisse konnten endlich die eigentlichen biologischen Zusammenhänge dahinter erklären.

Dr. Robert Naviaux ist Professor an der University of California in San Diego. Im Mittelpunkt seiner Arbeit steht die Vorstellung, dass der menschliche Körper ein hochintelligentes System ist, welches sich über Jahrtausende hinweg entwickelt hat, um sein Überleben unter Stress zu schützen. Die Theorie von Dr. Naviaux wird als *»Cell Danger Response«* (CDR), also »Gefahrenreaktion der Zelle«, bezeichnet und erklärt, wie sich unsere Zellen unter extremem und lang anhaltendem Stress anders verhalten.[71,72]

Dr. Naviaux äußert sich dazu: »Die *Cell Danger Response* (CDR) ist eine evolutionär konservierte Stoffwechselreaktion, die Zellen und Wirte vor Schaden schützt. Sie wird ausgelöst, wenn chemische, physische oder biologische Bedrohungen auftreten, durch die die zelluläre Fähigkeit zur Homöostase nicht mehr ausreicht.«[71] (Homöostase ist der Prozess, durch den biologische Systeme eine interne Stabilität aufrechterhalten, die trotz der Bedingungen in der Außenwelt bestehen bleibt.)

Später werden wir uns eingehender mit dem Konzept von Stress befassen und damit, dass Erschöpfung an sich Stress auslöst, aber auch eine Folge von Stress sein kann. Doch zunächst möchte ich näher auf die Auswirkungen von Stress auf unsere eigentliche zelluläre Energieproduktion eingehen.

Als es im vorigen Kapitel um Mitochondrien ging, habe ich Ihnen nicht die ganze Geschichte erzählt. Unsere Mitochondrien sind zwar die Kraftwerke unserer zellulären Energieproduktion, aber sie haben noch eine zweite, ebenso wichtige Aufgabe: Mitochondrien signalisieren Gefahren. Sie sind die körpereigene Entsprechung des Kanarienvogels in der Kohlengrube.

Kohlebergleute sind vielen Gefahren ausgesetzt, unter anderem droht ihnen der Tod durch Gase wie Methan und Kohlendioxid. Früher nahmen die Bergleute einen Kanarienvogel in einem Käfig als Frühwarnmechanismus mit nach unten. Bei gefährlichen Konzentrationen dieser farblosen und geruchlosen Gase im Bergwerk wurde der Kanarienvogel bewusstlos, ein Signal für die Bergleute, das Bergwerk sofort zu verlassen. Mein Großvater väterlicherseits war ein Bergarbeiter, und so verdanke ich meine Existenz vielleicht den effektiven Signalen dieser Kanarienvögel und ihrem Frühwarnsystem.

Unsere Mitochondrien haben die gleiche Funktion in unserem Körper. Aufgrund ihres schnellen Stoffwechsels spüren sie Gefahren oder Toxizität als Erste. Innerhalb der Zelle sind die Mitochondrien vor allem für den Energieträger-Metabolismus zuständig, doch außerhalb der Zelle spielen sie eine ganz andere Rolle als Signalmolekül, das benachbarte Zellen warnt, wenn in der Umgebung Stress auftritt.

Doch das wirklich Wichtige dabei ist: Wenn die Gefahrenreaktion der Zelle (CDR) aktiviert wird, ändern die Mitochondrien ihre Prioritäten. Sie fahren die Energieproduktion zurück, um Ressourcen freizusetzen, die für die Gefahrensignalisierung benötigt werden.[73] Einfach ausgedrückt kann man sagen: Wenn Ihr Körper unter Stress steht, produzieren Sie weniger Energie, damit sich Ihr Körper schützen kann.

Dank der sich abzeichnenden paradigmenverändernden Arbeit von Dr. Naviaux können wir zum ersten Mal eine Vielzahl von Fällen wie den von Louise erklären. Beruhigen wir das Nervensystem, tritt der Körper in einen Heilungszustand ein und kann die Energieproduktion neu priorisieren. Mit anderen Worten: Kommt Ihr Körper mehr zur Ruhe, haben Sie mehr Energie.

In den Teilen 2 und 3 dieses Buches werden wir uns eingehender damit beschäftigen, was Stress im Nervensystem verursacht und wie man einen heilenden Zustand fördern kann. An dieser Stelle geht es nur darum, zu verstehen, dass die Verbindung zwischen Körper und Geist nicht nur eine Theorie ist – sie ist ein sehr realer Faktor bei der Entschlüsselung und Heilung Ihrer Erschöpfung.

Nachdem wir nun erkundet haben, wie unser Körper Energie erzeugt und welche entscheidende Rolle die Geist-Körper-Medizin spielt, haben wir genug Grundlagen an der Hand, um näher auf das Modell der Erschöpfung einzugehen, das ich im Lauf des letzten Vierteljahrhunderts entwickelt habe.

5.

Ein neues Modell zum Verständnis von Erschöpfung

Ich erinnere mich an das Gefühl, als wäre es gestern passiert … Ich war 8 Jahre alt und stand an der Kasse eines Ladens für Wanderausrüstung, um einen Kompass zu kaufen. Es fühlte sich an wie am Weihnachtsmorgen vor der Bescherung, und ich war ganz aufgeregt und voller Vorfreude.

Meine Mutter hatte kürzlich wieder geheiratet, und mein Stiefvater wanderte sehr gerne. Ich hatte in den letzten 7 Jahren keine Vaterfigur gehabt, also liebte auch ich das Wandern und alles, was damit zusammenhing.

Monatelang hatte ich mein Taschengeld gespart, um mir diesen Kompass zu kaufen – ein scheinbar magisches Gerät, das mir zuverlässig den Weg zeigen würde.

Das war Ende der 1980er-Jahre, lange bevor ein Kompass nur eine von Tausenden von Apps war, die uns zur Verfügung stehen, ganz zu schweigen von Google Maps, was ein solches Hilfsmittel geradezu primitiv erscheinen lässt.

Als ich nach Hause kam, holte ich als Erstes die Karte unserer Gegend aus der wertvollen Kartensammlung meines Stiefvaters hervor. Mit ein wenig Anleitung konnte ich mich nun sicher in der Nachbarschaft orientieren. Solange ich meinen Kompass und die richtige Karte dabeihatte, konnte ich mich überall zurechtfinden.

Etwa ein Jahrzehnt später – kurz nach dem schicksalhaften Gespräch mit meinem Onkel – musste ich wieder an diesen Kompass und diese Karten denken. Ich befand mich auf der schwierigsten Reise meines Lebens, und ich hatte weder eine Karte noch einen Kompass.

Motivation und Disziplin allein reichten nicht aus – wenn ich eine Chance haben wollte, mich von meiner Krankheit zu befreien, brauchte ich eine Karte.

Die Erschöpfung kartieren

Einen Großteil der nächsten 7 Jahre meines Lebens verbrachte ich damit, durch einen schmerzhaften und frustrierenden Prozess von Versuch und Irrtum meine eigene »Erschöpfungskarte« zu erstellen. Jede Drehung und Wendung erzählte ihre eigene Geschichte und war mit ihrer ureigenen schmerzhaften Erfahrung verbunden; das half mir, sie beim nächsten Mal besser zu meistern.

Nun, da ich hier sitze und dieses Buch schreibe, mehrere Jahrzehnte später, bin ich ungemein stolz auf die Karte, die durch meine eigenen Erfahrungen mit Erschöpfung und die der Zehntausende von Menschen, die wir in der OHC unterstützt haben, entstanden ist.

Aber es war alles andere als einfach. Wir sind allen Patienten, mit denen wir im Lauf der Jahre in der OHC zusammengearbeitet haben, zu großem Dank verpflichtet. Jeder und jede von ihnen hat uns auf seine bzw. ihre Weise geholfen, Elemente der Karte zu bestätigen – oder auch ihre Grenzen aufzuzeigen –, und so hat sie sich Tag für Tag, Patient für Patient, weiterentwickelt und verbessert.

Ich garantiere Ihnen, dass Sie bei der gemeinsamen Erkundung der Erschöpfungskarte auf Grenzen und Punkte stoßen werden, an denen sie nicht mit Ihren eigenen Erfahrungen übereinstimmt – zum einen, weil die Karte unvollkommen ist, zum anderen, weil ich sie aus Gründen der Kürze an einigen Stellen drastisch zusammenstreichen musste. Der Wert einer Karte liegt auch eigentlich darin, etwas Kompliziertes vereinfachen zu können, um uns zu helfen, effizienter zu navigieren – per Definition werden Nuancen und Details ausgelassen und es gibt immer Ausnahmen von jeder Regel.

Abgesehen davon habe ich noch keinen Patienten getroffen, für den nicht zumindest einige Elemente dieser Karte sehr nützlich beim Entschlüsseln des Rätsels seiner Erschöpfung waren, und viele Menschen sehen dadurch die Welt sozusagen das erste Mal in Farbe statt in Schwarz-Weiß.

In diesem Kapitel möchte ich Ihnen die »Fatigue Map« vorstellen, die »Erschöpfungskarte«, die wir täglich in der Klinik und bei allen Patienten anwenden. Sie besteht aus zwei Teilen:

- Karte 1 zeigt auf, wie Sie überhaupt krank geworden sind.
- Karte 2 hilft Ihnen, die wichtigsten Phasen auf Ihrem Weg zur Genesung zu verstehen.

Erschöpfungskarte 1: Verstehen, wie Sie sich erschöpft haben

Beginnen wir mit einer kurzen Betrachtung der Karte 1. Wie wir bereits besprochen haben, ist Ihre Erschöpfung sehr vielschichtig und wird von einer Reihe von Faktoren beeinflusst. Da ist zum einen Ihre genetische Veranlagung, die bestimmte Anfälligkeiten hervorruft, zum anderen Ihre Persönlichkeit und die Art und Weise, wie Sie Ihr Leben angehen, und schließlich die verschiedenen Belastungen oder Traumata Ihres Lebens.

Diese Faktoren zusammen haben diverse Auswirkungen auf bestimmte Körpersysteme:

> Genetik + Persönlichkeitsmuster × Belastungen
> = Auswirkungen auf die Körpersysteme

Um dies besser zu verstehen, sollten wir die einzelnen Faktoren etwas genauer untersuchen.

• Genetik

Eine Frage wird mir mit schöner Regelmäßigkeit gestellt: »Ist Erschöpfung genetisch bedingt?« Was im Grunde heißen soll: »Ist meine Erschöpfung durch meine Gene vorbestimmt? War sie schon immer da?«

Nun, in welchem Maß Erschöpfung in ihren verschiedenen Formen von den Genen verursacht wird, ist noch nicht umfassend erforscht worden – nur eines der frustrierenden Beispiele dafür, wie erschöpfungsbedingte Erkrankungen einem erheblichen Mangel an finanziellen Mitteln zum Opfer gefallen sind.

Die uns vorliegenden Daten deuten darauf hin, dass es durchaus eine moderate genetische Komponente geben kann. Laut einer Studie ist beispielsweise der geschätzte genetische Einfluss bei eineiigen Zwillingen (mit identischen Genen) mehr als doppelt so hoch wie bei zweieiigen Zwillingen (die nicht *mehr* verwandt sind als andere Geschwister). Anders ausgedrückt: Wenn Ihr eineiiger Zwilling an ME/CFS erkrankt, ist Ihr Risiko, daran zu erkranken, doppelt so hoch.[74]

Eine andere Studie, die sich mit Genen bei ME/CFS befasste, fand 10 relativ häufige Gene bzw. Genvarianten, die bei Menschen mit ME/CFS signifikant häufiger vorkommen.[75] Wir könnten also einfach annehmen, dass Erschöpfung genetisch bedingt ist und wir nichts dagegen tun können. Wäre das der Fall, hätten Sie wenig Grund, dieses Buch zu lesen, und der OHC-Ansatz hätte im Lauf der Jahre nicht so vielen Menschen geholfen.

Wir müssen uns also eine grundsätzlichere Frage stellen: Können unsere Gene ein- und ausgeschaltet werden? Denn eine genetische Veranlagung für eine Krankheit oder ein Leiden wird erst dann zum Problem, wenn diese Gene aktiviert werden. Beim Versuch, diese Frage zu beantworten, kommt mir eine laufende Studie meiner Freundin Dr. Kara Fitzgerald besonders interessant vor.

Kara und ihr Team untersuchten die DNA-Methylierung. Ohne zu wissenschaftlich zu werden: Die DNA-Methylierung ist ein Prozess, durch den wir die Aktivität eines DNA-Abschnitts ändern können, ohne die Sequenz zu verändern.[76] Anders ausgedrückt:

Die Forscher untersuchten die Steuerung der Genaktivität bzw. das An- und Ausschalten von Genen.

In der Studie führten die Teilnehmer eine Reihe grundlegender Änderungen des Lebensstils durch – unter anderem Meditation, Bewegung und Ernährungsmaßnahmen – und nahmen bestimmte Nährstoffe ein, die bekanntermaßen die Methylierung beeinflussen.

Das Ergebnis? Nach 8 Wochen waren die Teilnehmer, die diese Veränderungen durchgeführt hatten, laut biologischer Messwerte um 3 Jahre jünger geworden. Ja, Sie haben richtig gelesen: Acht Wochen Lebensstiländerung hatten ihr Leben um mehr als 3 Jahre verlängert.[76]

Diese Erkenntnis zieht im Hinblick auf unsere Gesundheit und speziell unsere Erschöpfung echt spannende Implikationen nach sich. Obwohl meiner Meinung nach in den nächsten Jahren einige interessante Forschungsarbeiten anstehen, welche die für die Erschöpfung besonders wichtigen Gene identifizieren werden, wird dies niemals das gesamte Bild abdecken. Unsere Lebensweise und was uns im Lauf unseres Lebens widerfährt, spielen eine viel größere Rolle.

• Persönlichkeitsmuster

Erinnern Sie sich an unseren Freund Louis Pasteur, den Erfinder der Keimtheorie? Pasteurs gesamte Karriere beruhte auf der Idee, dass äußere Einflüsse in unser System eindringen und uns krank machen. Nun, auf seinem Sterbebett soll er gestanden haben: »Die Mikrobe ist nichts, das Milieu ist alles.«

Was Pasteur damit meinte: Nicht das Vorhandensein der Mikrobe (des Erregers) selbst ist ausschlaggebend dafür, dass jemand krank wird, sondern vielmehr die Gesundheit der Umgebung, in der die Mikrobe existiert. Deshalb kann man 10 Personen einer Erkältung aussetzen, und vielleicht wird nur 1 Person erkranken. In der Tat ist jeder von uns jeden Tag unzähligen Keimen ausgesetzt, aber wie wir alle wissen, werden wir eher krank, wenn wir bereits geschwächt sind.

Was ist ausschlaggebend für ein gesundes Körpermilieu? Nun, es gibt viele Faktoren, und wir werden sie gemeinsam anschauen. Aber wie wir im vorigen Kapitel erörtert haben, hat besonders die Verfassung des Nervensystems einen direkten Einfluss auf die Funktion der Mitochondrien und die Energieproduktion. Und obwohl ich bis aufs Blut für die Aussage kämpfen würde, dass Erschöpfung nicht psychologisch bedingt ist, beeinflusst die Art und Weise, wie wir unser Leben leben, doch enorm die Gesundheit unseres Körpers.

Im Lauf der Jahre haben wir in der OHC zentrale Persönlichkeitsmuster entdeckt, die unserer Meinung nach die Wahrscheinlichkeit der Entwicklung von Erschöpfung erheblich erhöhen. Diese fünf Muster, die wir als »energieraubende Psychologien« bezeichnen, sind Lebensweisen, die von Natur aus kräftezehrend sind und das Zellmilieu beeinträchtigen. Im nächsten Kapitel werden wir jedes dieser Muster im Detail untersuchen.

• Belastungen

Wir haben also unsere genetische Veranlagung und unsere Persönlichkeitsmuster, aber was ist mit all dem, was uns im Lauf unseres Lebens widerfährt? Diese Belastungen stehen für die vielen äußeren schwierigen Situationen, Dinge und Ereignisse, die einen Menschen in den Jahren vor seiner Erschöpfung überfordern.

Wie wir bereits erwähnt haben, ist Erschöpfung fast nie auf einen einzigen Faktor zurückzuführen. Wenn ein einmaliger, akuter Stress auf unser System einwirkt, haben wir gute Chancen, uns innerhalb eines relativ kurzen Zeitraums wieder zu erholen. Leiden wir dagegen unter chronischer Erschöpfung, liegt das mit ziemlicher Sicherheit daran, dass unser Körper über einen längeren Zeitraum hinweg mit einer Reihe von Belastungen konfrontiert wurde.

Als Analogie dafür verwenden wir die Lasten auf einem Boot: Eine einzelne Last auf dem Boot lässt es nicht sinken, aber zu viele Lasten, auch zu viele kleine Lasten, haben eine kumulative Wirkung. Wie man so schön sagt: Der letzte Tropfen bringt das Fass zum Überlaufen.

Es geht hier um jede Art von äußerer Belastung, die uns in unserem Leben auferlegt wird. Manche Lasten stammen vielleicht aus der Kindheit, andere sind womöglich erst kürzlich entstanden. Bei manchen handelt es sich um einmalige Vorkommnisse, andere dauern dagegen schon seit vielen Jahren an. Darüber hinaus können Belastungen psycho-emotionalen Ursprungs sein, z.B. eine Scheidung oder finanzieller Stress, oder physiologischer Natur, z.B. die Belastung durch giftigen Schimmel oder ein Zeckenstich, der uns mit Borreliose infiziert hat.

Um Ihre Erschöpfung zu entschlüsseln, müssen wir jede einzelne dieser Belastungen aufdecken und sie möglichst beseitigen. Damit Heilung geschehen kann, müssen wir letztlich ein Umfeld schaffen, in dem diese Belastungen für Ihren Körper beseitigt werden. Und genau damit werden wir uns in Kapitel 7 befassen.

Körpersysteme

Unser Körper besteht aus einer Reihe miteinander verbundener Systeme, von denen jedes eine Aufgabe für seine Funktions- und Überlebensfähigkeit hat. Wenn diese Systeme nicht optimal funktionieren, wirkt sich das unmittelbar negativ auf die Gesundheit und Vitalität aus. Beispiele für Körpersysteme sind das Atmungs-, das Fortpflanzungs- und das Skelettsystem.

Obwohl jedes dieser Systeme durch Erschöpfung beeinträchtigt werden kann, sind nach unserer Erfahrung vor allem das Nervensystem, das Verdauungssystem, das endokrine System und das Immunsystem betroffen. Nachdem wir Ihre Persönlichkeitsmuster und Belastungen untersucht haben, werden wir uns in Teil 2 ansehen, wie jedes dieser Körpersysteme mit Ihrer Erschöpfung zusammenhängt.

Es ist erwähnenswert, dass in der Regel mehrere Körpersysteme betroffen sind, die sich auch gegenseitig beeinflussen. Funktioniert z.B. Ihr Verdauungssystem nicht richtig, kann dies zu einem hormonellen Ungleichgewicht in Ihrem endokrinen System führen, und so gerät vielleicht auch Ihr Nervensystem aus der Balance. Außerdem handelt es sich nicht um getrennte Systeme, sondern sie stehen als Teil eines Ganzen in einer engen Wechselbeziehung.

Hier noch einmal die Formel für Karte 1, die jetzt hoffentlich etwas mehr Sinn ergibt:

Genetik + Persönlichkeitsmuster × Belastungen
= Auswirkungen auf die Körpersysteme

Anders ausgedrückt: Ihre Genetik und Ihre Persönlichkeitsmuster laden die Waffe, und die Belastungen drücken sozusagen den Abzug, was zu den Auswirkungen auf Ihre Körpersysteme führt.

Sie haben jetzt eine ganze Menge an Wissen zu verdauen, und Sie können sicher sein, dass wir in den kommenden Kapiteln noch sehr viel ausführlicher darauf eingehen werden. Um es ein wenig lebendiger zu gestalten, wollen wir die Geschichte von Nick, dem Polizisten aus dem letzten Kapitel, noch einmal aufgreifen.

Möglicherweise war Nick genetisch vorbelastet, denn er erkrankte am chronischen Erschöpfungssyndrom – nicht an einem Herzleiden wie sein Kollege. Hinzu kommen seine Persönlichkeitsmuster: Er war von Natur aus stark getrieben, hatte das Bedürfnis, sich selbst und alles um sich herum zu kontrollieren, und war ein absoluter Perfektionist.

Auf physiologischer Ebene gab es zudem eine Belastung in Form eines Virus, und die stressigen Vorfälle bei der Arbeit führten zu einer ganzen Reihe von erheblichen Belastungen. All dies wirkte sich auf mehrere von Nicks Körpersystemen aus, unter anderem auf das Verdauungs-, Immun- und endokrine System, und infolgedessen entwickelte er schließlich CFS.

In den kommenden Kapiteln werden wir gemeinsam Ihre Erschöpfung entschlüsseln und erforschen, wie diese Faktoren bei Ihnen zusammengekommen sein könnten.

Erschöpfungskarte 2: Ihr Weg zur Genesung

Nachdem wir uns kurz mit Karte 1 befasst haben, die uns zu entschlüsseln hilft, wie Sie krank geworden sind, möchte ich Ihnen Karte 2 vorstellen, deren Zweck es ist, Ihre Genesungsreise zu unterstützen. Die Formel für diese Karte lautet folgendermaßen:

> Verfassung + Phasen × Reihenfolge
> = Heilwirkung auf Körpersysteme

Wie zuvor gehen wir kurz auf all diese Faktoren ein; wir werden sie in Teil 3, wo wir gemeinsam Ihren Genesungsplan ausarbeiten, noch viel ausführlicher betrachten.

• Verfassung

Damit Ihr Körper heilen kann, muss er sich in einer *heilungsfördernden Verfassung* befinden. Selbst wenn Sie vor Ihrer Erschöpfung nicht erhöhtem Stress und stärkerer Angst ausgesetzt waren, geht Ihr Körper, wenn Sie ständig Energieprobleme haben, tendenziell in genau die gegenteilige Verfassung und nicht in die, die er zur Heilung braucht. Und wie wir im vorigen Kapitel erörtert haben, wirkt sich dies direkt auf Ihre Energieproduktion aus.

Sind Ihre Energieressourcen erschöpft, wird auch das, was vorher nicht anstrengend war, viel stressiger. Sie machen sich tagtäglich Sorgen darum, wie Sie sich fühlen: Sollen Sie sich ausruhen, sollen Sie durchhalten, werden Sie sich jemals wieder normal fühlen?

Ich denke, ein wichtiger Punkt, den es zu bedenken gilt, ist die Tatsache, dass der Körper eine starke und angeborene Fähigkeit zur Heilung hat.

Wenn wir uns schneiden, wird die Wunde heilen, solange wir sie sauber halten und die Haut zusammengehalten wird. Ziehen wir uns einen Knochenbruch zu, wird er nicht nur heilen, sondern wenn man den Bruch korrekt richtet, wird genau diese Bruchstelle stärker sein als der Rest des Knochens.

In keinem dieser Fälle ist die Ursache der Verletzung wichtig – der Körper hat einen angeborenen Drang und eine Fähigkeit zur Heilung. Tritt keine Heilung ein, müssen wir uns eine wichtigere Frage stellen: *Was behindert unsere Heilung?*

Nun, es gibt eine Reihe von Faktoren, die wir in diesem Buch beleuchten werden, aber bevor irgendetwas anderes wirksam sein kann, muss sich der Körper in einer heilungsfördernden Verfassung befinden.

• Phasen

Haben Sie sich schon einmal gefragt, warum eine Maßnahme, die Sie zu einem bestimmten Zeitpunkt in Ihrem Genesungsprozess ausprobieren, Ihre Symptome anscheinend verschlimmert, während dieselbe Maßnahme zu einem späteren Zeitpunkt wirklich zu helfen scheint? Oder umgekehrt – etwas, das Ihnen früher geholfen hat, verschlimmert jetzt Ihren Zustand?

Dieses Phänomen hat uns viele Jahre lang sehr verwirrt, bis ich eines Tages eine Erleuchtung hatte und erkannte, dass der Genesungsprozess drei verschiedene Phasen umfasst.

Zu wissen, in welcher dieser Phasen wir uns befinden, ist entscheidend, um bestimmen zu können, wie aktiv wir sein sollten oder nicht, welche Maßnahmen wahrscheinlich helfen und welche die Situation eher verschlimmern. In Kapitel 14 werden wir diese 3 Phasen der Genesung im Detail betrachten und sie nutzen, um auf Ihren Körper zu hören und Ihr Aktivitätsniveau zu bestimmen.

• Reihenfolge

Das Wissen um die Phasen der Genesung hilft uns nicht nur dabei, herauszufinden, wie aktiv wir sein sollten, sondern leistet einen weiteren, ebenso wichtigen Beitrag: Es hilft uns, die Reihenfolge der verschiedenen Maßnahmen festzulegen. *In den verschiedenen Phasen sind nämlich unterschiedliche Faktoren wichtig.* Behandlungen, die in einer Phase hochwirksam sind, können in einer anderen Phase sehr schädlich sein.

Es heißt ja: »Des einen Medizin ist des anderen Gift.« So wahr dieser Spruch auch sein mag: Entwickeln wir erst einmal ein Verständnis der Phasen der Genesung, erkennen wir auch: *Die Medizin des einen in Phase 3 der Genesung kann das Gift derselben Person in Phase 1 sein.*

Der zeitliche Ablauf kann auf mehreren Ebenen erfolgen: von der Makroebene unseres Aktivitätsniveaus und der Reihenfolge, in der wir uns auf verschiedene therapeutische Ansätze fokussieren, bis hin zur Mikroebene der Einnahme von Nahrungsergänzungsmitteln und deren Dosierung.

An dieser Stelle ist es wichtig, sich Folgendes klarzumachen: Zu wissen, dass etwas gut für jemanden ist, reicht nicht aus, um zu wissen, *wann* es gut für diese Person ist. Es ist schon allein hilfreich, sich dessen bewusst zu sein. Wir werden in diesem Buch noch einige Male auf diesen Punkt zurückkommen.

Alles unter einen Hut bringen

Geht es darum, sich von Erschöpfung zu erholen, muss man unbedingt diese Bestandteile zusammenbringen. Solange sich Ihr Körper nicht in einer *heilungsfördernden Verfassung* befindet, besteht die Gefahr, dass alles andere, was Sie unternehmen, nicht wirklich effektiv ist. Wir müssen auch bestimmen, in welcher *Phase der Genesung* Sie sich befinden, damit wir wissen, wie viel Aktivität gut ist, und wir müssen mit Ihrem Körper arbeiten, anstatt gegen ihn, um effektiv zu sein.

Sobald wir die Genesungsphase bestimmt haben, müssen wir die richtigen Maßnahmen *in der richtigen Reihenfolge bzw. zeitlichen Abfolge* ergreifen. Machen wir das falsch, unternehmen Sie womöglich zwar genau das Richtige, aber eben zur falschen Zeit – was sich negativ auswirken würde.

Ich weiß, dass sich das alles ziemlich kompliziert anhört, aber die Teile 2 und 3 dieses Buches sollen Ihnen ein detailliertes Verständnis vermitteln und den Bezug zu Ihrer gelebten Erfahrung herstellen, damit wir gemeinsam daran arbeiten können, Ihre Erschöpfung zu entschlüsseln und für Sie einen Weg zur Genesung aufzuzeichnen.

Nachdem Sie nun die Grundprinzipien der beiden »Karten« kennengelernt haben, mit denen wir Ihre Erschöpfung entschlüsseln werden, ist es an der Zeit, sie genauer zu erläutern. Beginnen wir mit Ihren Persönlichkeitsmustern.

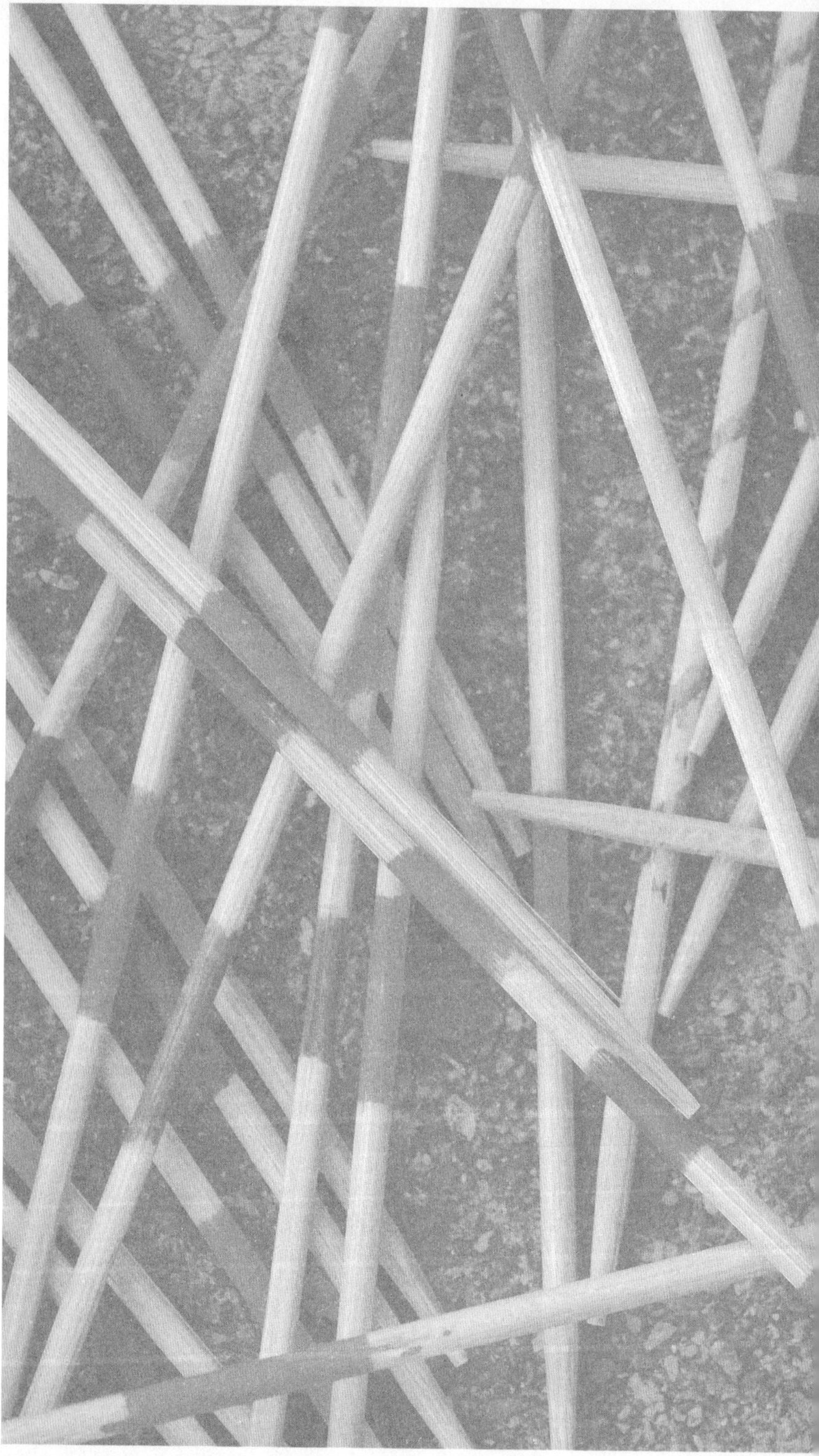

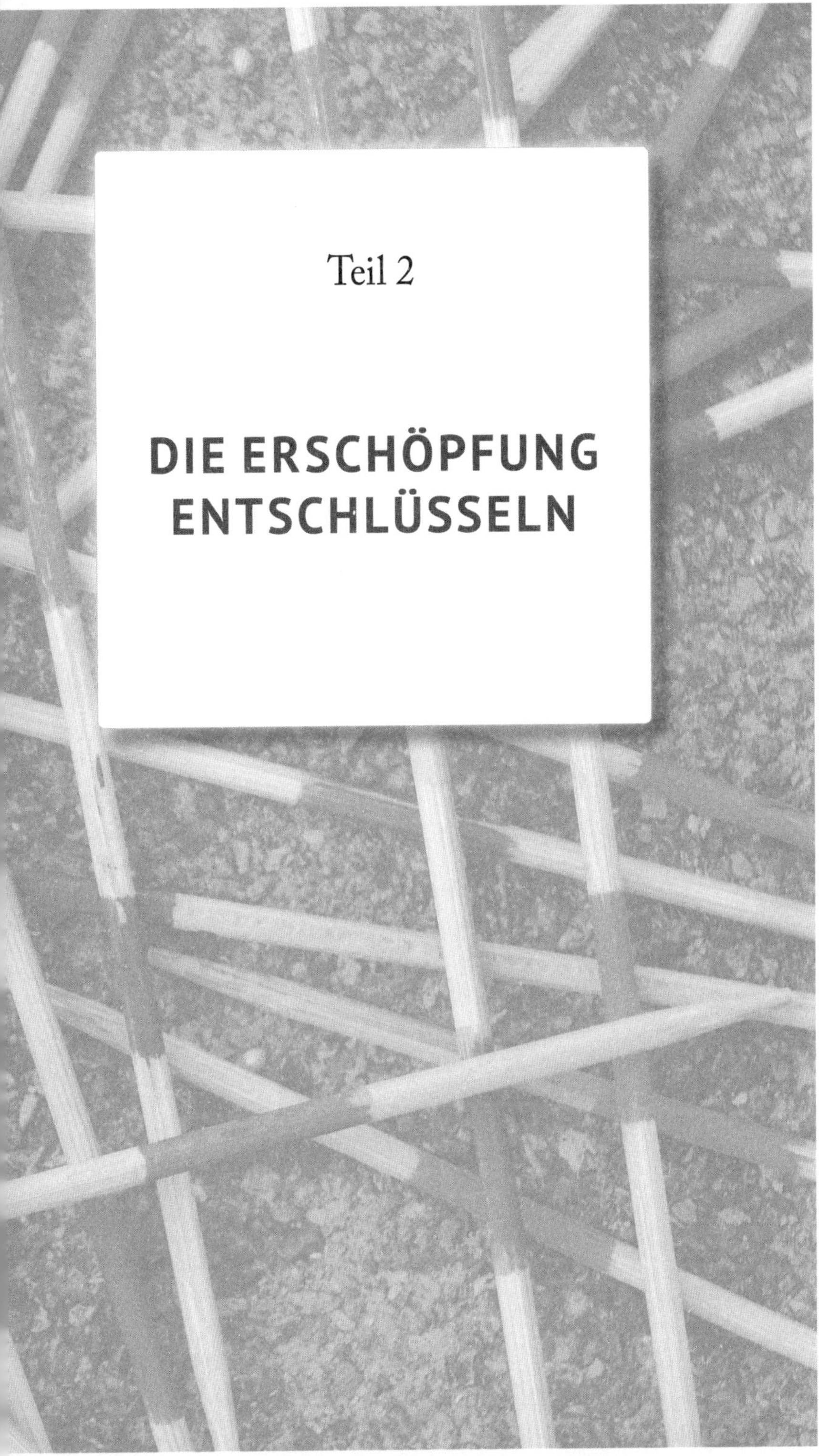

Teil 2

DIE ERSCHÖPFUNG ENTSCHLÜSSELN

6.

Die Persönlichkeit der Erschöpfung

Schon als kleines Mädchen liebte Claire Jones Musik. Sie hatte mit dem Klavier- und Geigenspiel begonnen, doch als sie im Alter von 10 Jahren jemanden Harfe spielen hörte, war sie wie verzaubert. Sie bat ihre Eltern, ihr den Unterricht zu ermöglichen, und da die beiden eine so intensive Leidenschaft in einem so jungen Menschen fördern wollten, bemühten sie sich um eine Lehrerin oder einen Lehrer, und drei Wochen später begann Claire mit dem Harfenunterricht.

Als Teenager übte Claire jeden Tag stundenlang Harfe. Sie erhielt einen Studienplatz am Royal College of Music in London und trat bei jeder Gelegenheit auf. Das Harfenspiel war für Claire nicht nur ein Hobby – es war ihre große Liebe.

Doch erst im Alter von 15 Jahren wurde Claire klar, was ihr eigentlicher Traum war. Im Jahr 2000 führte Prinz Charles als amtierender britischer Thronfolger eine Position wieder ein, die seit 1871 nicht mehr besetzt worden war: Es sollte wieder einen »offiziellen Harfenisten des Prinzen von Wales« geben. Der Inhaber dieser Position sollte auf einer 150.000 Pfund teuren Blattgoldharfe des berühmten italienischen Harfenbauers Victor Salvi spielen.

In der Welt der Harfen gab es für eine aufstrebende Harfenistin keinen größeren Preis als die Möglichkeit, für das britische Königshaus zu spielen. Mit Kopf und Herz auf das Erreichen ihres Ziels ausgerichtet, widmete sich Claire in den nächsten 7 Jahren voll und ganz der Harfe. Und im Alter von 22 Jahren erfüllte sich ihr Kindheitstraum: Sie wurde die offizielle Harfenistin von Prinz Charles.

In den 4 Jahren, in denen Claire das Amt innehatte, trat sie über 180 Mal für die königliche Familie auf, unter anderem bei der Hochzeit von Prinz William und Kate Middleton. Außerdem veröffentlichte sie mehrere sehr erfolgreiche Alben, darunter *»The Girl with the Golden Harp«*. Neben ihrer hektischen Konzert- und Aufnahmetätigkeit nahm Claire auch ihre Rolle als Botschafterin der Harfe sehr ernst: Sie besuchte regelmäßig Schulen, stand angehenden Harfenspielern zur Seite und tat alles in ihrer Macht Stehende, um die nächste Generation von Harfenisten zu unterstützen.

Nach außen hatte Claire ein perfektes Leben; in der Realität sah es jedoch anders aus, und ihr unerbittlicher Zeitplan forderte Tribut von ihrem Körper. Weil sie so beschäftigt war, ließ sie Mahlzeiten ausfallen, lebte zwischen den Auftritten ständig in Stress und Angst, und der Tag hatte nie genug Stunden.

Kurz nach ihrem Auftritt bei der königlichen Hochzeit entwickelte Claire lähmende grippeähnliche Symptome und musste manchmal tagelang das Bett hüten, um sich von ihren Auftritten zu erholen. Nach einer besonders anstrengenden Tournee durch die USA wurden ihre Symptome so stark und schmerzhaft, dass sie kaum noch Treppen steigen konnte. Und es waren nicht nur irgendwelche Schmerzen – sie waren so lähmend, dass kein Schmerzmittel sie lindern konnte.

Claires Symptome wurden so besorgniserregend, dass ihr Mann sie in die Notaufnahme eines Krankenhauses brachte, wo sie prompt zusammenbrach und auf dem Flur einen Krampfanfall erlitt. Schließlich wurde bei ihr ME/CFS diagnostiziert, und sie stand vor einer hoffnungslos ungewissen Zukunft, denn in der Welt der Schulmedizin, mit der sie zu tun hatte, gab es keine Antworten.

Nachdem sie mehrere Monate lang von ihrer Mutter und ihrem Mann Chris im Haus der Familie in Wales gepflegt worden war und sie mitansehen musste, wie die Karriere, für die sie alles gegeben hatte, vor ihren Augen den Bach hinunterging, entdeckte Claire die Optimum Health Clinic und begann über Skype mit uns zu arbeiten. Wie bei allen neuen Patienten war es auch bei Claire ein wichtiger Teil des Genesungsweges, zu verstehen, wie sie überhaupt krank geworden war.

Wir haben diesen Prozess im Lauf der Jahre mit vielen Menschen durchlaufen und dabei bestimmte, unweigerlich hervorstechende Tendenzen bzw. Persönlichkeitsmuster erkannt – und Claire hatte sie allesamt. Das Aufdecken dieser Persönlichkeitsmuster war jedoch für uns eine ganz eigene Reise.

Die Entdeckung der Fatigue-Persönlichkeit

Wenn ich auf die Anfangsjahre der OHC zurückblicke, bestand eine unserer größten Herausforderungen in der Zahl der Patienten, die offenbar rückfällig wurden – entweder schon auf dem Weg zur Genesung oder kurz nachdem sie scheinbar genesen waren. Oft war das Problem nicht, die Menschen auf den richtigen Weg zu bringen, sondern herauszufinden, wie man sie auf diesem Weg »bei der Stange« halten kann.

Anna Duschinsky, die Gründerin unserer Psychologie-Abteilung, hat im Lauf der Jahre eng mit mir zusammengearbeitet, um das therapeutische Coaching-Modell zu entwickeln, das den Kern unseres psychologischen Ansatzes bildet. Wir haben zahllose lange, intensive Gespräche geführt, während wir Karten und Modelle zu Schlüsselbereichen entworfen haben. Da wir beide selbst von ME/CFS genesen sind, hatten wir mit unserer eigenen Erfahrung auch einiges an hilfreichem Quellenmaterial.

Uns fiel unter anderem auf, dass Patienten, die von schwerer Erschöpfung geplagt waren, kaum anders konnten, als zu kapitulieren und sich auszuruhen, zumindest eine Zeit lang. Ausruhen war selten die erste Wahl ihrer Strategie – manchmal war es sogar die letzte –, aber mit einem ruhigeren Nervensystem, der richtigen Ernährung und dem fachkundigen Input eines Therapeuten machten die meisten Menschen Fortschritte.

Sobald die Patienten jedoch wieder mehr Energie hatten und im Leben besser zurechtkamen, änderte sich, wie wir feststellten, ihre Strategie. Diese Tendenzen und Muster waren für uns von großem Interesse. Wie hatten die Menschen ihr Leben vor ihrer Erkrankung gelebt, und hatte das eine Rolle gespielt? Und was *waren* das für Muster, die wieder auftauchten, als ihre Energie zurückkehrte?

Die 5 Persönlichkeitsmuster der Erschöpfung

Das Modell, das Anna und ich in jenen frühen Jahren entworfen haben, hat sich seither ein wenig weiterentwickelt; zu den Kernprinzipien kamen hauptsächlich zusätzliche Nuancen und kontextuelle Änderungen hinzu, keine grundlegenden Veränderungen. Wir haben 5 Kernpersönlichkeitsmuster identifiziert, die bei Erschöpfung eine Rolle spielen – die Liste ist nicht endgültig, aber wir wollen es ja einfach halten, und dies sind die bei Weitem häufigsten Muster.

Wir bezeichnen diese Persönlichkeitsmuster als »energieraubende Psychologien«, denn diese Sichtweisen – unserer selbst wie auch der Welt um uns herum – zehren von Natur aus an unserer Energie. Man kann eines oder alle diese Persönlichkeitsmuster aufweisen, und verschiedene Muster können in verschiedenen Abschnitten unseres Lebens unterschiedlich stark ausgeprägt sein.

1. Der Leistungs-Typ

Leistungs-Typen bzw. erfolgsorientierte Menschen definieren ihren Selbstwert über das, was sie in der Welt tun und erreichen. Claire (deren Geschichte Sie gerade gelesen haben) ist ein klassisches Beispiel dafür: Von klein auf wurde sie von einem Ziel angetrieben, und alles andere in ihrem Leben wurde dem Erreichen dieses Ziels untergeordnet. Am Wochenende auch mal auszuschlafen, sich mit Freunden zu entspannen, auf ihren Körper zu hören, wenn er müde war und Ruhe brauchte – all das wurde bei der Verfolgung ihres Traums über Bord geworfen.

Claires Körper sagte ihr bei zahlreichen Gelegenheiten, dass er müde war und Ruhe brauchte; es war fast so, als würde ständig ein Wecker klingeln und versuchen, ihre Aufmerksamkeit zu erregen. Aber sie war zu beschäftigt, um darauf zu hören, und je mehr sie sich erschöpfte, desto mehr wurden diese Botschaften ihres Körpers zum Normalzustand, sodass sie ihnen gegenüber taub wurde.

Wahrscheinlich wurde das chronische Erschöpfungssyndrom wegen dieses Leistungsmusters in den 1980er-Jahren als »Yuppie-Grippe« bezeichnet.[77,78] Anscheinend litt eine unverhältnismäßig große Anzahl von hoch belasteten Führungskräften an dieser chronischen Erschöpfung. Natürlich ist dieses Muster nur ein kleiner Teil eines viel komplexeren Bildes; das ändert aber nichts an der Realität: Wenn der Körper unablässig unter Druck steht, macht sich der Druck irgendwann auch bemerkbar.

Allerdings ist nicht jeder mit einem Leistungsmuster darauf aus, beruflich als Überflieger zu glänzen oder sich durch materielle Güter in der Welt hervorzutun. Tatsächlich gibt es viele atypische Leistungsmuster: von der Motivation, nachhaltig zu leben und zur Lösung globaler Probleme wie dem Klimawandel beizutragen, bis hin zu dem Bestreben, die besten Eltern zu sein. In Wahrheit gibt es so viele Möglichkeiten, die Rückmeldungen des Körpers zu ignorieren, um etwas zu erreichen, wie es Menschen gibt, die von Erschöpfung betroffen sind.

Beim Gedanken an meine eigenen Jahre mit dem chronischen Erschöpfungssyndrom fällt mir ein, dass ich vor meiner Erkrankung fast gegen den Leistungsdruck in der Schule rebellierte. Als ich jedoch entdeckte, dass ich meine Genesung direkt mitbestimmen konnte, wurde dies zu meiner Spielwiese für Leistung und Erfolg und ich widmete mein ganzes Leben dem Weg der Heilung.

Nun könnte man argumentieren, dies sei ja einer der Gründe für meine Genesung gewesen; aber ich bin wirklich der Meinung, diese Reise wäre vielleicht etwas kürzer gewesen, wenn ich ein wenig sanfter mit mir umgegangen wäre.

Ganz gleich, ob wir unsere Karriere vorantreiben, die Welt zu verbessern versuchen, uns bemühen, ein guter Vater oder eine gute Mutter zu werden, oder uns tatsächlich auf unseren persönlichen Heilungsweg begeben: Eine Lebensweise, bei der die Anforderungen der vor uns liegenden Aufgaben konsequent über die Kommunikation unseres Körpers, dass er Ruhe oder Pflege nötig hat, gestellt werden, ist langfristig nicht tragbar, und es ist ein Leistungsmuster im Spiel.

2. Der Perfektionismus-Typ

Der Perfektionismus-Typ ist ein enger Bundesgenosse des leistungsorientierten Erfolgsmenschen. Die Perfektionisten definieren ihren Selbstwert und schaffen ein Gefühl der Sicherheit in der Welt durch Perfektion – sie wollen alles perfekt hinbekommen. Sie neigen zu einer gewissen Schwarz-Weiß-Sicht auf die Welt in dem Gefühl, es gebe eine richtige und eine falsche Art, Dinge zu tun, und auf der richtigen Seite zu stehen sei wichtig.

Perfektionisten stellen an sich selbst und an andere unmöglich hohe Anforderungen und leiden oft unter ihrem harten und ungerechten Selbsturteil, das sie dann auch auf andere projizieren können. Das Leben als Perfektionist kann sich auf körperlicher sowie auf geistiger Ebene äußerst anstrengend anfühlen, denn sosehr der Körper auch um Ruhe und Pflege betteln mag, der Drang, alles richtig zu machen, ist wichtiger.

Der Unterschied zwischen dem Leistungs-Typen und dem Perfektionisten besteht darin, dass ein leistungsorientierter Mensch eher auf seine Vorstellung von Erfolg fixiert ist, während der Perfektionist vielmehr darauf bedacht ist, auf dem Weg dorthin alles richtig zu machen. Leistungs-Typen sind süchtig nach dem eigentlichen Tun und dem Beschäftigtsein, während Perfektionisten süchtig danach sind, sich um alle Details zu kümmern. Und natürlich können auch beide Kräfte im Spiel sein.

3. Der Helfer-Typ

Helfer definieren ihren Selbstwert darüber, was sie anderen geben und für sie tun. Sie sind die klassischen Geber: Geht es darum, für andere da zu sein, ist ihnen keine Mühe zu viel. Dies war ein weiteres Persönlichkeitsmuster, das bei Claire zum Tragen kam: Zusätzlich zu den endlosen Anforderungen ihrer beruflichen Rolle widmete sie einen Großteil ihrer Freizeit der Hilfe und Unterstützung anderer. Wenn sie gebeten wurde, einen zusätzlichen Meisterkurs für angehende Harfenisten zu leiten, fragte sie sich nie: »Habe ich wirklich die Energie dazu?«, sondern: »Wie bringe ich das in meinem Terminkalender unter?«

Als Anna und ich das Konzept des Helfer-Musters entwickelten, erzählte sie mir Geschichten aus den Jahren, in denen sie krank war. Sie hatte an der Universität Cambridge Linguistik studiert und während eines Großteils dieser Zeit an Energiemangel gelitten. Doch trotz ihrer eigenen schwierigen Situation hätte sie nicht zweimal darüber nachgedacht, sich aus dem Bett zu quälen, um für einen Freund da zu sein, der emotionale Probleme hatte. Es war ihr fast in Fleisch und Blut übergegangen: Wenn jemand Unterstützung brauchte, war sie zur Stelle, obwohl ihr eigener Körper den Preis dafür bezahlte.

Wie beim leistungsorientierten Erfolgsmenschen gibt es auch beim Helfer viele verschiedene Ausprägungen und Variationen. Für manche ist es vielleicht die klassische Rolle eines Helfers, z. B. eines Lehrers, Arztes oder Therapeuten. Für andere ist es womöglich der ständige innere Druck, für Familie und Freunde da zu sein. Und es kann auch weniger offensichtlich sein – vielleicht sind es einfach die unangemessenen Anforderungen, die wir an uns selbst stellen, um Teamkollegen bei der Arbeit zu unterstützen.

An dieser Stelle denken Sie vielleicht: *»Moment mal, Alex, willst du damit sagen, dass wir in einer Welt leben müssen, in der sich jeder egoistisch auf Kosten der anderen um seine eigenen Bedürfnisse kümmert, um seine gute Gesundheit zu erhalten?«*

Nein, das tue ich nicht. Ich bin stolz darauf, in einer Gesellschaft zu leben, in der es wichtig ist, für andere da zu sein und sie zu unterstützen, und ich liebe auch meinen Beruf, der es mir ermöglicht, Menschen zu helfen und für sie zu sorgen.

Das Problem entsteht, wenn wir ständig unsere eigenen körperlichen und emotionalen Bedürfnisse ignorieren, um für andere da zu sein – nicht nur für eine kurze Zeitspanne, z. B. um einen geliebten Menschen zu unterstützen, der eine Krise durchmacht, sondern als eine grundlegende Lebensgewohnheit. Wenn wir unsere eigenen Bedürfnisse ablehnen und ignorieren, um für andere da zu sein, die Hilfe brauchen, leben wir auf eine nicht nachhaltige, ungesunde Weise.

Es gibt eine besondere Herausforderung für Helfer-Persönlichkeiten: Aufgrund der natürlichen Tendenz, anderen helfen zu wollen, finden sie sich oft in Situationen mit Menschen wieder, die ihre Hilfe wollen oder brauchen. Egal, ob es sich dabei um eine echte Co-Abhängigkeit handelt oder ob wir uns nur dabei ertappen, dass wir eher geben als nehmen – die Auswirkungen sind letztendlich dieselben: Wir stecken immer mehr in unsere Beziehungen, als wir zurückbekommen, und das ist unweigerlich energiezehrend.

An dieser Dynamik ist nicht immer die andere Person schuld. Wir bringen den Menschen auch bei, wie sie uns behandeln sollen. Selbst wenn der oder die andere nicht von Natur aus ein »Energieräuber« ist, sind wir immer diejenigen, die anderen etwas geben und Verantwortung für sie übernehmen.

Und noch etwas ist wichtig: Hinter diesem ständigen Geben und Unterstützen anderer Menschen steckt oft eine geheime Hoffnung: Wenn wir bloß genug für andere tun, werden sie doch schließlich auch für uns da sein und sich um unsere Bedürfnisse kümmern. In gewissem Sinne geben wir anderen das, was wir uns von ihnen erhoffen. Doch leider hat diese Strategie ihre Mängel. Als Erwachsene sind wir die Einzigen, die unsere Bedürfnisse wirklich kennen und sich um sie kümmern können. Das heißt nicht, dass wir keine Hilfe oder Unterstützung in Anspruch nehmen können oder sollten – das können und sollten wir durchaus tun –, aber nur *wir selbst* können wirklich die Verantwortung für unser Glück übernehmen.

4. Der Angst-Typ

Angst-Typen sind ständig »nervös« und haben das Gefühl, dass »die Welt kein sicherer Ort« ist. Sie sind in der Regel sehr beschäftigt und leben mehr in ihrem Kopf als in ihrem Körper. Im Grunde genommen besteht die Hauptstrategie darin, zu versuchen, sich in ein Gefühl der Sicherheit hineinzudenken: Wenn wir uns alle möglichen Szenarien ausmalen, was passieren könnte – wie, wo, wann, warum usw. –, und dann alle Lösungen durchspielen, können wir uns vielleicht vorübergehend sicher fühlen. Oder nicht?

Diese Strategie erfordert viel mentale Energie, und so sind wir weniger mit unserem Körper und den Bedürfnissen, die er uns mitzuteilen versucht, verbunden – ein grundsätzlich kräftezehrender Ort, von dem aus wir uns selbst und der Welt begegnen.

Das Kernproblem der Angst besteht darin, dass sie zu einer »Sicherheitsschleife« wird, wie ich das nenne (siehe nachstehendes Schaubild). Wir haben das Gefühl, in der Welt nicht sicher zu sein. Unser Gedankenkarussell dreht sich immer schneller, um uns zu schützen. Und während der Kopf auf Hochtouren schneller und schneller arbeitet, trennen wir uns von unserem Körper, dadurch fühlen wir uns noch unsicherer, und so rasen unsere Gedanken noch mehr. So entsteht ein Teufelskreis.

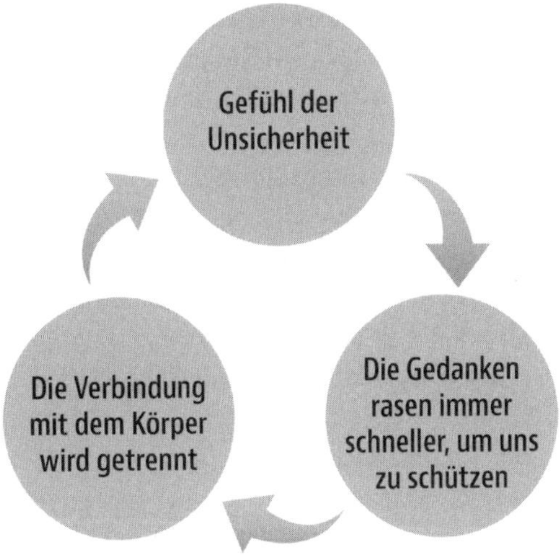

Die Sicherheitsschleife

Da unser Nervensystem nicht zwischen etwas Realem und etwas lebhaft Vorgestelltem unterscheiden kann, werden unser Körper und unser Nervensystem umso mehr belastet, je mehr Angstmuster wir durchlaufen. In gewisser Weise macht Angst fast süchtig – wir gewöhnen uns so sehr an sie, dass wir uns eine Welt ohne sie kaum noch vorstellen können.

Während eines besonders stressigen Abschnitts im Leben, z.B. wenn wir unter Erschöpfung leiden, verstärken sich natürlich alle unsere vorhandenen Angstmuster. Doch Menschen mit diesem zugrunde liegenden Muster können ihr Gefühl, dass die Welt kein wirklich sicherer Ort sei, bis zu einer Zeit zurückverfolgen, *bevor* sie unter Erschöpfung litten.

Für manche Menschen ist Angst in erster Linie eine mentale Erfahrung, andere spüren die Angstgefühle eher im Körper. Die Angst im Kopf verändert allerdings das, was im Körper vor sich geht, und wenn sich der Körper in einem Zustand der Angst befindet, wirkt sich dies auch auf den Geist aus.

Das Angstmuster unterscheidet sich etwas von der maladaptiven Stressreaktion (MSR), zu der wir in Kapitel 8 kommen werden. Die maladaptive Stressreaktion ist eine Reaktion auf eine Reihe spezifischer Stressoren, während das Angstmuster eine zugrunde liegende Strategie für den Umgang mit uns selbst und unserer Umwelt ist. Während man die MSR abschalten und hinter sich lassen kann, ist die Neigung zur Angst unter Umständen permanent vorhanden und wir müssen lernen, sie in unserem Leben auszugleichen.

Je voller Claires Terminkalender wurde, desto mehr Unruhe empfand sie. In gewissem Sinne versuchte ihr Nervensystem ihr zu sagen, dass sie die Dinge langsamer angehen sollte. Doch anstatt auf dieses Gefühl zu hören, setzte sie sich noch stärker unter Druck, um sich von der Feedbackschleife ihres Körpers abzulenken. Auch das ist eine gängige Strategie: Je schlechter wir uns fühlen, desto mehr versuchen wir, dieses Gefühl zu ignorieren oder zu ändern.

5. Der Kontroll-Typ

Der Kontroll-Typ ist eng mit dem Angst-Typen verwandt. Die Strategie des Kontroll-Typs besteht darin, das innere Gefühl, sich in der Welt nicht sicher zu fühlen, zu bewältigen, indem er sich selbst und seine Umgebung kontrolliert – sei es durch die Kontrolle seiner

Emotionen, die Kontrolle anderer in einem Team oder sogar durch die Kontrolle von Dingen wie der Raumtemperatur oder der Richtung eines Gesprächs.

Wie bei den anderen Persönlichkeitsmustern erfordert auch die Aufrechterhaltung der Kontrolle eine enorme Menge an Energie. Und da wir weder uns selbst noch die Welt um uns herum wirklich kontrollieren können, bleibt immer ein Gefühl der Angst zurück. Letztlich funktioniert diese Strategie nie wirklich.

Außerdem neigen Menschen mit einem solchen Kontrollmuster unter anderem dazu, die Menschen um sich herum, die ihnen echten emotionalen Halt und Unterstützung bieten könnten, von sich zu stoßen. Um uns wirklich unterstützt zu fühlen, müssen wir verletzlich genug sein, andere in unseren emotionalen Raum zu lassen, und das Kontrollmuster steht dem im Weg.

Das Kontrollmuster verstärkt sich auch selbst: Je mehr wir uns bemühen, uns selbst und die Welt um uns herum zu beherrschen, desto mehr erzeugen wir die Illusion einer Art von Kontrolle. Das heißt, je mehr wir versuchen zu kontrollieren, desto schwieriger kann es sein, damit aufzuhören.

Woher kommen unsere Persönlichkeitsmuster?

Sind Sie jetzt, nachdem jedes dieser Persönlichkeitsmuster genauer beleuchtet worden ist, ein bisschen empfindlich? Das ist nicht ungewöhnlich, denn es ist eine heikle Sache. Falls also eine kritische Stimme in Ihrem Kopf Sie dafür verurteilt, dass Sie eines oder alle diese Muster haben, wollen Sie ihr vermutlich sagen, dass sie sich gefälligst verziehen soll.

Wahrscheinlich fragen Sie sich auch, ob wir mit diesen Mustern geboren oder ob sie durch unsere Erfahrungen im Leben geformt werden. Für die meisten Menschen lautet die Antwort: Beides! Wenn ich über die Ursprünge meines eigenen Leistungsmusters nachdenke, kann ich die Konditionierung, durch die es gefördert wurde, deutlich erkennen. Meine Mutter musste in meiner Kindheit mehrere Jobs annehmen, um uns finanziell über Wasser zu halten, sodass meine Großmutter eine sehr aktive Rolle bei der Erziehung von meiner Schwester und mir spielte. Sie hatte bestimmt gute Absichten und war auf ihre Art sehr liebevoll, aber sie legte auch großen Wert auf akademische Leistungen.

Ich war ein relativ begabter Schüler und schnitt in der Schule recht gut ab, aber was auch immer ich erreichte, es war nie genug. Wenn ich in einem Test den zweiten Platz in meiner Klasse belegte, wollte meine Großmutter wissen, wer den ersten Platz belegt hatte und warum. Wenn ich in einem Test 99 von 100 Punkten erreichte, interessierte sie sich viel mehr für den einen Punkt, bei dem ich falsch gelegen hatte, als für die anderen neunundneunzig.

Die Botschaft war subtil, aber deutlich: Liebe und Respekt hingen eng mit meinen Leistungen zusammen. Wenn ich die erwartete Leistung nicht brachte, wurden mir vorübergehend Liebe und Respekt entzogen, und herausragende Leistungen bargen für mich die Verlockung, ich würde sie wiedergewinnen.

Erschwerend kam hinzu, dass die Strategie zur Erlangung von Liebe und Respekt in der Schule genau das Gegenteil war: Je besser ich in der Schule war, desto wahrscheinlicher war es, dass ich als

Streber oder Bücherwurm abgestempelt wurde. Und als eines der am meisten gemobbten Kinder an meiner Schule war das keine angenehme Aussicht.

Bevor ich an CFS erkrankte, befand ich mich also in einer Zwickmühle: in der Schule etwas zu erreichen und dort abgelehnt zu werden … oder in der Schule zu versagen und zu Hause abgelehnt zu werden. Unabhängig davon, welchen Weg ich wählte – die Lektion war immer dieselbe: Liebe ist daran gebunden, was man in der Welt tut.

Was die Entwicklung meines eigenen Helfer-Musters betrifft, so fühlte es sich eher angeboren als konditioniert an. Von klein auf fühlte ich mich instinktiv dazu berufen, anderen zu helfen. Als Teenager unterstützte ich schon in jungen Jahren meine Familienangehörigen im Zusammenhang mit den albtraumhaften Vorkommnissen rund um die psychischen Probleme meiner Schwester; und später, als es um meinen Beruf ging, fühlte es sich wie die natürlichste Sache der Welt an, eine Rolle zu wählen, in der ich anderen helfen und sie unterstützen konnte – fast so, als wäre es schon immer meine Bestimmung gewesen.

Wenn Sie über Ihre eigenen Persönlichkeitsmuster nachdenken, werden Sie wahrscheinlich etwas Ähnliches feststellen. Einige Elemente können eindeutig auf die Umstände Ihrer Kindheit zurückgeführt werden, während andere einfach so sind, wie *Sie* eben sind. Obwohl es hilfreich und interessant ist, die Ursprünge dieser Muster zu verstehen, ändert es wenig an der Tatsache, dass sie wahrscheinlich inzwischen tief konditioniert sind.

Um zu verstehen, wie wir uns von diesen Mustern befreien können, müssen wir auch verstehen, *warum* wir sie haben.

Die zwei Kernbedürfnisse

Diese 5 Persönlichkeitsmuster werden von unseren Versuchen getrieben, zwei Kernbedürfnisse zu befriedigen: das Bedürfnis, *sich geliebt zu fühlen,* und das Bedürfnis, *sich sicher zu fühlen.* Sowohl für Kinder als auch für Erwachsene stehen diese beiden Bedürfnisse im Mittelpunkt – für Liebe und Sicherheit tun wir so gut wie alles. Und wenn wir lernen, dass Geliebtwerden damit zusammenhängt, was wir leisten, was wir richtig machen oder wie wir anderen helfen, werden wir alles in unserer Macht Stehende tun, um die geforderte Leistung zu erbringen, alles perfekt zu machen oder zu helfen. Wenn wir lernen, dass unsere Sicherheit in der Welt damit zusammenhängt, vorhersagen zu können, was schiefgehen könnte, oder uns selbst bzw. unsere Umgebung kontrollieren zu können, werden wir alles geben, was wir haben, um dies zu erreichen.

Im Lauf unserer Arbeit gewannen Anna und ich eine wichtige Erkenntnis darüber, warum so viele Patienten rückfällig wurden: *Je mehr Energie sie auf dem Weg der Genesung zurückgewannen, desto mehr Energie hatten sie, um diese Persönlichkeitsmuster aufrechtzuerhalten.* Wenn sie sich in einer Phase des Zusammenbruchs befanden, mussten die Erfolgstypen zumindest vorübergehend ihren Leistungshut an den Nagel hängen, und die Helfer mussten ihren Drang zügeln, jedes Mal aufzuspringen, sobald jemand in Not war – nicht weil sie diese Muster aufgelöst hatten, sondern weil sie buchstäblich nicht mehr die Energie hatten, sie aufrechtzuerhalten.

Ein paar Monate nach Beginn der Behandlung bei uns und nachdem alles in Ordnung war, gewannen die Patienten allmählich ihre Energie zurück. Und was machten sie mit dieser Energie? Sie wurden direkt wieder in die alten Persönlichkeitsmuster hineingezogen, die bei ihrem ersten Absturz eine Rolle gespielt hatten, und stürzten erneut ab. Aber auch diesmal hatten sie keine große Wahl, und so wurden diese Muster ein weiteres Mal in einen vorübergehenden Winterschlaf gezwungen, gerade lange genug, damit die Energie der Patienten wieder zurückkehren konnte …, und dann begann der Zyklus von vorne. Es war fast so, als wäre der Körper allergisch gegen die eigene Persönlichkeit geworden.

Als Anna und ich den Menschen halfen, sich ihrer Persönlichkeitsmuster bewusster zu werden, und mit ihnen an einigen der dahinterstehenden, tieferen emotionalen Probleme arbeiteten, verlief die Genesung reibungsloser und, was vielleicht noch wichtiger ist, sie lernten, in der Welt zu leben; das stellte sicher, dass ihre Genesung, wenn sie einmal erreicht war, von Dauer sein würde.

Was sind Ihre Persönlichkeitsmuster?

Um Ihre Heilung auf die richtige Grundlage zu stellen und potenzielle Rückfälle zu vermeiden, müssen wir uns die Zeit nehmen, Ihre Persönlichkeit wirklich zu verstehen. Dies ist der vierte Schritt auf unserer gemeinsamen Reise.

**** Schritt 4:**

Die eigene Persönlichkeit verstehen **

Beim Lesen der Persönlichkeitsmuster in diesem Kapitel haben bei Ihnen hoffentlich die sprichwörtlichen Alarmglocken geläutet. Für alle, die tiefer in die Materie einsteigen wollen, habe ich den **Onlinekurs *»Reset Program«*** erstellt; er kann unter *www.alexhoward.de* erworben werden. Einen kleinen Fragekatalog zur Bestimmung Ihrer Persönlichkeitsmuster finden Sie in Kapitel 15.

Bewusstheit bzw. bewusste Wahrnehmung ist der erste Schritt, um sich von diesen Mustern zu befreien. Ich verwende in der Arbeit mit Patienten oft den folgenden Satz: *»If you can see it, you don't have to be it.«* (»Wenn du es sehen kannst, musst du es nicht sein.«) Mit anderen Worten: Je größer unser Bewusstsein ist, desto leichter können wir uns beim Umsetzen unserer Muster ertappen und einen anderen Weg *wählen.* Wenn wir beispielsweise merken, wie wir unsere eigenen emotionalen und körperlichen Bedürfnisse ignorieren, weil uns ein Freund um Unterstützung gebeten hat, können wir uns entscheiden, den Weg der Selbstzerstörung weiterzugehen oder uns stattdessen das zu geben, was wir tief im Inneren wirklich brauchen.

Dieses Selbstgewahrsein zu fördern, erfordert Übung und Disziplin. Persönlichkeitsmuster sind etwas zutiefst Konditioniertes und werden von unbewussten Trieben und Gewohnheiten befeuert. Sie zu ändern, ist deshalb eine Herausforderung; sie können sich fast wie ein Zwang anfühlen, der außerhalb unserer Kontrolle liegt, und zwar, weil wir eben nicht nur durch unseren bewussten Verstand motiviert werden, sondern auch durch unbewusste Motivationen. Wer daran arbeitet, den Einfluss dieser Persönlichkeitsmuster einzudämmen, findet heraus, dass man diesen »Treibstoff« neutralisieren und eine gesündere Beziehung zu den eigenen Mustern finden kann.

Wenn ich mir mein Leben jetzt anschaue, habe ich nach wie vor einen starken Drang, etwas zu erreichen, und den tiefen Wunsch, anderen zu helfen und zu dienen; aber im Unterschied zu früher ist mein Selbstwertgefühl nicht mehr daran gebunden. Ich kann mich selbst dazu herausfordern, in der Welt etwas zu erreichen und für andere da zu sein, aber ich tue es nicht auf eine Art und Weise, die ständig meiner Gesundheit und meinem Wohlbefinden abträglich ist.

Selbstgewahrsein kultivieren

Ich arbeite bei meinen Patienten und in meinen Online-Coaching-Programmen unter anderem mit einem »Gedanken- und Verhaltenstagebuch«, um Persönlichkeitsmuster aufzudecken, während sie auftreten. Je besser wir diese Verhaltensmuster erkennen können, desto leichter wird es, sie zu ändern. Es ist eine einfache, aber wirkungsvolle Übung.

1. Denken Sie jeden Abend über die Persönlichkeitsmuster nach, die wir in diesem Kapitel erforscht haben, und schreiben Sie dann Beispiele für jedes dieser Muster auf, dem Sie an diesem Tag gefolgt sind. Dabei kann es sich um große Muster handeln – wie z.B. den ganzen Tag gegen Ihre Erschöpfungssymptome anzukämpfen, wie es bei einem Leistungsmenschen der Fall ist – oder um subtilere Dinge – wie z.B. mehr Zeit als nötig auf die Überarbeitung einer E-Mail zu verwenden, wie es bei einem Perfektionisten zutrifft.

2. Denken Sie darüber nach, wie sich diese Muster abspielen; so wird dieses Wissen zu Macht. Ihre nächste Herausforderung besteht darin, diese Muster besser zu erkennen und zu stoppen, sobald sie auftreten.

Kehren wir zurück zur Geschichte der Harfenistin Claire Jones. Nach etwa 18 Monaten Arbeit mit dem OHC-Team erholte sie sich vollständig, und sie fand für sich auch eine ganz andere Art, in der Welt zu wirken.

Im Verlauf ihrer Heilungsreise entdeckte Claire fassungslos, dass viele andere genauso litten wie sie selbst. Sie war entschlossen, einen Weg zu finden, um Menschen in der gleichen Situation zu helfen und sie zu inspirieren; und so lud ich sie ein, Schirmherrin unserer eingetragenen Hilfsorganisation zu werden, was sie bis heute ist.

Ich war sehr dankbar für die Einladung zu einem Aufnahmetermin für Claires Comeback-Album »*Journey*«. Der Unterschied zwischen der ausgebrannten Claire und der neuen Claire war gravierend: Das gleiche Feuer und die gleiche Entschlossenheit waren da, aber sie machte jetzt regelmäßig Pausen, um sich zu dehnen und ihren Körper zu bewegen. Außerdem ernährte sie sich vernünftig, praktizierte Meditation und Yoga und gestaltete ihren Zeitplan so, dass sie eine echte Balance fand.

Claire erkannte, dass die Änderung dieser Muster nicht nur eine vorübergehende Veränderung war, um gesund zu werden – sie war entscheidend für die Erhaltung ihrer Gesundheit und die Maximierung ihres beruflichen Potenzials.

Einige Jahre später konnten Claire und ihr Mann Chris ihr erstes Kind, Cadi, willkommen heißen, und es war eine große Freude für mich, Claires Geschichte in einem Dokumentarfilm vorzustellen, den wir 2017 drehten.

Nachdem wir nun die Persönlichkeitsmuster der Erschöpfung erforscht haben, besteht unser nächster gemeinsamer Schritt darin, die verschiedenen Belastungen zu verstehen, die bei der Erschöpfung Ihres Systems eine Rolle gespielt haben könnten. Es ist an der Zeit, den scheinbar zusammenhanglosen Lebensereignissen auf den Grund zu gehen, die sich nach und nach auf Ihren Körper und Ihre Erschöpfung ausgewirkt haben.

7.

Die Belastungen des eigenen Körpers verstehen

David war Ende fünfzig und hatte gerade begonnen, nach einer sehr erfolgreichen Karriere als Geschäftsführer in der Finanzbranche seinen Vorruhestand zu genießen. Als lebenslanger Musikliebhaber hatte er in den letzten Jahren mit dem Schlagzeugspiel begonnen und sich mit der für ihn typischen Hingabe und Leidenschaft beeindruckende Fertigkeiten angeeignet. Aus reiner Freude am Musizieren hatte er seine eigene Band gegründet, die nun bei örtlichen Musikveranstaltungen auftrat.

David war immer bei guter Gesundheit gewesen, auch während seiner intensiven und anspruchsvollen Karriere. Einige Jahre bevor ich ihn kennenlernte, hatte er jedoch eine äußerst schwierige Zeit hinter sich. Bei seiner Frau Leigh war Krebs im Endstadium festgestellt worden, und mehrere, von großem Schmerz geprägte Jahre lang war er ihr Hauptbetreuer gewesen. Abgesehen von der offensichtlichen emotionalen Belastung waren die schier endlosen, unruhigen Nächte und die langen Arbeitszeiten auch körperlich sehr anstrengend gewesen.

David musste nicht nur die eigene tiefe Trauer über den bevorstehenden Verlust seiner geliebten Frau bewältigen, sondern war auch mit dem Leben als Alleinerziehender konfrontiert und mit der Notwendigkeit, seine Tochter durch den unerträglichen Schmerz über den Verlust ihrer Mutter begleiten zu müssen. Als sich Leighs Leben dem Ende näherte, kam ein weiterer großer Schock hinzu: Bei Davids Vater wurde Parkinson diagnostiziert. David musste einen Spagat leisten: für seine Frau und seinen Vater da sein und gleichzeitig seine Tochter unterstützen. In einer Zeit unvorstellbaren Schmerzes verstarben schließlich sowohl Davids Frau als auch sein Vater im Abstand von wenigen Wochen.

In den nächsten Jahren tat David sein Bestes, um weiterzumachen und wieder ein halbwegs normales Leben zu führen. Er ging regelmäßig zur Trauerbegleitung, unterstützte seine Tochter auf jede erdenkliche Weise und hoffte auf bessere Zeiten; aber die Zeiten wurden nicht besser.

Allmählich traten bei David eine beängstigende Reihe von Symptomen auf, darunter Schwindel, Schlafstörungen und Muskelschmerzen. Wirklich fertig machte ihn jedoch die Erschöpfung, eine Erschöpfung, die nicht nach ein oder zwei Nächten Schlaf vorbei war. Stattdessen war sie so lähmend, dass er am schlimmsten Punkt verzweifelt überlegte, von seiner Tochter einen Krankenwagen rufen zu lassen. Er entschied sich dagegen, weil er bezweifelte, dass er stark genug war, den Weg ins Krankenhaus zu schaffen.

Trotz seiner schlimmen Lage hatte David doch immerhin erhebliche finanzielle Mittel. Und so suchte er in den nächsten Jahren unzählige Ärzte und Fachärzte auf. Zunächst dachte man, auch er habe Krebs, sodass er sich damit auseinandersetzen musste, dass seine Tochter eventuell niemanden mehr haben würde. Er unterzog sich allen erdenklichen Bluttests und ließ Kameras an allen möglichen Stellen in seinen Körper einführen, doch niemand konnte sich erklären, was los war.

Außer sich vor Angst, allein auf der Welt zu sein, suchte Davids Tochter, inzwischen im Teenageralter, eines Nachts selbst verzweifelt nach Antworten; dabei stieß sie auf die Website der OHC und bestellte unser kostenloses Informationspaket. Sie überredete ihren Vater, sich mit uns in Verbindung zu setzen, und ich nahm das Gespräch an. Wie sich herausstellte, war Davids Wohnung nur 10 Minuten Fußweg von unserem Hauptsitz entfernt, und so vereinbarten er und ich, uns wenige Wochen später zu einer ersten Konsultation zu treffen.

In der OHC werden alle neuen Patienten gebeten, einen ausführlichen klinischen Fragebogen auszufüllen; er hilft uns, potenzielle Warnsignale zu bestimmen, und gibt uns wichtige Informationen über den Fall einer Person – letztendlich können so die ersten

Schritte auf dem Weg zur Genesung gemeinsam geplant werden. In einem wichtigen Abschnitt des Fragebogens wird nach bestimmten Lebensereignissen und Stressfaktoren gefragt, die der Patient bzw. die Patientin möglicherweise erlebt hat; dazu gehören Ereignisse aus der Kindheit bis in die heutige Zeit. Als ich Davids Fragebogen bei der Vorbereitung auf unser erstes Gespräch las, war mir sofort klar, dass die Ereignisse der letzten Jahre eine Schlüsselrolle bei seiner Erkrankung gespielt hatten.

Ich glaubte allerdings nicht, dass Davids Erschöpfung ausschließlich auf den Verlust seiner Frau und seines Vaters innerhalb eines so kurzen Zeitraums zurückzuführen war. Wie Sie hoffentlich im Lauf unserer gemeinsamen Erkundungsreise erkannt haben, beruht Erschöpfung selten auf einer einzigen Variable. In der Tat spielten zugrunde liegende Schwachstellen in Davids Körper, seine leistungsorientierten und perfektionistischen Tendenzen und möglicherweise ein viraler Auslöser ebenfalls eine Rolle. Das alles war sozusagen die Ladung in der Waffe, und die zweifache Trauer hatte den Abzug betätigt.

Als ich David während unseres Termins all dies erklärte, konnte ich sehen, wie er sich sehr erleichtert zu entspannen begann. Zum ersten Mal ergab seine Situation einen Sinn, und er hatte auch Hoffnung, dass es einen Weg nach vorne geben könnte. Wie bei vielen anderen Menschen wuchs auch in David eine neue Entschlossenheit heran – er konnte es wagen, wieder davon zu träumen, dass die Dinge sich ändern könnten.

Belastende Kindheitserfahrungen

Der Gedanke, dass sich belastende Lebensereignisse auf unsere Gesundheit auswirken, ist sicherlich nichts spezifisch Neues in meinem Ansatz, sondern stand in den letzten Jahrzehnten im Mittelpunkt der Gesundheitsforschung. Ein wichtiger Teil dieser Forschung wurde von der US-amerikanischen Versicherungsgesellschaft Kaiser Permanente initiiert, die Gesundheitsdienstleistungen gegen eine feste Gebühr anbietet und somit hoch motiviert ist, die Gesundheit ihrer Mitglieder zu erhalten und zu schützen, um ihre langfristigen Verpflichtungen gering zu halten.

Eine der Dienstleistungen von Kaiser Permanente ist ein Programm zur Gewichtsreduzierung. Mitte der 1980er-Jahre wurde festgestellt, dass die meisten Teilnehmer damit zwar erfolgreich abnahmen, aber die Abbruchquote bei 50 Prozent lag. Vincent Felitti, Leiter der Abteilung für Präventivmedizin des Unternehmens, wurde neugierig und beschloss, einige dieser Aufgeber zu befragen. Wie er herausfand, hatte die Mehrheit der 286 Personen, mit denen er sprach, in ihrer Kindheit in irgendeiner Form sexuellen Missbrauch erlebt, woraufhin er vermutete, dass die Gewichtszunahme ein Bewältigungsmechanismus für Depressionen, Ängste und Furcht sein könnte.

Gemeinsam mit Robert Anda von den Centers for Disease Control and Prevention (CDC) untersuchte Felitti die traumatischen Kindheitserfahrungen von mehr als 17.000 Patienten von Kaiser Permanente, die sich als Probanden zur Verfügung stellten. Im Zuge dieser Forschung prägten sie den Begriff *»Adverse Childhood Experiences«* (ACEs), das heißt »belastende Kindheitserfahrungen«.

ACEs werden definiert als »potenziell traumatische Ereignisse, die dauerhafte negative Auswirkungen auf die Gesundheit und das Wohlbefinden haben können; diese Erfahrungen reichen von körperlicher oder emotionaler Misshandlung oder sexuellem Missbrauch bis hin zur Scheidung der Eltern oder der Inhaftierung eines Elternteils oder Erziehungsberechtigten«.[79]

Die Ergebnisse der ACE-Studie waren erschütternd: Wie die Forscher herausfanden, sind ACEs weit verbreitet; erschreckend viele Teilnehmer, nämlich 28 Prozent, berichteten von körperlicher Misshandlung und 21 Prozent von sexuellem Missbrauch. Außerdem treten oft mehrere ACEs auf: zwei oder mehr ACEs bei fast 40 Prozent und sogar vier oder mehr bei 12,5 Prozent der Befragten.

Diese erste Studie hat eine Reihe von Folgestudien nach sich gezogen, die diese Ergebnisse weiter bestätigt und vertieft haben.

Um dies in einen realen Kontext zu stellen: Menschen mit sechs oder mehr ACEs haben im Durchschnitt eine um 20 Jahre kürzere Lebenserwartung. In den letzten Jahrzehnten hat die Zahl derjenigen, die an Angst- und Stresserkrankungen, Schlaflosigkeit, Diabetes und Herzkrankheiten leiden, zugenommen. Es zeigt sich immer mehr, dass unser Lebensstil uns krank macht: das Tempo, der Druck und die Permanenz von allem – völlig unerbittlich, völlig untragbar.

Trauma

Natürlich wirken sich nicht nur Geschehnisse aus der Kindheit auf unsere Gesundheit als Erwachsene aus. Jeder signifikante Stress bzw. jede größere Belastung in unserem Leben beeinträchtigt unsere geistige, emotionale und körperliche Gesundheit. Die Geschichte von David ist ein eindrucksvolles Beispiel für einige der Traumata, die wir im Erwachsenenalter erleben können.

Ein Trauma kann uns in jedem Alter widerfahren, und es handelt sich dabei nicht nur um so offensichtliche Dinge wie körperliche Misshandlung oder sexuellen Missbrauch oder das Leben in einem Kriegsgebiet. Ein Trauma ist eine Auswirkung auf den Geist, die Emotionen oder den Körper infolge belastender Lebensereignisse. Anders ausgedrückt: Ein Trauma ist das Ergebnis einer überwältigenden Stressbelastung, die die Fähigkeit des Einzelnen übersteigt, damit umzugehen oder die mit dieser Erfahrung verbundenen Gefühle zu verarbeiten.

Hier sind einige Beispiele für Traumata, die wir im Erwachsenenalter erleben können:

- Tod eines geliebten Menschen
- Scheidung
- Umzug
- Schwere Krankheit oder Verletzung
- Verlust des Arbeitsplatzes

Und natürlich passieren sehr oft mehrere dieser Dinge nacheinander. Wir verlieren beispielsweise unseren Arbeitsplatz und geraten dadurch in finanziellen Stress; mit der Zeit führt dies zum Scheitern unserer Beziehung, und wir lassen uns scheiden; daraufhin müssen wir umziehen usw.

Beim Lesen dieser Zeilen denken Sie vielleicht: *»Nun, Alex, ich wurde als Kind nicht sexuell missbraucht, und ich kann mich nicht daran erinnern, vernachlässigt worden zu sein. Ich habe auch nichts besonders Stressiges erlebt, also trifft das nicht auf mich zu.«* Aber da liegen Sie wahrscheinlich falsch.

Es gibt nämlich zwei Arten von Traumata: zum einen das klassische, schlimme, »große« Trauma, von dem bislang die Rede war, und zum anderen noch eine andere, viel subtilere Form des Traumas, das »kleine« Trauma. Dabei handelt es sich um häufig auftretende Entwicklungstraumata; aber nur weil sie häufig vorkommen, heißt das nicht, dass sie keine Auswirkungen auf unser Leben haben. Aktuelle Studien legen nahe, dass es sinnvoll ist, den Bereich der ACEs zu erweitern und auch weniger unmittelbare Erfahrungen und Umfelder einzubeziehen, die dennoch ein Gefühl der ständigen Bedrohung hervorrufen.[80,81]

Womöglich hatten Sie zum Beispiel in Ihrer Kindheit ständig das Gefühl, die Welt sei kein sicherer Ort, obwohl Ihre Eltern zusammenblieben und Ihr häusliches Umfeld stabil war. Vielleicht bekamen Sie nicht das benötigte Maß an körperlichem und emotionalem Halt und Rückversicherung. Oder vielleicht haben Sie, wie ich, gelernt, dass Ihr Selbstwert und die Liebe anderer zutiefst davon abhängen, was Sie tun und wie viel Sie in der Welt leisten.

Bei jedem Kind, dessen Nervensystem lernen musste, sich gegen die Welt zu stemmen, oder das seinen Körper unter unhaltbaren Druck setzen musste, um in der Welt von Wert zu sein, hatte das negative Folgen für seine Gesundheit als Erwachsener.

Ich trete wohlgemerkt keineswegs dafür ein, Kinder vor jeglicher Anstrengung zu bewahren oder ihnen alles leichtzumachen. Eine Kindheit, in der ein Kind immer bekommt, was es will, bereitet es kaum auf eine Welt vor, die alles andere als perfekt ist. Doch ob wir es wollen oder nicht – was in der Kindheit mit unserem physischen und emotionalen Körper geschieht, wirkt sich auch noch im Erwachsenenalter auf unsere Gesundheit aus.[82,83]

Jedes erlebte Trauma ist ein weiterer Tropfen in unserem sprichwörtlichen Fass. Für sich genommen mag es gar nicht so schlimm sein, aber die kumulative Wirkung von zu vielen Traumata sollte man nicht unterschätzen.

Das Trauma des Krankseins

Es gibt noch eine andere Form von Trauma, die an dieser Stelle unbedingt erwähnt werden muss. Ein selten angesprochener, aber in manchen Fällen enorm wichtiger Bereich ist die traumatische Diagnose bzw. das Trauma eines Lebens mit chronischer Erschöpfung. Verschlimmert wird dies noch durch das mangelnde Verständnis und die fehlende Unterstützung seitens der medizinischen Einrichtungen – eine Erfahrung, die viele unter Erschöpfung leidende Menschen machen, wie wir in Kapitel 2 dargelegt haben.

Interessante Forschungsergebnisse besagen, dass das Umfeld, in das wir nach einem traumatischen Ereignis zurückkehren, eine wichtige Rolle dabei spielt, wie negativ es sich auf uns auswirkt. So entwickeln Soldaten, die aus einem Kriegsgebiet in ein Land zurückkehren, in dem sie von der Gesellschaft respektiert und geschätzt werden, tendenziell weniger posttraumatische Belastungsstörungen (PTBS) als andere – vermutlich einer der Gründe, warum es nach dem Vietnamkrieg so viele Soldaten mit PTBS gab: Die US-Gesellschaft wollte vergessen, dass der Krieg stattgefunden hatte, und die Veteranen mussten im Stillen vor sich hin leiden.[84,85]

Übertragen wir das auf Erschöpfungsprobleme, gibt es meiner Meinung nach einige Ähnlichkeiten. Obwohl ich niemandem eine schwere Krankheit wie Krebs wünschen würde, haben mir im Lauf der Jahre einige Patienten mit Erschöpfungsproblemen, bei denen später Krebs diagnostiziert wurde, erzählt, dass die Krebsdiagnose eine völlig andere Reaktion bei Freunden und Familie hervorrief: Diejenigen, die auf die Erschöpfung abweisend und verurteilend reagiert hatten, waren auf einmal einfühlsam und unterstützend.

Wie sich ein Trauma auf Erschöpfung auswirkt

Welcher Zusammenhang besteht nun eigentlich zwischen Trauma bzw. äußeren Lebensereignissen und Erschöpfung? Nun, bei manchen Menschen kommt die Erschöpfung aus dem Nichts – in der einen Minute scheint alles in Ordnung zu sein, und in der nächsten haben sie Mühe, den Tag zu überstehen. Bei anderen kommt es mit der Zeit zu einer allmählichen Schwächung ihres Systems, manchmal über viele Jahre hinweg. In der Tat gibt es einen nachgewiesenen Zusammenhang zwischen einem Trauma in der Kindheit und der Entwicklung eines chronischen Erschöpfungssyndroms im Erwachsenenalter.

Bei plötzlich auftretender Erschöpfung suchen Mediziner oft sehr schnell nach dem »Auslöser«, der jemanden krank gemacht hat. Das Problem bei diesem Ansatz ist meiner Erfahrung nach, dass er ein Ablenkungsmanöver sein kann – er lenkt unsere Aufmerksamkeit von den vielen anderen Belastungen, Persönlichkeitsmustern und genetischen Signaturen ab, die das System im Lauf der Zeit geschwächt und uns anfällig für diese letzte Belastung gemacht haben.

Und auch wenn diese letzte Belastung für jeden überwältigend gewesen wäre – wie im Falle eines starken Virus und der daraus resultierenden postviralen Erschöpfung –, stellt sich uns immer noch die Frage: Warum haben manche Menschen ihre Kraft zurückgewonnen und wir nicht?

Was behindert unsere Heilung?

Jetzt denken Sie vielleicht: *»Okay, ich hatte Stress in meinem Leben, aber warum ist die Vergangenheit wichtig, wenn wir sie doch ohnehin nicht ändern können?«*

Es gibt zwei Gründe, warum es wichtig ist, die eigenen Belastungen zu verstehen:

1. Um Ihre Erschöpfung zu entschlüsseln, müssen wir die verschiedenen Faktoren verstehen, die Ihre Erschöpfung überhaupt erst verursacht haben. Wenn wir die Belastungen identifizieren, denen Ihr Körper im Lauf Ihres Lebens ausgesetzt war, können wir sicherstellen, dass die Heilung dort stattgefunden hat, wo sie stattfinden muss.

2. Wenn eine dieser Belastungen in Ihrem System aktuell vorhanden ist, könnte sie ein direktes Hindernis auf Ihrem Weg zur Genesung sein.

Zum ersten Punkt: Wenn Sie ungelöste Belastungen haben, die sich immer noch auf Ihren Körper auswirken, müssen Sie sich mit ihnen auseinandersetzen. Wie wir im nächsten Kapitel noch ausführlicher besprechen werden, muss sich Ihr Körper in einer heilungsfördernden Verfassung befinden, damit er heilen kann. Und es ist sehr schwierig, in einen solchen heilungsfördernden Zustand zu gelangen, solange Ihr Körper noch unter Stress steht. Was den zweiten Punkt anbelangt, so greift womöglich keine andere Maßnahme, bis wir uns mit den Stressfaktoren auseinandergesetzt haben, die Sie derzeit belasten.

Wir müssen kein perfektes Umfeld schaffen, damit Heilung geschehen kann, aber doch eine Situation, in der Ihr Körper in der Lage ist, beständig mehr Energie aufzubauen, als er verbraucht.

Das bringt uns zum fünften unserer gemeinsamen 12 Schritte.

** Schritt 5:

Ein heilungsförderndes Umfeld schaffen **

Für manche Menschen ist es alles andere als einfach, das notwendige Umfeld für die Heilung zu schaffen. Es kann bedeuten, eine toxische Beziehung zu verlassen oder eine anspruchsvolle Karriere aufzugeben, die, wie sie meinen, ihren Wert in der Welt definiert.

Und es kann bedeuten, die eigene Erholung und Heilung über die vielen Dinge zu stellen, die wir für andere zu tun gewohnt sind.

In manchen Fällen kann Heilung jedoch schlicht und ergreifend nicht eintreten, bevor diese Veränderungen nicht stattgefunden haben. Damit Heilung geschehen kann, müssen wir ein Umfeld schaffen, das diese Heilung ermöglicht.

Was sind Ihre Belastungen?

Lassen Sie uns nun gemeinsam ein paar Hausaufgaben machen. Bitte nehmen Sie sich ein wenig Zeit und bestimmen Sie die wichtigsten Stressfaktoren Ihres Lebens. Was sind die wichtigsten Ereignisse von Ihrer Kindheit bis heute, die Ihrem Körper Stress bereitet haben und vielleicht jetzt noch bereiten? Das könnten zum Beispiel sein:

- Scheidung oder das Ende einer Beziehung
- Finanzieller Stress oder der Verlust des Arbeitsplatzes
- Stressige Umstände bei der Arbeit
- Verlust eines geliebten Menschen
- Körperverletzungen oder größere Operationen
- Körperliche Misshandlung oder sexueller Missbrauch
- Als Kind von einem Elternteil verlassen worden zu sein
- Mangel an emotionaler Unterstützung und an Halt in der Kindheit

Haben Sie das Gefühl, dass eines dieser Ereignisse Sie heute noch beeinflusst? Stehen sie Ihrem Körper bei der Heilung im Weg? Was müssen Sie tun, um heute das optimale Umfeld für Heilung zu schaffen?

Kehren wir zu Davids Geschichte zurück. Im Jahr nach seiner ersten Konsultation bei uns durchlief David genau das Programm, das Sie in diesem Buch kennenlernen, und ich freue mich, sagen zu können, dass er sich danach vollständig erholt hat. Als er auf der »anderen Seite« angekommen war, fühlte er sich so gut wie nie zuvor in seinem Leben, obwohl er schon Anfang sechzig war.

Ich freue mich auch darüber, dass Davids Geschichte damit nicht zu Ende war. Er verliebte sich erneut und heiratete ein paar Jahre später zum zweiten Mal. Und da er entschlossen war, dem Ansatz, der sein Leben verändert hatte, etwas zurückzugeben, fragte er an, ob es eine Möglichkeit gebe, uns mit seiner langjährigen Erfahrung bei der Organisation zu unterstützen. Im Lauf der Zeit wurde er zum Treuhänder unserer eingetragenen Hilfsorganisation und später zum Vorsitzenden und zu einem wichtigen Mentor für mich.

Wie David auch herausfand, vermisste er die Herausforderungen seines Arbeitslebens und kehrte zu einer Vollzeitkarriere als nicht-geschäftsführender Direktor in verschiedenen Funktionen im Finanzdienstleistungssektor zurück, wo er große Erfüllung fand. Er und ich sind bis heute gute Freunde.

Wir haben uns mit den Auswirkungen Ihrer Persönlichkeitsmuster und den verschiedenen Belastungen Ihres Lebens befasst. Jetzt ist es an der Zeit, einen faszinierenden »Tauchgang« in den Zustand Ihres Nervensystems zu unternehmen und herauszufinden, ob Ihr Körper auf Heilung eingestellt ist oder nicht.

8.

Befinden Sie sich in einem heilungsfördernden Zustand?

Colin war Anfang dreißig und an ein erfülltes, dynamisches Leben gewöhnt. Tagsüber arbeitete er für ein Technologieunternehmen in London, und nachts betrieb er mit Freunden ein Aufnahmestudio und produzierte Musik – sie hatten sogar einen bescheidenen Erfolg in den Dance-Music-Charts.

Als Colin erste Anzeichen von Burn-out zeigte, war das weder für ihn noch für andere eine wirkliche Überraschung, denn um es metaphorisch auszudrücken: Er hatte jahrelang die Kerze an beiden Enden abgebrannt. Sein Persönlichkeitsmuster als Leistungsträger war offensichtlich, selbst für jene, die mit so etwas nicht vertraut waren.

Damals war ich seit etwas mehr als einem Jahr als Therapeut tätig, und Colin war einer meiner ersten Klienten mit ME/CFS. Jemand aus dem ferneren Freundeskreis hatte ihm mein erstes Buch empfohlen, und er war voller Hoffnung, dass ich ihm helfen könnte. Die Person, die den Kontakt zwischen uns hergestellt hatte, machte eine Ausbildung in Ernährungstherapie und arbeitete mit Colin auf dieser Ebene, und so suchte er meine Hilfe auf der psychologischen Seite.

Die Optimum Health Clinic war erst wenige Monate alt und befand sich in einem bescheidenen Raum in dem Haus, in dem ich im Norden Londons wohnte. In einer Ecke stand ein Bett, in einer anderen befand sich eine Küche, und ein großer Schreibtisch nahm den Rest des Raumes ein. Zum Glück gab es im Keller einen etwas schöneren Raum, den ich stundenweise anmietete, um Patienten zu behandeln.

Colin und ich setzten uns zusammen in die bequemen Ledersessel, und er erzählte mir von seinem Werdegang. Nachdem er in den letzten 6 Monaten unter schwächenden Symptomen gelitten hatte, war bei ihm kürzlich ME/CFS diagnostiziert worden. Er war gezwungen gewesen, seine Arbeit aufzugeben, war zutiefst frustriert und suchte verzweifelt nach Antworten.

Colin stellte seine Fragen hektisch, er konnte nicht genug kriegen – ein verräterisches Zeichen für seine starke Veranlagung zu Angstzuständen. Das würde seinem Körper sicherlich nicht bei der Heilung helfen, so viel war mir klar, und das war ein guter Ansatzpunkt.

In der nächsten Stunde brachte ich Colin verschiedene Techniken bei, mit deren Hilfe er sein Nervensystem zur Ruhe bringen konnte, und wir vereinbarten einen Termin für ein weiteres Treffen in ein paar Wochen.

Eine Woche später erhielt ich eine E-Mail von Colin. Er fand unsere Sitzung hilfreich, und was ich gesagt hatte, ergab für ihn viel Sinn. Allerdings hatte er einen Absturz erlebt, und seine Symptome waren genauso schlimm wie zuvor. Gab es irgendetwas, was er vor unserer nächsten Sitzung tun konnte, damit es ihm etwas besser ging?

Ich schlug vor, noch am selben Tag ein Telefonat zu führen, um das zu besprechen. Colins Frust über seine Symptome und seine Angst vor dem, was da passierte, waren deutlich spürbar. Jede Antwort, die ich auf eine Frage gab, löste drei weitere Fragen aus. Damals war es mir noch nicht so klar, aber Colin versuchte sich in ein Gefühl der Sicherheit hineinzudenken, damit er sich irgendwie entspannen konnte.

Wie im letzten Kapitel bereits erwähnt, macht eine solche Strategie die Situation jedoch eher schlimmer als besser. Mir war klar, dass Colins Zustand genau das Gegenteil dessen war, was er für seine Heilung brauchte, und bevor irgendetwas eine Chance hatte zu wirken, mussten wir sein System beruhigen.

In der Schule des Neurolinguistischen Programmierens (NLP) gibt es eine Technik, die »Als-ob-Rahmen« genannt wird und als eine Art Gedankenexperiment funktioniert: Man tut so, *als ob* etwas wahr wäre, obwohl man weiß, dass es vielleicht nicht so ist. Zum Beispiel könnten Sie *so tun, als ob* alles in Ihrem Leben aus einem positiven Grund geschehen sei oder *als ob* sich in einer bestimmten Situation alles so entwickeln würde, wie Sie es sich erhoffen.

Ich hatte eine Idee, wie man dieses Instrument bei Colin anwenden konnte. Ich schlug vor, so zu tun, *als ob* seine gesamte körperliche Verfassung eine direkte Folge seines geistig-psychischen und emotionalen Zustands wäre. Wenn er also engagiert daran arbeiten würde, sein Nervensystem in der kommenden Woche zu beruhigen, würde sich das vielleicht direkt auf seine Symptome auswirken. Dadurch würde er sich nicht mehr so sehr mit seinen Symptomen beschäftigen und sich nicht mehr so viel Sorgen machen; er würde auch nicht mehr voller Panik recherchieren, um Antworten hinsichtlich seiner Verfassung zu finden, und er würde nicht mehr alles in seinem Leben aufgrund seiner Krankheit einschränken – obwohl er weiterhin seine Symptome respektieren und auf seinen Körper hören würde.

Anders ausgedrückt: Wir wollten so tun, *als ob* es Colin gut ginge und er nur aufhören müsste, über seine Symptome nachzudenken, und seinem Kopf Einhalt zu gebieten, wenn er damit loslegte; dazu sollte er verschiedene Hilfsmittel verwenden, um seine Denkmuster zu durchbrechen und umzutrainieren.

Etwas zögerlich stimmte Colin dem Experiment zu, und ich brachte ihm die Werkzeuge bei; zumindest war er froh, dass er in der kommenden Woche etwas zum Spielen hatte. Nach dem Telefonat dachte ich nicht weiter über dieses Gespräch nach und ging wieder an meine Arbeit.

Als ich Colin in der folgenden Woche zu seinem Termin kommen hörte, erinnerte ich mich, was wir am Telefon besprochen hatten, und fragte mich, wie es ihm ging. Als ich die Tür öffnete, um ihn zu begrüßen, sah ich praktisch einen anderen Menschen vor mir: Sein Gesicht strahlte mehr, seine Augen waren klarer, er sah etwa 5 Jahre jünger aus und hatte einen federnden Gang.

Was Colin mir dann erzählte, konnte er eigentlich nur als Wunder bezeichnen. Er hatte sich nicht nur von seinem Zusammenbruch erholt, sondern seine Energie war in die Höhe geschossen; er hatte sich mit Freunden getroffen und sogar einen Abend in seinem Aufnahmestudio verbracht, ohne dass es zu Beeinträchtigungen gekommen war. Zum ersten Mal seit langer Zeit genoss er das Leben. Er konnte gar nicht *glauben,* was passiert war. Ich wusste, dass die Techniken, mit denen ich arbeitete, wirksam waren. Aber Colins Wandel diente mir als eine verblüffende Bestätigung, wie mächtig der Geist sein kann.

Heißt das, Colins Krankheit war nur in seinem Kopf und er musste nur aufhören, daran zu denken? Ganz und gar nicht! Tatsächlich dauerte Colins vollständige Genesung von diesem Punkt an noch mehrere Jahre, unter Einsatz vieler weiterer Prinzipien, auf die wir in diesem Buch noch zu sprechen kommen. Aber es war ein großer Wendepunkt auf seinem Heilungsweg, und es war auch ein großer Wendepunkt in meiner beruflichen Laufbahn.

Was ist Stress?

»Stress« ist ein Wort, das heutzutage oft in den Mund genommen wird. Es beschwört Bilder von Führungskräften herauf, die mit dem Handy am Ohr herumhetzen. Stress ist allerdings sehr viel mehr als das.

Früher galt Stress als Zeichen von Schwäche, doch heute ist er fast schon ein Ehrenzeichen für jemanden, der sich im Leben anstrengt. Es ist ein weit verbreiteter Glaube, wir würden uns nicht anstrengen und nicht unser Bestes geben, solange wir nicht gestresst sind. Um das Konzept von Stress vollständig zu verstehen, müssen wir erst einmal klären, was Stress eigentlich ist.

Bevor der berühmte österreichische Endokrinologe Hans Selye seine bahnbrechenden Forschungen über die Auswirkungen von Stress auf den menschlichen Körper anstellte, beschrieb der Begriff »Stress« in der Physik eine physische Kraft, die auf ein Objekt einwirkt und die größer ist als dessen Fähigkeit, ihr zu begegnen. Aus dieser Sicht ist Stress letztlich dann gegeben, wenn die an etwas gestellte Anforderung die dafür zur Verfügung stehenden Ressourcen übersteigt.

Die drei Arten von Stress

Natürlich handelt es sich bei Stress von Menschen um etwas Komplexeres. Zwei Menschen können mit demselben externen Stress konfrontiert werden und unterschiedlich darauf reagieren.

Um das zu verstehen, spricht meine Freundin Dr. Heidi Hanna von drei verschiedenen Arten von Stress:

1. **Stressbelastung:** Wie in der obigen physikalischen Definition beschrieben, bezieht sich dies auf die Stressbelastung, der wir ausgesetzt sind.

2. **Stressbrille:** Dieser Begriff bezieht sich auf die Art und Weise, wie wir den uns bevorstehenden Stress *wahrnehmen.* Ein Beispiel: Zwei Menschen sehen eine Achterbahn, und während der eine sie durch die Brille der Aufregung und des Abenteuers betrachtet, sieht der andere sie durch die Brille der Angst und des Schreckens.

3. **Stresssignatur:** Bei der Vernetzung des menschlichen Nervensystems gibt es für jeden einzelnen Menschen kleine Unterschiede, und wie wir in Kapitel 10 erörtern werden, sind wir bei der Stressbewältigung unter Umständen infolge schwacher Nebennieren weniger belastbar als jemand, dessen Nebennieren nicht geschwächt sind. Wenn wir wiederum in früheren Beziehungen ein Trauma erlebt haben, reagieren wir vielleicht besonders empfindlich auf Ablehnung und haben eine stärkere Stressreaktion, wenn uns andere ignorieren.

Für uns als Individuen ist unser Stress daher definiert als die *Stressbelastung,* der wir ausgesetzt sind, die Perspektive oder *Brille,* durch die wir diese Belastung wahrnehmen, und die *physischen Ressourcen,* die wir haben, um damit umzugehen.

Die Stressreaktion verstehen

Um zu verstehen, wie sich Stress auf unseren Körper auswirkt, müssen wir seine biologischen Ursprünge verstehen. Unsere sogenannte »Stressreaktion« geht auf die Zeit der Höhlenmenschen zurück.

Nehmen wir an, Sie und ich sitzen am Lagerfeuer, rösten ein paar leckere Büffelstücke und erzählen von den Abenteuern des Tages. Plötzlich sehen Sie aus dem Augenwinkel einen Säbelzahntiger im Gebüsch umherstreifen, und sein Gesichtsausdruck verrät, dass er seit ein paar Tagen keine anständige Mahlzeit mehr gefressen hat. In diesem Moment erhalten Sie einen enormen Schub der Stresshormone Adrenalin und Cortisol, und wir beide haben drei Möglichkeiten: zu kämpfen, zu fliehen oder zu erstarren.

Wir wollen uns einmal jede dieser Möglichkeiten etwas genauer ansehen.

Kämpfen

Wenn wir mit einer Art Speer bewaffnet sind und uns der Herausforderung gewachsen fühlen, könnten wir es mit dem Säbelzahntiger in einem Kampf auf Leben und Tod aufnehmen. Falls man dazu Lust hast, kann man das tun, aber meine bevorzugte Wahl ist das nicht!

Fliehen

Wir können zu entkommen versuchen. Vielleicht können wir auf einen Baum klettern, oder wir halten uns für die entfernten Vorfahren von Usain Bolt und glauben, wir könnten schneller rennen als unser haariger Freund. Ich bin zwar kein schneller Läufer, aber ich stimme für diese Option!

Erstarren

Falls der Säbelzahntiger uns noch nicht gesehen hat, können wir uns ganz still verhalten und hoffen, dass er uns nicht wittert. Wenn er uns gesehen hat, können wir uns auch tot stellen und so tun, als wären wir keine Bedrohung. Ich bin nicht scharf auf diese Wahl, denn in diesem Fall sieht Freund Säbelzahntiger ziemlich hungrig aus.

Für welche dieser Reaktionen Sie und ich uns auch entscheiden – unsere Biologie wird unter der Leitung unseres autonomen Nervensystems eine fast wundersame und ziemlich augenblickliche Veränderung erfahren.[86]

Unser Nervensystem verfügt über zwei primäre Modi: Die Aufgabe des *Sympathikus* ist es, uns auf eine Aktion vorzubereiten, während die Aufgabe des *Parasympathikus* darin besteht, diese Reaktion herunterzufahren und unserem System zu erlauben, »zu ruhen und zu verdauen«.

Bei der Reaktion des sympathischen Nervensystems wird der Blutfluss zu unseren Skelettmuskeln und Lungen um sage und schreibe bis zu 1200 Prozent erhöht. Unser Körper schüttet Hormone wie Adrenalin und Cortisol aus, die uns vorübergehend übermenschliche Fähigkeiten verleihen. Gleichzeitig wird der Blutfluss von Funktionen wie der Verdauung weggelenkt – weshalb wir unter Stress womöglich an Verstopfung oder Durchfall leiden. Denn wenn wir kurz davor sind, von einem Säbelzahntiger gefressen zu werden, hat die Verdauung unserer Büffelmahlzeit keine biologische Priorität mehr.

Nehmen wir einmal an, wir haben das Glück, die Begegnung mit dem Säbelzahntiger zu überleben – denn wenn nicht, ist das alles sowieso nicht mehr relevant. Sobald wir wissen, dass wir in Sicherheit sind, brauchen wir diesen massiven Schub an Stresshormonen nicht mehr und unsere Muskeln und Lungen können wieder normal durchblutet werden. Jetzt ist es an der Zeit, das zu verdauen, was von dem Büffel in unserem Verdauungssystem übrig geblieben ist; das heißt, unser parasympathisches Nervensystem setzt ein.

Der Einfachheit halber bezeichne ich diese beiden grundlegenden Zustände als »Stresszustand« und »Heilungszustand«. Ein Stresszustand ist das Produkt der Kampf-oder-Flucht-Reaktion des sympathischen Nervensystems (oder einer extremen Abschaltung des parasympathischen Nervensystems bzw. eines Erstarrungszustands); ein Heilungszustand ist dagegen eine beruhigende Reaktion des Parasympathikus. Der Prozess des Wechselns zwischen diesen beiden Zuständen ist die Essenz unserer Biologie, und wir verdanken ihm unser jahrtausendelanges Überleben.[87,88]

Stress ist für uns nicht nur überlebensnotwendig – unter Stress entwickeln wir uns weiter und passen uns an.[89] Wenn wir zum Beispiel ins Fitnessstudio gehen und Gewichte heben, belasten wir unsere Muskeln absichtlich, damit sie wachsen und größer werden. Stress ist an und für sich nichts Schlechtes, aber er wird zu einem Problem, wenn unsere Stressreaktion falsch angepasst wird, sie also auch dann eingeschaltet ist, wenn das nicht notwendig ist. Letztendlich werden dann Dinge, die nicht stressig sein sollten, stressig, und unser Nervensystem befindet sich in einem Zustand, der genau das Gegenteil von dem ist, was es braucht, um zu heilen (mehr dazu in Kürze).

Akuter Stress versus chronischer Stress

Die Art von Stress, die wir Menschen vor Tausenden von Jahren in unserer Höhlenmenschenzeit erlebten, war typischerweise ein plötzlicher und unmittelbarer Stress: Es gab eine Bedrohung in der Umwelt, und wir haben sie entweder überlebt oder nicht. Dies ist die Art von akutem Stress, mit der unser Körper gelernt hat umzugehen.

Die Art von Stress, die wir in der modernen Welt erleben, ist oft ganz anders. Ja, wir können einen akuten, plötzlichen Stress erleben, etwa wenn wir vom Bordstein auf die Straße treten und fast von einem riesigen Lastwagen überfahren werden, den wir nicht gesehen haben; solche Formen von Stress sind allerdings eher die Ausnahme als die Regel.

Stellen Sie sich einen typischen Tag vor … Wir werden vom Wecker wachgerüttelt und hetzen dann durchs Haus, um uns für die Arbeit fertig zu machen. Bevor wir losfahren, pumpen wir unseren Körper mit Koffein voll, um wach zu werden, und kämpfen uns dann durch den Verkehr (wobei wir buchstäblich Leib und Leben riskieren). Bei der Arbeit werden wir mit Informationen und Anforderungen aus allen Richtungen konfrontiert, und den ganzen Tag über nehmen wir Koffein, Zucker und andere Stimulanzien zu uns, um unser müdes System wach zu halten. Und wenn wir heimkommen, ist nicht Schluss mit dieser Hektik. Abends sind wir über E-Mails und soziale Medien immer noch mit der Welt verbunden, und zwar bis zu der Minute, in der wir ins Bett gehen.

In der modernen Welt beißt uns der Säbelzahntiger sozusagen den ganzen Tag in den Hintern. Und im Gegensatz zu unseren Vorfahren bauen wir den im Körper gespeicherten Stress nicht unbedingt durch regelmäßige körperliche Aktivität ab.

Leben Sie wie ein Frosch?

Bei all dem Gerede über Stress denken Sie jetzt vielleicht: *»Alex, das ist ja alles schön und gut – und ich kann das bei anderen Menschen nachvollziehen –, aber ich fühle mich nicht gestresst.«* Doch die Sache ist die: Menschen haben eine erstaunliche Fähigkeit, sich an ihre Umwelt anzupassen und es dann als neuen Normalzustand hinzunehmen – ein weiterer Aspekt unserer evolutionär entstandenen Fähigkeit, in fast jeder Umgebung zu überleben.

Es ist kein Experiment, das ich durchgeführt habe oder empfehle, aber ich habe gehört, dass ein Frosch, den man in eine Schüssel mit kochendem Wasser wirft, sofort wieder herausspringt. Seine Kampf-oder-Flucht-Reaktion setzt ein und rettet ihm buchstäblich das Leben.

Setzt man denselben Frosch jedoch in eine Schüssel mit kaltem Wasser und erhitzt das Wasser langsam, bleibt er in der Schüssel, bis er zu Tode gekocht wird. Warum? Weil er sich beständig an die steigende Wassertemperatur anpasst.

Das Gleiche passiert mit uns Menschen: Wir sind biologisch darauf programmiert, uns an jede Umgebung anzupassen, in der wir uns befinden.

Ich hatte schon Patienten, die so mit Stresshormonen überflutet waren, dass sie nicht einmal in der Lage waren, still auf ihrem Stuhl zu sitzen und mir zu sagen, sie seien *nicht* gestresst. Ich fühle mich schon gestresst, wenn ich diesen Menschen gegenübersitze, aber für sie ist das eine ganz normale, alltägliche Erfahrung.

Die Brille der Erschöpfung

Was bedeutet das nun alles im Zusammenhang mit Erschöpfung, besonders mit schwerer Erschöpfung?

Vielleicht denken Sie gerade: »*Wie kann ich denn gestresst sein? Ich verlasse doch kaum noch das Haus. Mein Leben war früher stressig, aber sich jetzt gestresst zu fühlen, würde sich fast wie ein Fortschritt anfühlen.*«

An einer medizinisch ungeklärten Krankheit zu leiden, ist per se schon eine sehr stressige Erfahrung! Bei einer besser berechenbaren Krankheit, so schwierig oder herausfordernd sie auch sein mag, geben uns die Diagnose und die Prognose zumindest Klarheit. Erschöpfung ist unberechenbar und schwankt, bringt uns also ganz bestimmt nicht die Gewissheit, nach der wir uns sehnen. Nicht zu wissen, *was* mit uns los ist, *warum* es mit uns los ist und *ob* wir überhaupt jemals wieder gesund werden, ist eine enorme Belastung für unser System. Unser Verstand stellt dann unablässig Fragen: Sollen wir uns ausruhen, sollen wir weitermachen, werden wir verrückt oder denken die Leute, dass wir uns das alles nur einbilden?

Um uns zu schützen, überprüft unser Verstand fast zwanghaft die Symptome, er versucht sie zu deuten und zu entscheiden, ob wir etwas tun sollen oder nicht. Wenn sich dieses Muster entwickelt, können selbst die einfachsten Dinge zu einer enormen Stressquelle werden. Unsere gesamte Welt wird durch die Brille unserer Erschöpfung betrachtet.

Oder in der Sprache von Dr. Heidi Hanna: Wir haben vielleicht schon mit unserer Stressbelastung zu kämpfen, unsere Stresssignatur ist wahrscheinlich auch ein Problem, außerdem wird auch noch der Blick durch unsere Stressbrille verzerrt.

Im ständigen Bemühen, uns vor unseren beängstigenden Symptomen zu schützen, entwickeln wir ein mentales Programm, durch das die gesamte Welt gefiltert wird. Viele Erwachsene sind durch die negativen Kindheitserfahrungen, über die wir vorhin gesprochen haben, bereits als Kinder auf diese Art von Reaktion vorprogrammiert worden.[82]

Ein Computerbetriebssystem ist das Programm, über das alle anderen Programme laufen. Bei einem Mac-Computer verwenden Sie eine Version des Betriebssystems OS X, auf einem PC eine Version des Betriebssystems Windows. In den Anfangsjahren der Klinik liefen einige unserer Computer unter der Windows Millennium Edition bzw. Windows ME. Wir hatten alle möglichen Probleme mit dieser Software – sie schien nicht in der Lage zu sein, mehrere Programme gleichzeitig auszuführen, und stürzte ständig ab –, und so gaben wir auch dem geistigen Programm, das ich gerade beschrieben habe, den Namen »Windows ME«.

Denn wie ein Computer hat auch das Gehirn bestimmte zentrale Programme, durch die alles andere berechnet und verarbeitet wird.

Nehmen wir zum Beispiel jemanden mit der Überzeugung, alle Menschen seien schlecht und hätten es auf ihn abgesehen. Vom harmlosen Blick eines Fremden auf der Straße bis hin zu den eigenen intimen und familiären Beziehungen wird diese Person der Welt auf eine ganz andere Art und Weise Sinn und Bedeutung verleihen als jemand, für den die Menschen von Natur aus gut und freundlich sind.

Wenn wir unter Erschöpfung leiden, besteht von Tag zu Tag eine enorme Unsicherheit. Zu viel Aktivität kann gnadenlose Folgen haben, und unsere Symptome können wirklich beängstigend sein, was noch dadurch verstärkt wird, dass die Experten uns nicht erklären können, warum wir sie haben.

Erinnern Sie sich an Colin, mit dessen Geschichte dieses Kapitel beginnt. Nachdem sich seine rätselhaften und beängstigenden Symptome über Monate verschlimmerten, war Colin von seiner Erschöpfung wie besessen und fürchtete sich vor ihr. Morgens nach dem Aufwachen suchte er als Erstes seinen Körper nach Symptomen ab, und das ging den ganzen Tag so weiter. Etwas so Einfaches wie eine Einladung zu einer Dinnerparty löste Gedanken aus wie: *»Werde ich die Energie dafür haben? Werde ich danach zusammenbrechen?«* Als Colins Erschöpfung bei jeglicher Art von Aktivität zunahm, wurde seine Stressreaktion immer schlimmer, bis zu dem Punkt, an dem sie eine lähmende Wirkung hatte.

Und falls Sie sich fragen, ob die Angst vor unseren Symptomen wirklich so große Auswirkungen haben kann, dann denken Sie daran: Der Körper kann nicht zwischen etwas Realem und etwas lebhaft Vorgestelltem unterscheiden. Deshalb kann jemand mit einer Spinnenphobie schon bei der Vorstellung, dass eine Spinne im Raum sein könnte, vor Angst in Ohnmacht fallen. Es ist nicht die Spinne, wegen der diese Person ohnmächtig wird, sondern die *Vorstellung* von der Spinne. Es ist derselbe Mechanismus, durch den uns das Wasser im Mund zusammenläuft, während wir an unsere Lieblingsspeise denken.

Die maladaptive Stressreaktion

Ich hoffe, nach unserem Streifzug durch die physischen Elemente der Erschöpfung ist Ihnen klar, dass ich nicht eine Sekunde lang behaupte, die Symptome der Erschöpfung seien nicht real – nichts könnte weiter von der Wahrheit entfernt sein. Doch wenn wir mit einer medizinisch ungeklärten Krankheit leben, die mit beängstigenden und verwirrenden, zudem auch noch schwankenden Symptomen einhergeht, hat das Auswirkungen auf unser Nervensystem.

Leben wir mit diesen Symptomen, ist unser Sympathikus chronisch aktiv und wir geraten in einen Stresszustand statt in das Gegenteil, also in einen Heilungszustand.

An sich ist Stress kein Problem, ebenso wenig die Reaktion unseres Körpers auf Stress. Aber bei Erschöpfung ist diese Stressreaktion oft falsch angepasst, weil wir in einem Zustand chronischen Stresses feststecken. Für viele Menschen ist die Bewältigung dieser sogenannten maladaptiven Stressreaktion ein entscheidender Teil des Heilungsprozesses.[90–92]

Denken Sie einmal an Kapitel 4 zurück, in dem Sie erfahren haben, dass eine falsch angepasste Stressreaktion neben allem anderen, worüber wir in diesem Kapitel gesprochen haben, auch direkte Auswirkungen auf unsere Mitochondrien hat, die Energiekraftwerke unserer Zellen. Wenn wir uns in einer solchen maladaptiven Stressreaktion befinden, erzeugt unser Körper weniger Energie.

Das bringt uns zum nächsten Schritt. Damit unser Körper heilen kann, müssen wir uns in einem die Heilung fördernden Zustand befinden.

** Schritt 6:

In einen heilungsfördernden Zustand gelangen **

Die Beruhigung des Nervensystems ist ein wichtiger Teil der Arbeit, ja sogar der Kernpunkt meines Online-Coaching-Programms, des 12-wöchigen ***»Reset Program«*** (siehe *www.alexhoward.de*), in dem ich eine Reihe leistungsstarker Techniken und Praktiken lehre und die Teilnehmer dabei unterstütze, ihr System neu zu vernetzen. In Kapitel 15 werden wir gemeinsam einige der Grundlagen dieses Programms erörtern, doch für dieses Kapitel möchte ich zunächst mit der folgenden Übung Ihr Bewusstsein für die aktuelle Verfassung Ihres Nervensystems schärfen.

Befinden Sie sich in einem Stresszustand oder in einem Heilungszustand?

Ihr Körper kann sich in einem von zwei Zuständen befinden: in einem Stress- oder in einem Heilungszustand. Damit Ihr Körper heilen kann, muss er in einer heilungsfördernden Verfassung sein.
Der erste Schritt zur Beruhigung Ihres Nervensystems besteht darin, die Art Ihres Zustands überhaupt herauszufinden. Denken Sie über die folgenden Fragen nach:

1. Fühlen Sie sich müde und ausgelaugt?

2. Fällt es Ihnen schwer, nachts abzuschalten und zu schlafen?

3. Ertappen Sie sich häufig dabei, wie Sie Ihre Symptome checken und sich darüber Gedanken machen?

4. Rasen Ihre Gedanken?

5. Fällt es Ihnen schwer, Ihren Körper vollständig zu entspannen?

6. Zeigen Sie eine Reaktion auf viele Nahrungsergänzungsmittel, Lebensmittel, Chemikalien etc.?

Falls Sie manche dieser Fragen mit »Ja« beantwortet haben, weist Ihr Körper wahrscheinlich zumindest zeitweise eine maladaptive Stressreaktion auf.

Man kann die Bedeutung dessen, was wir in diesem Kapitel gemeinsam erforscht haben, sehr leicht schönreden bzw. abtun, aber solange sich der Körper nicht in einem heilungsfördernden Zustand befindet, wird meiner Erfahrung nach kaum etwas anderes funktionieren. Dies ist auch ein Beispiel dafür, warum unser dualer Ansatz aus funktioneller Medizin und Psychologie in der OHC so entscheidend ist. Wenn Menschen feststecken und auf der körperlichen Seite nicht weiterkommen, ist sehr oft eine Veränderung ihres Nervensystems auf der psychologischen Seite der Schlüssel zum »Aufschließen« der Dinge, damit etwas in Bewegung gerät.

Womöglich mag es an dieser Stelle so scheinen, als hätte ich die Bedeutung der Psychologie überbetont. Das war nicht meine Absicht, obwohl diese Dinge erfahrungsgemäß angegangen werden müssen, bevor wir vorankommen – wenn wir sie auf dem Weg der Heilung ignorieren, tun wir das auf eigene Gefahr.

Im nächsten Kapitel werden wir in die faszinierende Welt des Verdauungssystems »abtauchen« und den genauen Prozess erforschen, mit dem der Körper die Nahrung in die Rohstoffe aufspaltet, die unsere Mitochondrien zur Energiegewinnung benötigen.

9.

Das Verdauungssystem – unsere Energiequelle aufspalten

Einige Jahre bevor ich an chronischer Erschöpfung erkrankte und mein Leben aus den Fugen geriet, litt ich unter lähmenden Verdauungssymptomen, mal mehr, mal weniger, aber zeitweise hatte ich quälende Schmerzen, die nur durch einen sehr großen und sehr unangenehmen Stuhlgang gelindert werden konnten. Damals nannte ich das »Magenschmerzen«, weil ich nicht wirklich verstand, dass unser Verdauungssystem so viel mehr ist als nur unser Magen.

Nach mehreren Besuchen bei unserem örtlichen Arzt wurde ich zu einem Gastroenterologen geschickt. Es wurden ein paar ziemlich invasive und unangenehme Tests durchgeführt, aber man konnte nichts finden, und ich erhielt die Diagnose »Reizdarmsyndrom«. Wie ich mich erinnere, dachte ich damals, das sei wohl kaum eine Diagnose, genau wie später bei meiner Diagnose des chronischen Erschöpfungssyndroms; meinen Symptomen wurde einfach das Wort »Syndrom« am Ende angehängt.

Ich wurde mit Tabletten weggeschickt, die ich einnehmen sollte, wenn es wieder einmal zu einem Krankheitsschub kam, aber sie bewirkten überhaupt nichts. Soweit ich mich erinnern kann, wurde ich während des gesamten Prozesses der Untersuchung und Diagnose nicht ein einziges Mal gefragt, was ich aß. Wenn man darüber nachdenkt, ist das ziemlich verrückt; geht der Motor eines Autos ohne ersichtlichen Grund immer wieder kaputt, würde man ja wohl als Erstes den Kraftstoff überprüfen, mit dem der Motor »gefüttert« wird, oder?

Hätte sich jemand die Mühe gemacht, mich zu fragen, hätte er erfahren, dass ich Unmengen von Zucker, kohlensäurehaltigen

Getränken und Schokolade zu mir nahm. Meine Familie versuchte zwar durchaus, mich gesund zu ernähren, aber ich hatte eine Schwäche für Süßes und war stur. Und so warf ich in der Schule oft mein gesundes Pausenbrot weg und ersetzte es durch einen oder auch zwei Schokoriegel.

Als ich ein paar Jahre später an chronischer Erschöpfung erkrankte, suchte ich als einen der ersten Ärzte John Mansfield auf, einen Pionier der Umweltmedizin. Er fragte mich nach meinen Ernährungsgewohnheiten und untersuchte auch die Fähigkeit meines Körpers, diese Nahrung zu verdauen.

Ein Vierteljahrhundert später erscheinen einige von Dr. Mansfields Maßnahmen ziemlich veraltet, aber das ist an sich schon ein Beweis dafür, wie weit sich die Dinge aufgrund der außergewöhnlichen Grundlagen, die er und einige andere schufen, entwickelt haben.

Du bist, was du aufnimmst

Gehen Sie gedanklich einen Schritt zurück zu Kapitel 3, in dem von unseren Mitochondrien die Rede war, den Kraftwerken der zellulären Energieproduktion. Was war der erste Schritt in diesem Zyklus? Richtig, die Nahrung, die wir zu uns nehmen. Tatsächlich war es Hippokrates, der Gründervater der modernen Medizin, der um 460–370 v. Chr. sagte: »Alle Krankheiten beginnen im Darm.«

Wir alle kennen den Satz »Du bist, was du isst«, aber das ist nur ein Teil der Geschichte. Sie sind nicht nur, was Sie essen, sondern auch, was Sie *absorbieren*, und wenn es darum geht, Ihre Erschöpfung zu entschlüsseln, ist Ihre Fähigkeit, Nahrung zu verdauen und aufzunehmen, von entscheidender Bedeutung. Wenn Ihr Verdauungssystem nicht effektiv arbeitet, erhalten Ihre Mitochondrien nicht die Zutaten, die sie zur Energiegewinnung benötigen, und alles andere gerät aus dem Gleichgewicht.

Ihr wunderbares Verdauungssystem

Ihr Verdauungssystem, auch bekannt als Magen-Darm-Trakt oder einfach als »Bauch«, ist mehr als nur Ihr Magen. Es ist ein ziemlich unglaubliches Organ. Wussten Sie Folgendes?

- ⓘ Der Magen-Darm-Trakt ist etwa 9,5 Meter lang und hat eine Oberfläche von 30–40 Quadratmetern, was etwa der Größe einer kleinen Wohnung entspricht.

- ⓘ Über den Magen-Darm-Trakt kommt die Außenwelt mit der Innenwelt in Kontakt, weshalb 70–80 Prozent des Immunsystems dort angesiedelt sind. Die Strukturen und Funktionen des Magen-Darm-Trakts haben sich so entwickelt, dass die richtigen Dinge hineingelangen (Nährstoffe, Wasser) und die falschen Dinge (alles andere) herausgehalten werden können.

- ⓘ Der Magen-Darm-Trakt beherbergt ein ganzes Ökosystem – Billionen von Mikroorganismen, die als »Darmmikrobiom« bezeichnet werden.[93] Diese Population von Bakterien, Viren, Pilzen, Hefen und anderen Organismen spielt eine entscheidende Rolle bei der Erhaltung Ihrer Gesundheit und Ihres Wohlbefindens. Im menschlichen Körper übertreffen die mikrobiellen Zellen die menschlichen Zellen um das Zehnfache.[94]

Die Darm-Hirn-Achse

Ein Schlüsselelement für das Verständnis der Rolle der Verdauung in Bezug auf Ihre Erschöpfung – sowie auf Symptome wie Gehirnnebel und kognitive Funktionen – ist die Beziehung zwischen der Mikrobenflora in Ihrem Magen-Darm-Trakt und Ihrem Gehirn. Die Forschung hat gezeigt, dass es eine wechselseitige Kommunikation zwischen dem Gehirn und dem Darmmikrobiom über das zentrale Nervensystem gibt – die sogenannte Darm-Hirn-Achse. Tatsächlich bezeichnen Wissenschaftler seit ein paar Jahren den Darm als »zweites Gehirn«.

Eine der wichtigsten Aufgaben des Darmmikrobioms besteht darin, die Unversehrtheit der Darmwand zu bewahren. Ihr Mikrobiom kann durch eine Reihe von Faktoren negativ beeinflusst werden, unter anderem durch schlechte Ernährung, Stress und die langfristige Einnahme bestimmter Medikamente.

Forschungsergebnisse deuten darauf hin, dass Ungleichgewichte im Darmmikrobiom mit Veränderungen des Gedächtnisses, der Angst, der Stimmung und der Stressreaktion einhergehen und sich direkt auf die Integrität der Blut-Hirn-Schranke, die das Gehirn schützt, auswirken können.[95–102]

Letztendlich haben Probleme mit dem Darm direkten Einfluss auf Symptome wie Hirnnebel, Gelenkschmerzen und Ekzeme und können diese sogar verursachen.[103]

Eine Reise durch den Verdauungsprozess

In der Tat ist Ihre Verdauung so wichtig für die Heilung Ihrer Erschöpfung, dass sie den nächsten Schritt in unserem 12-Schritte-Plan darstellt.

**** Schritt 7:**

Die Verdauung optimieren **

Um Ihre Verdauungsfunktion zu optimieren, müssen wir die verschiedenen Ungleichgewichte, die entstehen können, methodisch angehen.

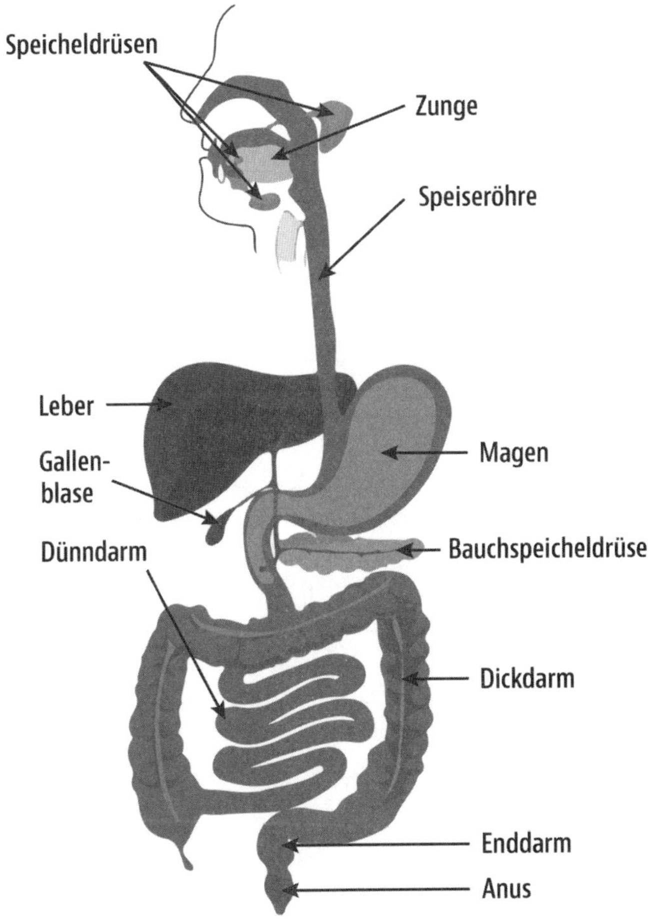

Das Verdauungssystem

Der Weg, den Ihre Nahrung vom Teller bis zur Energieversorgung Ihrer Zellen zurücklegt, ist komplex, und die darin enthaltenen Nährstoffe können auf viele Hindernisse stoßen. Man kann sich das einfach so vorstellen, dass das Verdauungssystem bzw. der Magen-Darm-Trakt aus einer Reihe miteinander verbundener Abschnitte besteht, von denen jeder eine andere Funktion hat und die eine lange, gewundene Röhre von Ihrem Mund bis zu Ihrem Anus bilden (siehe Schaubild des Verdauungssystems); in jeder Phase dieses Weges kann alles Mögliche schieflaufen.

Um Ihre Verdauung zu entschlüsseln, begeben wir uns am besten auf eine Reise durch den Verdauungsprozess. Auf diese Weise sehen Sie, was in jeder Phase passiert, was schiefgehen kann und wodurch wir Unterstützung leisten können.

>> *Stufe 1:* ***Der Mund***

Noch bevor wir die Nahrung in den Mund nehmen, hat der Verdauungsprozess bereits begonnen. Der Anblick und der Geruch des Essens und sogar der Gedanke daran löst in unseren Speicheldrüsen die Produktion von Speichel aus; dieser enthält spezielle Enzyme, die den Verdauungsprozess in Gang setzen.

Sobald die Nahrung in den Mund gelangt, haben wir die wichtige Aufgabe, sie zu kauen. Dadurch wird die verfügbare Oberfläche der Nahrung vergrößert, was den Verdauungsenzymen einen besseren Zugang ermöglicht. Je besser wir unsere Nahrung kauen, desto leichter ist sie zu verdauen und desto mehr Nährstoffe können wir aus ihr aufnehmen.

Was kann schiefgehen?

Wenn wir gedankenlos essen, ohne auf unser Essen zu achten – zum Beispiel, während wir unterwegs sind oder vor dem Fernseher oder in einer Besprechung sitzen –, kauen wir oft nicht richtig. Und so schlucken wir unvollständig gekaute Nahrung – was dem Rest unseres Verdauungssystems von vornherein mehr Arbeit bereitet.

Wenn wir gestresst sind und essen, kann sich das auf unsere gesamte Verdauungsfunktion auswirken, weil dann im Körper das sympathische Nervensystem (Kampf, Flucht, Erstarren) dominiert und er sich weder ausruhen noch Reparaturen vornehmen kann.[104]

Wie wir es angehen

Es mag recht simpel klingen: Jeden Bissen wirklich 20-mal zu kauen, bevor Sie ihn hinunterschlucken, die Mahlzeiten an einem ruhigen Ort einzunehmen, an dem Sie mit Ihrem Körper im Einklang sind, und Ihr Nervensystem vor dem Essen zu beruhigen (wie das geht, erfahren Sie in Kapitel 15) – das kann eine große Wirkung haben.

>> *Stufe 2:* **Der Magen**

Ihr Magen hat ein Fassungsvermögen von etwa 1,5 Litern. Jeden Tag produziert er etwa 2 Liter Magensaft; er spielt eine wichtige Rolle bei der Aufspaltung der Nahrung sowie bei der Immunabwehr, denn er tötet Bakterien und Keime ab, die womöglich versuchen, in Ihren Körper einzudringen. Die Zellen des Magens produzieren eine Kombination aus Salzsäure, Schleim und Verdauungsenzymen, die die Zerkleinerung der Nahrung zu einem suppenartigen Gemisch namens Chymus erleichtern.

Was kann schiefgehen?

Es gibt eine Reihe von Erkrankungen des Magens, die von einem Arzt untersucht werden sollten, darunter Hiatushernie, Magengeschwüre, Gastritis, Infektion mit Helicobacter pylori (H. pylori), Magenkrebs und perniziöse Anämie.

Aus unserer Sicht sind an diesem Punkt des Verdauungsprozesses die effektive Produktion von Salzsäure und Verdauungsenzymen zwei der wichtigsten Faktoren. Wenn das nicht optimal abläuft, kann unverdaute Nahrung in den Dünndarm gelangen. Selbst eine perfekte Ernährung ist nicht perfekt, wenn wir die Lebensmittel nicht in Nährstoffe aufspalten können, die klein genug sind, um im weiteren Verlauf des Magen-Darm-Trakts aufgenommen zu werden.

Wie wir es angehen

Sobald es Anzeichen dafür gibt, dass in diesem Stadium etwas nicht stimmt, ist es wichtig, einen Arzt aufzusuchen, um andere Ursachen, wie die oben genannten, auszuschließen. Weiterhin müssen die Werte von Salzsäure und Verdauungsenzymen untersucht werden. Wird ein Mangel an diesen Stoffen festgestellt, kann die Einnahme von Nahrungsergänzungsmitteln eine deutliche Verbesserung bewirken.

Auch eine Überfüllung des Magens muss vermieden werden. Essen wir zu viel Nahrung auf einmal, dann reichen selbst normale Mengen an Salzsäure und Verdauungsenzymen nicht aus, um die Nahrung aufzuspalten, und so bleibt wieder unverdaute Nahrung zurück.

>> *Stufe 3:* ***Der Dünndarm***

Der Dünndarm ist eine etwa 7 Meter lange Röhre mit willkürlichen Windungen und Kurven. Am oberen Ende dieses Darmabschnitts, wo er in den Magen übergeht, geben die Gallenblase und die Bauchspeicheldrüse weitere Enzyme ab, die die Verdauung unterstützen. Der Dünndarm weist eine hohe Konzentration von Immunzellen auf, und wenn Ihr Immunsystem hier überaktiv ist, kann es zu Nahrungsmittelunverträglichkeiten kommen; ist es unteraktiv, sind Sie womöglich anfällig für allgemeine Infektionen.

Die Nährstoffaufnahme findet größtenteils im Dünndarm statt, und zwar über winzige fingerartige Strukturen, die Zotten, die aus der Darmwand nach innen ragen. Es gibt etwa 30 Zotten pro Quadratmillimeter, von denen jede von Mikrozotten bedeckt ist, um die für die Nährstoffaufnahme verfügbare Oberfläche zu maximieren. Durch die Dünndarmzotten wird die Nahrung in den Körper aufgenommen.

Alle 4 Stunden wird der Dünndarm vom »migrierenden motorischen Komplex« durchgespült – eine Art Reinigungsprozess dieses Organs. Sie spüren das als gurgelndes Gefühl im Bauch – ein Zeichen dafür, dass die Dinge gut funktionieren.

Was kann schiefgehen?

Eines der häufigsten Verdauungsprobleme bei Erschöpfungspatienten ist die erhöhte Durchlässigkeit des Darms: der »Leaky Gut« bzw. das »Leaky-Gut-Syndrom«.[105,106] Dies ist einfach ein Anzeichen dafür, dass die Integrität des Darms beeinträchtigt ist, weil die sogenannten »*Tight Junctions*« bzw. »dichten Verbindungen«, aus denen die Darmwand besteht, weniger sicher sind, als sie sein sollten.

Bei einem durchlässigen Darm lässt das normalerweise sorgfältig überwachte System, das nur bestimmte Moleküle in den Körper lässt, stattdessen vermehrt Elemente wie unverdaute Nahrungspartikel, Krankheitserreger und Giftstoffe herein. Sobald das Immunsystem etwas im Blut findet, das es nicht erkennt, löst es eine Immunreaktion aus, die zu einer Entzündung führen kann.

Je durchlässiger der Darm ist und je mehr Elemente »unkontrolliert« in den Körper gelangen, desto größer ist das Potenzial für eine Immunaktivierung, für Entzündungen und Empfindlichkeiten gegenüber Nahrungsmitteln und Chemikalien. Dies wiederum setzt einen Teufelskreis in Gang: Je mehr Entzündungen und Immunaktivierungen es im Körper gibt, desto größer ist das Risiko einer Schädigung der Darmwand (was zu einer schlechten Nährstoffaufnahme führt) und desto mehr gerät die Gesundheit der Mitochondrien und die Energieproduktion unter Druck.

Wie kommt es also zu einem »Leaky Gut«? Nun, allein zu diesem Thema gibt es jede Menge Bücher, aber die häufigste Ursache ist ein Ungleichgewicht im Darmmikrobiom (dem Ökosystem der Bakterien, die in uns leben), auch bekannt als Darmdysbiose.[107]

Viele Jahre lang wurde die Schuld für die Dysbiose fast ausschließlich auf Candida geschoben, eine Hefe, die eine Pilzüberwucherung verursachen kann. Ich gehörte zu den vielen Menschen, die ein aggressives Anti-Candida-Programm absolvierten, und ich glaube, dass mein Darmmikrobiom dadurch langfristig geschädigt wurde.

Heutzutage ist das Interesse an Darmgesundheit viel höher; dementsprechend wird auch viel mehr dazu geforscht. Die jüngste Forschungswelle betrifft die bakterielle Überbesiedelung des Dünndarms (*Small Intestinal Bacterial Overgrowth,* SIBO) mit potenziell »guten« und »schlechten« Bakterien. Der Dünndarm sollte im Vergleich zum Dickdarm eigentlich relativ steril sein.[108–111]

Wie wir es angehen

Die wirksame und sichere Behandlung von Pilzüberwucherungen wie Candida, bakterieller Fehlbesiedlung wie SIBO und allgemeiner Dysbiose oder Ungleichgewichten im Mikrobiom erfordert erfahrene Ärztinnen und Ärzte. Es gibt verschiedene antimikrobielle Protokolle, die sehr wirksam sein können, und für SIBO sind sehr spezifische Antibiotika verfügbar, die gut verträglich sind (und nicht über den Darm hinaus absorbiert werden, sodass unnötige systemische Auswirkung also viel weniger wahrscheinlich sind).

In den letzten Jahren hat sich ein Paradigmenwechsel vollzogen: Die Unterstützung eines gesunden Gleichgewichts der Mikroben im Darmmikrobiom steht stärker im Mittelpunkt, anstatt sich nur auf die Ausrottung »schlechter Bakterien« zu konzentrieren. Dabei wird auch berücksichtigt, dass die Unterstützung eines günstigen Darmmilieus – mit den richtigen Elementen zur Förderung des Wachstums guter Bakterien und Schleimhäute – der Schlüssel ist.

Hinzu kommt, dass die Förderung der bakteriellen Vielfalt im Darm von wesentlicher Bedeutung und im Allgemeinen viel wirksamer ist als die rigorose Keim-Eradikation. Aus diesem Grund ist es entscheidend, einen erfahrenen Arzt hinzuzuziehen, um sicherzustellen, dass der gewählte Ansatz ausgewogen ist und alle Elemente Ihres individuellen Magen-Darm-Profils berücksichtigt; das kann auch die Gabe verschiedener Formen von Probiotika umfassen.

Auch die Ernährung ist sehr wichtig für die Behandlung der Darmdysbiose. Wir werden uns in Kapitel 16 mit einigen grundlegenden Nahrungsmitteln befassen, aber besonders wichtig ist es, Zucker und zu viele Kohlenhydrate zu vermeiden, denn davon ernähren sich schlechte Bakterien.

Für manche Menschen, die unter Erschöpfung leiden, kann der Verzicht auf raffinierte Kohlenhydrate den Ausschlag geben. Ein besonders häufiges Beispiel hierfür ist die Gruppe der FODMAP-

Lebensmittel (*Fermentable Oligosaccharides, Disaccharides, Monosaccharides and Polyols*, also fermentierbare Oligosaccharide, Disaccharide, Monosaccharide und Polyole – oder vereinfacht: vergärbare Mehrfach-, Zweifach-, Einfachzucker und mehrwertige Alkohole). FODMAPs kommen in zahlreichen Lebensmitteln vor, von Aprikosen und Äpfeln über Kuh- und Ziegenmilch bis hin zu Cashewkernen und Kichererbsen, und können für manche Menschen ein ständiger Auslöser von Lebensmittelunverträglichkeitsreaktionen sein.

>> Stufe 4: **Der Dickdarm**

Der Dickdarm ist mit einer Länge von 1,5 Metern ein Viertel so lang wie der Dünndarm und umfasst den Grimmdarm, den Mast- bzw. Enddarm und den Anus. Die Nahrung gelangt etwa 8 Stunden nach dem Verzehr in den Dickdarm, und es kann bis zu einer Woche dauern, bis eine ganze Mahlzeit vollständig ausgeschieden ist. Wir sollten durchschnittlich 1- bis 2-mal am Tag geformten Stuhlgang haben (also nicht flüssig, aber auch nicht hart).

Zu den weiteren Funktionen des Dickdarms gehören die Wasseraufnahme und die Bildung von Fäkalien. Unser Dickdarm beherbergt auch den größten Teil unseres Darmmikrobioms; diese Gemeinschaft von Mikroorganismen hilft bei der weiteren Verdauung von Kohlenhydraten und verwandelt sie in Brennstoff für die Zellen der Darmwand und für die Verwendung an anderen Stellen im Körper. Das Mikrobiom hat eine Fülle weiterer Aufgaben, darunter die Produktion einiger Vitamine, der Schutz der Darmwand, die Mitwirkung an der Darm-Hirn-Achse – einschließlich der Beeinflussung unserer Stimmungen – und die Unterstützung eines gesunden Immunsystems.

Was kann schiefgehen?

Im Dickdarm kann eine Reihe von Erkrankungen auftreten, darunter entzündliche Darmerkrankungen (*Inflammatory Bowel Disease*, IBD), Divertikulose, Blinddarmentzündung, Darmtumore und

Morbus Crohn (der jeden Teil des Verdauungstrakts befallen kann). Wie beim Dünndarm kann es auch hier zu Problemen mit einer Dysbiose kommen, z.B. Candida.

Außerdem können wir im Dickdarm Probleme mit Parasiten bekommen. Diese Organismen ernähren sich von uns als Wirt und können sowohl lokale als auch systemische Symptome wie Erschöpfung, Fieber und grippeähnliche Beschwerden hervorrufen.

Im Dickdarm ist die Häufigkeit des Stuhlgangs von besonderer Bedeutung – von Verstopfung, wenn wir zu selten Stuhlgang haben, bis zu extremem Durchfall, wenn wir zu viel Stuhlgang haben und der Stuhl schlecht geformt ist.

Wie wir es angehen

Viele der Grundsätze für die Arbeit mit dem Dünndarm gelten auch für den Dickdarm; hinzu kommt die Notwendigkeit individuell abgestimmter Protokolle, beispielsweise für Parasiten: Dazu zählen unter anderem antimikrobielle Mittel zur Abtötung von Parasiten und die Kontrolle von weiteren Infektionsquellen, seien das nun Haustiere, Hand-Mund-Übertragung, ungewaschene Lebensmittel usw.

Und denken Sie daran: Ein gesundes Mikrobiom zu besiedeln und dessen Entwicklung zu fördern, ist von entscheidender Bedeutung; ein wirksames Mittel hierfür ist die Einnahme von Probiotika, die unseren Darm im Wesentlichen mit »guten« Bakterien versorgen.

Auch wenn es Probleme mit dem Volumen und der Häufigkeit des Stuhlgangs gibt, ist es wichtig, die Ursache dafür zu verstehen und sie zu beheben.

Weitere potenziell wichtige Faktoren sind die Aufnahme von ballaststoffreichen Lebensmitteln in unsere Ernährung, die Sicherstellung einer ausreichenden Flüssigkeitszufuhr und die Behandlung von Nahrungsmittelunverträglichkeiten.

Nächste Schritte

In Kapitel 16 werden wir uns mit Lebensmitteln und der Frage befassen, was Sie essen sollten. Um die verschiedenen Probleme mit unserer Verdauungsfunktion angehen zu können, müssen wir oft einen Ernährungsberater hinzuziehen, der in funktioneller Medizin ausgebildet ist. Er wird ein vollständiges klinisches Bild erheben und möglicherweise Funktionstests durchführen, bevor er geeignete Empfehlungen ausspricht.

Nachstehend finden Sie noch eine zusammenfassende Checkliste, die Sie und Ihr Arzt gemeinsam durchgehen können.

Checkliste zur Entschlüsselung Ihrer Verdauung

Stufe 1: Der Mund

- Kauen Sie Ihr Essen gründlich (etwa 20-mal pro Happen)?
- Machen Sie zwischen den einzelnen Happen eine Pause?
- Essen Sie in einer ruhigen, entspannten Umgebung (das heißt nicht am Schreibtisch während der Arbeit)?
- Ist Ihr Nervensystem ruhig und entspannt, während Sie essen?

Stufe 2: Der Magen

- Falls Sie Magenprobleme haben: Wurden Sie auf Magengeschwüre, Gastritis, Infektion mit H. pylori, Hiatushernie, Magenkrebs und perniziöse Anämie untersucht?
- Ist Ihr Spiegel an Salzsäure und Verdauungsenzymen ausreichend hoch?

Stufe 3: Der Dünndarm

- ⓘ Haben Sie Anzeichen für Leaky Gut, also einen durchlässigen Darm, wie z.B. Hirnnebel oder Nahrungsmittelunverträglichkeiten?
- ⓘ Fühlen Sie sich nach dem Essen aufgebläht? Wurden Sie auf eine bakterielle Überbesiedelung des Dünndarms (SIBO) oder eine Darmdysbiose untersucht?

Stufe 4: Der Dickdarm

- ⓘ Wenn Sie anhaltende Probleme haben, sollten Sie sicherstellen, dass Sie auf entzündliche Darmerkrankungen, Divertikulose, Blinddarmentzündung, Darmtumore und Morbus Crohn (der überall im Verdauungstrakt auftreten kann) untersucht wurden.
- ⓘ Haben Sie Haustiere bzw. arbeiten Sie mit Tieren? Oder sind Sie in unbehandeltem Wasser geschwommen (oder haben ein Land mit unbehandeltem Wasser besucht), wo Sie möglicherweise Parasiten ausgesetzt waren?
- ⓘ Haben Sie mindestens 1-mal am Tag ohne Probleme einen »geformten« (nicht flüssigen, aber auch nicht harten) Stuhlgang – oder haben Sie Probleme mit Verstopfung oder Durchfall oder beidem?

Das Heilen der Verdauungsfunktion kann sich aufwendig und schwierig gestalten, doch oft führen auch einfache Wege zum Ziel, besonders die Ernährung; darauf werden wir in Kapitel 16 genauer eingehen. Doch nun ist es an der Zeit, uns Ihrem nächsten Körpersystem zuzuwenden: Ihren Hormonen. Vor allem werden wir untersuchen, wie Ihr Energiereservesystem bzw. Energiereservoir funktioniert.

10.

Unsere Hormone und das Energiereservesystem des Körpers

Bei ihrem ersten Besuch in der Optimum Health Clinic war Karen ziemlich verzweifelt. Ihre Erschöpfung war nicht so stark, dass sie nicht mehr funktionieren konnte; sie kam gerade so mit ihrem geschäftigen Leben als Mutter, Hausfrau und Teilzeit-Innenarchitektin zurecht. Aber in gewisser Weise fragte sie sich, ob das alles noch schlimmer machte. Ich erinnere mich, wie Karen zu mir sagte: »Wenn ich so krank wäre wie einige Ihrer anderen Patienten, hätte ich keine andere Wahl, als aufzuhören.«

Da war etwas Wahres dran – wenn unsere Erschöpfung nicht so stark ist, leiden wir manchmal sogar noch mehr darunter, weil wir durchhalten und weitermachen können, und der Kreislauf des Leidens wird fortgesetzt, ohne dass er vollständig aufgelöst wird.

Bei der Durchsicht von Karens ursprünglichem Fragebogen stach mir ihre Antwort auf eine Frage zu Ernährung und Lebensstil in die Augen: Karen trank im Durchschnitt 5 Tassen Kaffee pro Tag; sie aß mehrmals am Tag zuckerhaltige Snacks, und wenn sie wirklich verzweifelt war, griff sie zu »Energydrinks«, um weitermachen zu können. Ihr Körper erhielt mindestens alle paar Stunden eine weitere Dosis irgendeines Stimulans.

Als ich Karen zu ihrem Konsum der verschiedenen Stimulanzien befragte, entsprach ihre Antwort den Aussagen, die ich schon oft gehört habe: »Es ist nicht so, dass ich Kaffee oder Schokolade besonders mag – ich brauche einfach die Energieschübe, um durch den Tag zu kommen. Ohne sie kann ich nicht funktionieren.«

Was Karen beschrieb, ist ein weit verbreiteter Teufelskreis, in den viele Menschen geraten: Je müder sie werden, desto mehr sind sie auf Stimulanzien angewiesen, um sich auf den Beinen zu halten, und desto tiefer wird ihre Erschöpfung.

Um zu verstehen, was bei Karen wirklich los war, müssen wir uns mit der Funktionsweise unserer Hormone, besonders der Nebennierenhormone, befassen.

Das Energiereservoir des Körpers

In Kapitel 3 ging es um die Rolle der Mitochondrien und um die Hauptenergieversorgung des Körpers. Auf die vielen möglichen Schwankungen des Wertes zu verschiedenen Zeitpunkten im Tagesverlauf sind wir nicht eingegangen. Der Faktor, der die Ausgewogenheit Ihres Energieniveaus von einem Moment zum nächsten und von einer Stunde zur nächsten bestimmt, sind Ihre Hormone.

Sie können sich das folgendermaßen vorstellen: Die Energiemenge, die unser System in einem bestimmten Moment benötigt, ist sehr unterschiedlich. Wenn wir am Schreibtisch sitzen und in Ruhe arbeiten oder uns auf dem Sofa entspannen, benötigen wir wahrscheinlich nur eine geringe Menge an Energie; wenn wir dagegen während einer anstrengenden Besprechung unter Druck stehen oder im Fitnessstudio trainieren, ist unser Energiebedarf wesentlich höher.

Die Verantwortung für die Freisetzung dieser zusätzlichen Energie liegt zum Teil bei den Nebennieren – zwei kleinen dreieckigen Drüsen oberhalb der beiden Nieren. Die Nebennieren regulieren nicht nur den Stoffwechsel und den Blutdruck, sondern sind auch für die Reaktion des Körpers auf Stress zuständig. Bei Stress schütten die Nebennieren Hormone wie Cortisol und Adrenalin aus; diese bewirken einen vorübergehenden Energieschub, den der Körper benötigt, um auf den Stress reagieren zu können.

Wie Karen feststellte, geraten unsere Nebennieren schnell in einen Teufelskreis: Je müder wir werden, desto härter müssen sie arbeiten (siehe Schaubild). Wir tun dann, was wir können, um unsere

Energie zu steigern. Übermäßiger Sport, Zucker, Koffein, Energydrinks oder was auch immer wir in die Finger bekommen, verschaffen uns einen kurzfristigen »Energieschub«, aber es ist keine echte Energie, und den Preis dafür zahlen wir im Nachhinein.

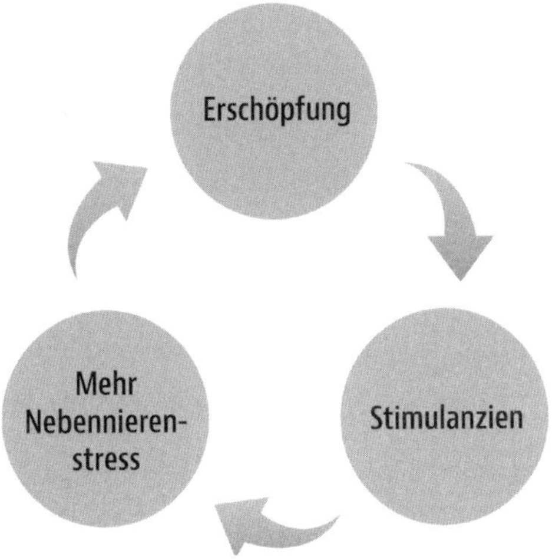

Der Stresszyklus der Nebennieren

Infolge dieser Abhängigkeit von Stimulanzien befinden sich auch die Blutzucker- bzw. Energiewerte auf einer Achterbahnfahrt, sodass die Nebennieren immer wieder einspringen müssen, um für Ausgewogenheit und Unterstützung zu sorgen. Mit der Zeit werden die Nebennieren dadurch übermäßig belastet, und es kommt zu Anzeichen einer suboptimalen Nebennierenfunktion und der damit verbundenen Erschöpfung.

Ja, Sie haben richtig gelesen: Ein übermäßiger Konsum von allem, was Ihre Nebennieren kurzfristig ankurbelt, kann Ihre Erschöpfungssymptome langfristig verschlimmern, anstatt sie zu mildern. Diese Dinge haben durchaus ihre Berechtigung; die Abhängigkeit von ihnen als Energiequelle kann allerdings selbst eine direkte Ursache für Erschöpfung sein.

Nebennierenschwäche – was verbirgt sich hinter dem Namen?

Wie einige von Ihnen vielleicht wissen, läuft eine anhaltende Debatte um den Begriff *»Adrenal Fatigue«* bzw. »Nebennierenermüdung« oder »Nebennierenschwäche«, und zwar weil bei Literaturauswertungen widersprüchliche Beweise für eine verringerte Hormonproduktion (insbesondere Cortisol) bei Erschöpfungspatienten gefunden wurden.[112]

In diesem Kontext dient der Begriff der Nebennierenermüdung als vereinfachte Metapher für die Beobachtung, Erklärung und Unterstützung der Wiederherstellung des Gleichgewichts der sogenannten Hypothalamus-Hypophysen-Nebennieren-Achse (HHN-Achse).[113,114]

Um es klar und deutlich zu sagen: Es besteht ein großer Unterschied zwischen den subtileren funktionellen *Auswirkungen* auf die Nebennieren, von denen hier die Rede ist, und einer tatsächlichen, medizinisch diagnostizierten Nebennieren-*Erkrankung* wie der Addison-Krankheit und dem Cushing-Syndrom (bei der Addison-Krankheit sind die Nebennieren einfach nicht in der Lage, genügend Cortisol zu produzieren, und beim Cushing-Syndrom liegt eine erhebliche Überproduktion von Cortisol vor).

Ich spreche hier von einem *funktionellen* Unterschied bei den Nebennierenhormonen. Mit anderen Worten: einem Unterschied, der sich auf unser tagtägliches Funktionieren auswirkt. Diese funktionellen Unterschiede können enorme Auswirkungen auf unsere Lebensqualität haben. Um über ein nachhaltiges Energieniveau zu verfügen, müssen wir uns um die Gesundheit der Nebennieren und die Ausgewogenheit der HHN-Achse kümmern. Dies bringt uns zum achten Schritt des 12-Schritte-Plans.

** Schritt 8:

Für einen ausgeglichenen Hormonhaushalt sorgen **

Sechs Wege zum hormonellen Gleichgewicht

Um die Hormone ins Gleichgewicht zu bringen, muss man sich diesem Thema auf mehreren Ebenen nähern, sonst erschwert man sich die Angelegenheit.

1. *Die Stressbelastung reduzieren*

Der erste Schritt besteht darin, die äußeren Belastungen zu beseitigen, die Schübe von Nebennierenhormonen überhaupt erst auslösen. Hoffentlich ist Ihnen das bereits nach der Lektüre der letzten Kapitel klar geworden, in denen wir uns mit den Auswirkungen von Belastungen und der Tatsache befasst haben, dass sich Ihr Körper in einem heilungsfördernden Zustand befinden muss, damit er genesen kann.

Wenn wir das nicht tun, werden unsere Nebennieren immer wieder durch neue Stressoren getriggert und müssen auf sie reagieren – trotz allem, was wir ansonsten unternehmen. Ich möchte nicht allzu sehr darauf herumreiten, aber falls Sie die vorherigen Kapitel übersprungen haben, ist jetzt vielleicht ein guter Zeitpunkt, sie doch noch zu lesen …

2. *Stimulanzien weglassen*

Wie wir in Karens Geschichte gesehen haben, gerät man leicht in Versuchung, anhand von Stimulanzien eine schwache Nebennierenfunktion zu kompensieren. Das Problem dabei ist: Wir erzeugen einen künstlichen Energieschub und erleben deshalb später einen noch schlimmeren Absturz, was unser allgemeines Erschöpfungsproblem weiter verschärft.

Konsumieren Sie eine oder mehrere der nachstehend aufgelisteten Stimulanzien, um kurzfristig Ihren Energiepegel zu erhöhen? Dann verschlimmern Sie die Situation wahrscheinlich nur.

- Koffein
- Zucker
- Energydrinks (die beide der oben genannten Stoffe enthalten)
- Freizeit- bzw. Partydrogen
- Übermäßig viele Kohlenhydrate, vor allem raffinierte Kohlenhydrate

Wollen wir diese Elemente aus unserer Ernährung und unserem Lebensstil streichen, sollten wir sanft vorgehen und uns allmählich entwöhnen. Die Erschöpfung, die wir verspüren, kann durchaus eine Information unseres Körpers sein, mit der er uns mitteilt, wo wir gerade stehen, und auf diese Information zu hören, kann der erste Schritt zur Heilung sein; darauf gehen wir in Teil 3 ein, in dem wir Ihren Plan für die Genesung erarbeiten. ▶

Info

Blutzucker – eine Erklärung

Der Zucker- bzw. Glukosespiegel unseres Bluts sollte sich in einem bestimmten, für die Gesundheit optimalen Bereich bewegen; wir schütten zwei Hormone aus – Insulin und Glukagon –, die dazu beitragen, einen gesunden Blutzuckerspiegel aufrechtzuerhalten.

Die von uns über die Nahrung aufgenommenen Kohlenhydrate werden in Glukosemoleküle aufgespalten, die in den Blutkreislauf absorbiert werden. Stellt der Körper einen erhöhten Zucker- bzw. Glukosespiegel im Blut fest, setzt die Bauchspeicheldrüse das Hormon Insulin frei; es transportiert die Glukose aus dem Blut in die Zellen, um Energie zu liefern, und speichert den Rest in den Muskeln, den Fettzellen und der Leber zwecks späterer Nutzung.

Fällt unser Blutzuckerspiegel dann unter den optimalen Wert, schüttet der Körper Glukagon aus, das die gespeicherte Glukose wieder in den Blutkreislauf abgeben kann. Dieser Prozess hält unseren Blutzuckerspiegel im Gleichgewicht. Steigt der Blutzuckerspiegel schnell an, besonders nach dem Verzehr einer reichlichen

3. *Blutzuckerspiegel ausgleichen*

In Kapitel 16 werden wir uns eingehender mit der Ernährung befassen; zunächst möchte ich jedoch auf einen wichtigen Punkt hinweisen: Die Ausgewogenheit der Makronährstoffe auf Ihrem Teller (das heißt Eiweiß, Fette und Kohlenhydrate) kann sich erheblich auf Ihre Blutzuckerstabilität bzw. den Blutzuckerspiegel auswirken, das heißt die Menge an Glukose (Zucker) im Blut.

Der Blutzuckerspiegel ist für die Aufrechterhaltung unseres Energieniveaus verantwortlich. Gerät er aus dem Gleichgewicht, ist es die Aufgabe der Nebennieren, mit harter Arbeit das Gleichgewicht wiederherzustellen.

Das »Info«-Feld bietet eine etwas technischere Erklärung für den Blutzucker.

kohlenhydrathaltigen Mahlzeit, kann die Bauchspeicheldrüse überreagieren und zu viel Insulin produzieren.

Unser Blutzucker (Glukose) fällt dann schnell und unangenehm ab und kann schließlich für eine normale Funktion zu niedrig sein – was als *Hypoglykämie* bezeichnet wird.[115] Dies kann eine Reihe von Symptomen hervorrufen, darunter Heißhunger auf Zucker, übermäßiges Schwitzen, Schwindel, Ermüdung (Erschöpfung), verschwommenes Sehen, Zittern bzw. Zittrigkeit, schneller Puls oder Herzklopfen, Reizbarkeit, Konzentrationsschwierigkeiten und Verwirrtheit; unter Umständen werden außerdem Stresshormone ausgeschüttet. Mit der Zeit reagiert der Körper womöglich weniger empfindlich auf das Insulin, obwohl er immer mehr davon produziert, um den Blutzuckerspiegel im Gleichgewicht zu halten. Dies kann vor allem bei Übergewichtigen der Fall sein.

Schließlich ist die Bauchspeicheldrüse möglicherweise nicht mehr in der Lage, genügend Insulin zu produzieren, um den Blutzuckerspiegel zu regulieren – was langfristig zu einer *Hyperglykämie* führt und Diabetes verursachen kann.[116]

Blutzuckerausgleichende Gewohnheiten, die zur Stabilisierung des Blutzuckerspiegels beitragen, können in unsere tägliche Routine eingebaut werden. Dazu gehören regelmäßige Mahlzeiten, der Verzicht auf Genussmittel, der Verzehr von Eiweiß, Ballaststoffen und gesunden Fetten zu jeder Mahlzeit sowie der Verzehr von Lebensmitteln mit einem niedrigen glykämischen Index (GI-Wert).[117] Der glykämische Index ist ein Maß, das uns zeigt, wie sich ein bestimmtes Lebensmittel auf den Blutzuckerspiegel auswirkt.

4. Den Bauch heilen

Im vorigen Kapitel haben wir einige mögliche Auslöser für Magen-Darm-Entzündungen besprochen – unter anderem Immunreaktionen, Nahrungsmittelunverträglichkeiten, bakterielles Ungleichgewicht, das Vorhandensein von Parasiten oder SIBO. Entzündungen im Darm können wiederum zur intestinalen Permeabilität bzw. zum »Leaky Gut«, also zu einem durchlässigen Darm, führen.

Eine Magen-Darm-Entzündung kann durch das entzündungshemmende Hormon Cortisol gelindert werden – je höher die Entzündungslast, desto größer der Bedarf an Cortisol und desto größer der Druck auf die Nebennieren. Dieser Teufelskreis kann zu einer Ermüdung der Nebennieren und zu einer suboptimalen Unterstützung der Entzündungshemmung führen – wodurch sich der Entzündungszyklus natürlich erst recht fortsetzt.

Indem wir unsere Verdauungsgesundheit unterstützen und verbessern und unsere Entzündungswerte insgesamt senken, verringern wir die Belastung unserer Nebennieren und die Cortisolausschüttung, was ihnen die Möglichkeit gibt, sich wieder ins Gleichgewicht zu bringen. Diese höhere Leistungsfähigkeit der Nebennieren kann dann auch die Leistungsfähigkeit des Körpers steigern, sodass er Entzündungen reduzieren und sich um die vielen anderen funktionalen Aufgaben der Nebennieren kümmern kann, einschließlich der Unterstützung des Stoffwechsels und der Energieproduktion.

Dies ist auch ein großartiges Beispiel für die Wechselwirkungen, die sich durch die Erholung von der Erschöpfung ergeben: Reparieren wir einen Bereich und bringen ihn wieder in die Balance, wirkt sich das oft auch auf andere Bereiche aus.

5. Den zirkadianen Rhythmus ins Gleichgewicht bringen

Woher weiß unser Körper überhaupt, wie viel von den verschiedenen Hormonen er zu den verschiedenen Tageszeiten ausschütten soll?

Bei einer gesunden Nebennierenfunktion beispielsweise sollte der Cortisolspiegel morgens am höchsten sein und im Lauf des Tages allmählich sinken.[118]

Umgekehrt verhält es sich bei unserem Melatoninspiegel (Melatonin ist das Hormon, das unserem Körper mitteilt, dass es Zeit zum Schlafen ist): Morgens soll er am niedrigsten sein; abends, wenn wir uns aufs Schlafengehen vorbereiten, soll er ansteigen und in den sehr frühen Morgenstunden, etwa von 2 bis 5 Uhr, einen lang anhaltenden Spitzenwert erreichen.[119–121]

Nun, diese Veränderungen haben mit unserem zirkadianen Rhythmus zu tun, also den natürlichen Prozessen, die die zahlreichen Zyklen des Körpers während des Tages steuern.

Zu den Faktoren, die unseren zirkadianen Rhythmus beeinflussen, gehören unsere Essenszeiten, der Zeitpunkt der körperlichen Betätigung und die Schlafenszeiten. Ein besonders wichtiger Faktor ist die Menge des Sonnenlichts, das zu verschiedenen Tageszeiten in unsere Augen fällt, was direkte Signale an die Hormonproduktion schickt.

Erinnern wir uns an die Zeit der Höhlenmenschen zurück: Tagsüber waren sie sehr aktiv – sie mussten jagen, einen Unterschlupf bauen und sich und ihre Familie vor den unzähligen Bedrohungen der Natur schützen. Sie mussten also wachsam und einsatzbereit sein. Wenn morgens die Sonne am Himmel aufging, wachte der menschliche Körper auf und sorgte für einen Anstieg des Cortisolspiegels und einen Rückgang des Melatoninspiegels.

Um sich zu heilen und zu regenerieren und am nächsten Tag wieder einsatzbereit zu sein, mussten sie nachts zur Ruhe kommen und sich ausruhen. Die einzige verfügbare Lichtquelle war das Feuer, wobei allerdings die Gefahr bestand, dass Raubtiere auf unsere Anwesenheit aufmerksam wurden. Daher hat sich der menschliche Körper so entwickelt, dass er sich bei Einbruch der Dunkelheit abschaltet – und wieder einmal waren unsere Hormone dafür verantwortlich.[122] Der Einbruch der Dunkelheit bewirkte einen Anstieg des Melatoninspiegels und einen Rückgang des Cortisolspiegels.

In der heutigen Welt ist unser zirkadianer Rhythmus, der sich über Hunderttausende von Jahren entwickelt hat, durch die ständige Lichtexposition in den Abendstunden völlig durcheinandergebracht worden. Der Mensch lebt seit etwa 250.000 Jahren auf der Erde, und Thomas Edisons weltverändernde elektrische Glühbirne wurde erst vor 150 Jahren erfunden – evolutionär gesehen ist das nur ein kurzer Moment in unserer genetischen Geschichte, und der menschliche Körper braucht weitaus länger, um zu lernen, sich anzupassen.

Und es sind nicht nur Glühbirnen, die unsere Hormonproduktion und unseren zirkadianen Rhythmus durcheinanderbringen. Was machen die meisten von uns am Abend? Richtig, wir sehen fern, wir lesen auf dem Handybildschirm, wir starren auf Tablets. Tatsächlich ist das Letzte, was viele Menschen vor dem Schlafengehen tun, der Blick auf ihr Handy.

Die Auswirkungen des blauen Lichts, das von elektronischen Geräten erzeugt wird, bewirkt eine direkte Verminderung der Melatoninproduktion.[123–126]

Diese Veränderung in unserem Verhalten ist erst ein paar Jahrzehnte alt. Es dauert bis zu eine Million Jahre, bis sich eine Spezies genetisch an eine Veränderung ihrer Umwelt anpasst. Unsere Technologie mag sich also exponentiell entwickeln, unsere Biologie jedoch sicherlich nicht.

Demnach müssen wir also auch unseren zirkadianen Rhythmus unterstützen, um unsere Hormone ins Gleichgewicht zu bringen. Wir müssen darauf achten, tagsüber eine angemessene Menge an Sonnenlicht zu bekommen, idealerweise am Tagesbeginn, und uns abends nicht zu viel künstlichem Licht auszusetzen, besonders nicht zu viel am Bildschirm zu sitzen.

Sich die übermäßige Nutzung von Geräten abzugewöhnen, fällt oft nicht leicht, aber es ist wichtig für unsere Gesundheit und die unserer Liebsten. Wie Forschungsergebnisse aufgezeigt haben, kann eine Störung des zirkadianen Rhythmus, die durch chronische Exposition gegenüber künstlichem Licht in den Abendstunden verursacht wird, negative Auswirkungen auf psychologische, kardiovaskuläre und/oder metabolische Funktionen haben.[127,128] Blaulicht von Bildschirmen stört die Melatoninausschüttung und beeinträchtigt unsere innere Uhr, auch wenn das Licht nicht hell ist.[129,130]

Forschungen haben auch ergeben, dass bei kurzfristiger Nachtschichtarbeit Aspekte des chronischen Erschöpfungssyndroms im Hormonhaushalt nachgeahmt werden – das macht wirklich deutlich, wie wichtig die Einhaltung unseres zirkadianen Rhythmus ist.[131]

Um Ihre Nebennieren zu unterstützen, müssen Sie also genügend direktes Sonnenlicht bekommen, vor allem am Morgen, und dürfen sich abends, besonders in der Stunde vor dem Schlafengehen, nicht übermäßig dem Licht von Monitoren und künstlichem Licht aussetzen. Das Tragen einer Blaulichtbrille am Abend kann dabei ebenfalls helfen.

6. Die Nebennieren unterstützen

Auch wenn alle oben genannten Maßnahmen von entscheidender Bedeutung sind, reichen sie bei schwerwiegenden Störungen der Nebennieren allein nicht immer aus. Es gibt eine Reihe zusätzlicher unterstützender Mittel – allerdings ist es meiner Meinung nach sehr wichtig, sie nur mit Betreuung durch einen qualifizierten, in funktioneller Medizin ausgebildeten Arzt bzw. eine ebenso qualifizierte Ärztin einzusetzen; oft kommen Labortests dazu, um die Notwendigkeit solcher Maßnahmen zu bestätigen.

Was beim Einzelnen wirkt, ist eine sehr individuelle Angelegenheit, und manchmal müssen wir mit verschiedenen Produkten in unterschiedlichen Dosierungen experimentieren, um die richtige Formel zu finden.

Info: Eine Anmerkung zur Schilddrüse

Der Einfachheit halber und in der Absicht, dieses Buch für Laien so zugänglich wie möglich zu halten, bin ich nicht weiter auf einen anderen Schlüsselaspekt unseres endokrinen Systems eingegangen, nämlich die Schilddrüse.
Auch die Schilddrüse spielt eine entscheidende Rolle für den Stoffwechsel unseres Körpers. Eine Untergruppe von Menschen, die unter Erschöpfung leiden, vor allem Frauen, haben auch eine Schilddrüsenunterfunktion, die sich ebenso stark auf das Energieniveau auswirken kann.

- Die wichtigsten Kategorien an Mitteln, die zur Unterstützung der Nebennieren eingesetzt werden können, sind die folgenden:

  - Vitamine und Mineralien wie Vitamin C, Magnesium und Pantothensäure
  - Kräuter wie Rhodiola, Ashwagandha, Zitronenmelisse und L-Theanin
  - Drüsenpräparate, die Nebennierenextrakte bovinen Ursprungs enthalten
  - Bioidentische Hormone, welche die gleiche Struktur wie natürlich vorkommende körpereigene Hormone aufweisen und daher dank des »Schlüssel-Schloss«-Prinzips der Hormonrezeptoren gesundheitliche Vorteile bringen können

Eine Schilddrüsenunterfunktion wird bei konventionellen medizinischen Tests eher festgestellt als Probleme mit den Nebennieren (wenn auch nicht immer), aber – und angesichts unseres gemeinsamen Weges kommt das vielleicht nicht wirklich überraschend – die Einnahme großer Mengen an Schilddrüsenhormonen ist nicht die beste Behandlung (obwohl sie durchaus ihre Berechtigung haben). Das kann manchmal eher mehr Probleme schaffen als lösen.

Wie immer ist ein integrativer Ansatz wie jener, den wir gemeinsam erforschen und der das Problem auf mehreren Ebenen angeht, von entscheidender Bedeutung.

Teufelskreise in Engelskreise verwandeln

Wie wir bereits erwähnt haben, gibt es verschiedene Teufelskreise, in denen ein Bereich einen anderen schwächt. Beispielsweise kann eine verringerte Cortisolausschüttung die systemische entzündungshemmende Unterstützung einschränken, sodass die Gesamtentzündungsbelastung steigt; dadurch können wiederum die Mitochondrien noch stärker geschädigt werden, und dies kann sich negativ auf die Energieproduktion auswirken und somit die Erschöpfung verschlimmern.

Bevor wir weitermachen, möchte ich noch einen wichtigen Punkt ansprechen.

So wie wir in Teufelskreise geraten können – also wie zum Beispiel unsere verringerte Cortisolausschüttung die Entzündung in unserem Verdauungssystem beeinflusst, was dann unser Gesamtenergieniveau weiter reduziert usw. –, können wir auch in »Engelskreise« geraten.

Ein wichtiges Teilziel auf Ihrem Weg zur Heilung besteht darin, einige der niedriger hängenden Früchte zu »pflücken«, um einen sich selbst verstärkenden Trend in eine positive Richtung in Gang zu setzen. Vielleicht können Sie zum Beispiel damit beginnen, weniger Stimulanzien zu konsumieren und am späten Abend nicht mehr auf Ihr Handy zu schauen. So schlafen Sie besser und wachen ausgeruhter auf. Sie gehen früh nach draußen, um Morgenlicht zu tanken, was zu einer allmählichen Verbesserung Ihres morgendlichen Energieniveaus führt.

Dann fangen Sie an, sich besser zu ernähren, da Sie mehr Energie dafür haben. Dadurch verbessert sich Ihre Verdauung, was wiederum Ihre Entzündungen reduziert. Und ehe Sie sich versehen, wollen oder brauchen Sie diese Stimulanzien gar nicht mehr.

Bedenken Sie: Wir müssen nicht alles auf einmal ändern – ganz im Gegenteil. Wir müssen vielmehr mit überschaubaren und effektiven Veränderungen die Richtung ändern.

Apropos, es ist nun an der Zeit, unser letztes Körpersystem zu erkunden: Wir werden uns mit den Auswirkungen des Immunsystems auf unseren Energiepegel beschäftigen. Um den Rahmen dafür abzustecken, werden wir uns eine der größten Medizin-Storys des letzten Jahrzehnts ansehen.

11.

Das Immunsystem – die Belastungen des Körpers reduzieren

Es war ein früher Morgen im Oktober 2009, und als ich am Schreibtisch in meinem Homeoffice saß und meine letzten E-Mails las, war es draußen noch dunkel. Es waren mehr als ein Dutzend, die sich auf dasselbe Thema bezogen, und als ich auf mein Telefon schaute, sah ich, dass über Nacht mehrere Textnachrichten zu diesem Thema eingegangen waren.

Am Vortag war in der Zeitschrift »*Science*« eine scheinbar bahnbrechende Studie veröffentlicht worden, die darauf hindeutete, dass ein infektiöser Erreger namens *Xenotropic Murine Leukemia Virus-related Virus* (XMRV) bzw. *Xenotropes Murines Leukämievirus-verwandtes Virus* eine mögliche Erklärung für das chronische Erschöpfungssyndrom ist.

Die Autoren der Studie behaupteten, bei mehr als 75 Prozent von 101 Patienten mit chronischem Erschöpfungssyndrom XMRV nachgewiesen zu haben, und die Schlussfolgerung war klar: Sie meinten, die eine Ursache für das chronische Erschöpfungssyndrom gefunden zu haben.

Das war natürlich eine richtig große Story – in allen Mainstream-Nachrichten wurde davon berichtet, und die Leute baten mich um einen Kommentar. Doch als ich die Originalarbeit las, kam mir etwas seltsam vor. Die Ergebnisse waren kaum anzufechten, und doch passten sie einfach nicht zu meinen persönlichen und beruflichen Erfahrungen.

Als die Sonne aufging, machte ich mich daran, eine öffentliche Antwort der Optimum Health Clinic zu verfassen. Ich wählte meine Worte sorgfältig, aber insgeheim hatte ich das Gefühl, dass das Ganze nicht gut ausgehen würde. Zunächst fragte ich mich, ob bei der Rekrutierung der Probanden etwas schiefgelaufen war und ob sie durch einen wilden Zufall alle irgendwie mit XMRV in Kontakt gekommen waren. Nach weiteren Untersuchungen schien dies jedoch eher unwahrscheinlich.

In den darauffolgenden Monaten entfachten bestimmte Kreise der Fatigue-Gemeinschaft anhand der Studienergebnisse erneut eine wenig hilfreiche Debatte über Körper und Geist. Sie behaupteten, die Entdeckung von XMRV bei CFS-Patienten sei der »Beweis«, dass Ansätze wie der unsere, die mit dem Körper und dem Geist arbeiten, eindeutig falsch seien, und ich war enttäuscht über so manche ziemlich hässlichen Kommentare in Chatrooms.

Etwas mehr als zwei Jahre später, im Dezember 2011, begann sich die Geschichte auf ziemlich spektakuläre Weise zu entwirren und gipfelte in der vollständigen Rücknahme der Ergebnisse durch »*Science*«.

In der Mitteilung der Zeitschrift hieß es: »Mehrere Labore, darunter auch die der ursprünglichen Autoren, haben es versäumt, bei Patienten mit chronischem Erschöpfungssyndrom (CFS) das *Xenotrope Murine Leukämievirus-verwandte Virus* (XMRV) oder andere mit dem *Murinen Leukämievirus* (MLV) verwandte Viren zuverlässig nachzuweisen. Darüber hinaus gibt es Hinweise auf eine schlechte Qualitätskontrolle bei einer Reihe von spezifischen Experimenten in dem Bericht.«

In den Jahren danach wurde Dr. Judith Mikovits, eine der Autorinnen der Studie, noch weiter diskreditiert; Forscher haben gezeigt, dass XMRV versehentlich im Labor bei Mäuseversuchen entstanden ist. Im Grunde genommen hat es möglicherweise nie einen Menschen infiziert.[132] Der Ruf von Dr. Mikovits war angeschlagen, und in jüngster Zeit hat sie noch mehr Image eingebüßt.

Ich denke, diese traurige und warnende Geschichte hat uns etwas sehr Wichtiges zu lehren. Wenn etwas »zu schön scheint, um wahr zu sein«, ist es das meistens auch. Außerdem ist Erschöpfung ein komplexer Zustand, der sich bei verschiedenen Menschen unterschiedlich auswirkt und nie auf einen einzigen Erreger reduziert werden kann.

Meiner Meinung nach wird wohl nie jemals der *eine* Erreger als Ursache für den Großteil an Erschöpfungszuständen identifiziert werden, aber eine Überlastung unseres Immunsystems kann einen großen Einfluss haben.

Für manche Menschen ist eine Virusinfektion der »Tropfen, der das Fass zum Überlaufen bringt«, oder in unserer Sprache: die letzte Belastung.

Für andere ist die anhaltende Belastung ihres Immunsystems der Grund für ihr allmählich schwächer werdendes Gesamtenergieniveau, und solange die Belastung nicht reduziert wird, hat ihr Körper einfach keine Chance, sich aus eigener Kraft zu wehren.

Damit kommen wir zum neunten unserer Schritte.

** Schritt 9: Das Immunsystem unterstützen **

Um den Zusammenhang zwischen einem überlasteten Immunsystem und Erschöpfung zu verstehen, sollte man berücksichtigen, dass das Immunsystem ein großes, anspruchsvolles Körpersystem ist und somit einen Großteil der körperlichen Ressourcen bzw. unserer Energie verbraucht. Bei einer chronischen Immunaktivierung auf niedrigem Niveau ist also mit einer daraus resultierenden Erschöpfung zu rechnen. Das haben wir alle schon beim Kampf gegen eine Erkältung erlebt. Ist unser Immunsystem hart am Arbeiten, fühlen wir uns müder.

Außerdem wirken sich eine Entzündungsreaktion des Immunsystems und die verschiedenen körperlichen Folgen auch direkt auf die Mitochondrien und die Energieproduktion aus.[133]

Sie haben richtig gelesen: Wenn unser Immunsystem überlastet ist, hat das direkte Auswirkungen auf unsere zelluläre Energieproduktion.

Drei Faktoren, die das Immunsystem überlasten

Über die Auswirkungen des Immunsystems auf Erschöpfungszustände allein könnte man gleich mehrere ausführliche Bücher schreiben; ich werde mich der Einfachheit halber auf die drei häufigsten Immun-Herausforderungen fokussieren, denen Menschen mit Erschöpfung ausgesetzt sind. Zunächst werden wir uns mit den Auswirkungen von Virusinfektionen wie dem Drüsenfieber (Epstein-Barr) befassen, dann mit toxischem Schimmel und schließlich mit Borreliose und Koinfektionen.

1. Virusinfektionen

Bei 1 von 10 Menschen, die sich mit dem Drüsenfieber, dem Ross-River-Virus oder dem sogenannten Q-Fieber *(Coxiella burnetii)* infizieren, treten Symptome auf, die die Kriterien für ME/CFS erfüllen.[134–137] Weitere Viren, die bei der Entwicklung von chronischen Erschöpfungssymptomen eine Rolle spielen, sind das humane Herpesvirus 6[138] und Röteln.

Angesichts der scheinbar ursächlichen Natur des Virus und der natürlichen Übereinstimmung mit der Keimtheorie unseres Freundes Louis Pasteur gibt es erwartungsgemäß diverse Forschungsarbeiten zu diesem Thema. Die Ergebnisse sind jedoch, gelinde gesagt, widersprüchlich – was zum Teil auf ein schlechtes Forschungsdesign zurückzuführen ist.

In der OHC haben wir zudem beobachtet, dass eine beträchtliche Anzahl von Menschen, die mit Covid-19 infiziert sind, anhaltende Erschöpfungssymptome entwickeln, die gemeinhin als »Long Covid« bezeichnet werden. Normalerweise wird Erschöpfung, die durch ein Virus wie dieses ausgelöst wurde, als postvirales Erschöpfungssyndrom eingestuft.

Und obwohl wir definitiv eine Untergruppe von Patienten sehen, deren Erschöpfung anscheinend durch ein Virus ausgelöst wird, ist es meiner Erfahrung nach selten so einfach. Wie wir in Kapitel 7 im Hinblick auf die verschiedenen Belastungen erörtert haben, ist der virale Auslöser meist nur der letzte Tropfen und nicht die eigentliche Ursache. Tritt man einen Schritt zurück, kann man normalerweise die Einflüsse von Genetik, Persönlichkeitsmustern, Belastungen, einer maladaptiven Stressreaktion usw. erkennen.[139–141]

In den beschriebenen Fällen von postviraler Erschöpfung kommt nach wie vor in erster Linie der allgemeine OHC-Ansatz zur Anwendung, aber wir können ihn auch mit weiteren Maßnahmen zur allgemeinen Unterstützung des Immunsystems ergänzen, zum Beispiel den folgenden:

- Zink
- Vitamin D und/oder Sonneneinstrahlung
- Vitamin C
- Kolostrum
- Unterstützung des Darmmikrobioms und des sekretorischen IgA-Spiegels
- Vermeidung von Nahrungsbestandteilen, die dem System wichtige immununterstützende Nährstoffe entziehen, z. B. Alkohol und raffinierter Zucker
- Umsetzung einer guten Schlafhygiene
- Maßnahmen zur Verringerung von Angstzuständen und der maladaptiven Stressreaktion
- Förderung einer Ernährung, die reich an natürlichen, unverarbeiteten Lebensmitteln ist, mit einer Auswahl von Lebensmitteln, die reich an Nährstoffen sind, denen eine immunstärkende Wirkung nachgesagt wird
- Bei Bedarf Unterstützung des Magensäurespiegels

Im Anschluss daran können wir auch spezifischere Immununtersuchungen und Tests durchführen, um bestimmte Viruslasten zu ermitteln und maßgeschneiderte Virusprotokolle zu erstellen.

2. Toxischer Schimmel

Ein weiterer Bereich, der in den letzten Jahren stark an Aufmerksamkeit gewonnen hat, sind giftige Schimmelpilze und ihre Auswirkungen.

Im Jahr 2005 veröffentlichte der US-amerikanische Arzt Dr. Ritchie Shoemaker ein bahnbrechendes Buch mit dem Titel »*Mold Warriors*«, das dazu beitrug, das Bewusstsein für dieses leicht zu übersehende, aber zuweilen kritische Problem zu schärfen.

Schimmelpilze sind eine Pilzart und kommen überall vor, auch in der Luft, die wir atmen. Wenn von Schimmelpilzvergiftung die Rede ist, wird der Übeltäter manchmal als Schwarzschimmel bezeichnet. Viele Schimmelpilze sind jedoch schwarz, und gemeint ist eigentlich eine Art namens *Stachybotrys chartarum (S. chartarum)*, auch bekannt als *Stachybotrys atra*.

Schimmelpilze gedeihen in der Regel in feuchten Innenräumen, und etwa 25 Prozent der Bevölkerung scheinen empfindlich auf Schimmelpilze zu reagieren. Bestimmte Schimmelpilze produzieren toxische Verbindungen, sogenannte Mykotoxine, die über den Darm, die Lunge und die Haut aufgenommen werden können und die bei Exposition mit CFS-Symptomen in Verbindung gebracht werden.[142,143] Die Auswirkungen einer Mykotoxinbelastung können sich in einer Reihe von immunologischen Symptomen zeigen,[144,145] unter anderem den folgenden:

- Niesen
- Laufende oder verstopfte Nase
- Husten und retronasaler Schleimfluss (*Postnasal Drip Syndrome,* PNDS)
- Juckende Augen, Nase und Rachen
- Wässrige Augen
- Trockene, schuppige Haut
- Erhöhte Histaminwerte
- Verschlechterung des Wohlbefindens in den Herbstmonaten
- Kopfschmerzen
- Muskuläre Symptome

- Stimmungsschwankungen
- Hirnnebel und Veränderungen der neurologischen Funktion[146]

Meiner Meinung nach sind drei weitere eher ungewöhnliche Symptome spezifische Hinweise auf eine Mykotoxinbelastung:

- Empfindungen eines Stromschlags
- Eispickelartige Schmerzen
- Vibrierende oder pulsierende Empfindungen, die das Rückenmark hinauf- und hinablaufen

Einer der Ärzte, vor denen ich größten Respekt habe, ist Dr. Neil Nathan, und in seinem ausgezeichneten Buch *»Toxic: Heal your Body from Mold Toxicity, Lyme Disease, Multiple Chemical Sensitivities and Chronic Environmental Illness«* weist er darauf hin, dass beim Auftreten dieser Symptome zusammen mit häufigeren Erschöpfungssymptomen »die Möglichkeit einer Schimmelpilzvergiftung sofort ins Auge springen sollte«.

Die gute Nachricht lautet: Das Vorhandensein von Mykotoxinen ist relativ einfach durch einen Funktionstest bei einem entsprechend qualifizierten Arzt festzustellen.

3. Borreliose und Koinfektionen

Die Borreliose bzw. Lyme-Krankheit ist eine bakterielle Infektion, die durch den Stich einer infizierten Zecke verursacht wird. Obwohl nur wenige Zecken mit dem entsprechenden Bakterium infiziert sind, scheint die Krankheit auf dem Vormarsch zu sein: Die Zahl der in den USA diagnostizierten Fälle hat sich zwischen 2000 und 2019 verdoppelt.[147]

Unser Wissen über Borreliose hat sich von Jahr zu Jahr weiterentwickelt, aber es gibt immer noch vieles, was wir nicht wissen.[36] In der Tat tobt ein Meinungskrieg zwischen den Vertretern der konventionellen Medizin und denjenigen, die sich in vorderster Reihe für die betroffenen Menschen einsetzen.

Laut gängigem medizinischem Wissen muss die Zecke, die einen gestochen hat, mindestens 36 Stunden lang festsitzen, damit das Virus übertragen werden kann, und wenn man danach keinen Ausschlag in Form eines Ochsenauges bekommt, hat man sich wahrscheinlich nicht infiziert.

Nach unserer Erfahrung gibt es jedoch zu viele Einzelfälle, die dem widersprechen, als dass dies zutreffen könnte.

Erschwerend kommt hinzu, dass die medizinischen Standardtests für Borreliose nicht so genau sind, wie manche Ärzte glauben.[37] In der Tat können sie aus allen möglichen Gründen zu falsch negativen Ergebnissen führen (das heißt, sie besagen, die betreffende Person habe keine Borreliose – obwohl eine Infektion vorliegt). Dazu gehören folgende Gründe:

- Testen nur auf das Bakterium *Borrelia burgdorferi* und Ausschluss vieler anderer Arten, einschließlich der kürzlich entdeckten *Borrelia mayonii*
- Tests sind nicht empfindlich genug
- Die Tests beruhen auf der Messung von Antikörpern, und bei manchen Menschen kann die Bildung dieser Antikörper langsamer erfolgen oder sogar schwierig sein
- Koinfektionen, die das Immunbild verkomplizieren

Wenn die Borreliose schnell erkannt wird, ist sie viel leichter zu behandeln; und zusammen mit der SIBO, die wir in Kapitel 9 besprochen haben, ist sie ein gutes Beispiel dafür, dass Antibiotika eine wichtige Rolle spielen können. Viele Menschen, die von einer Zecke gestochen werden und sich mit Borreliose infizieren, bemerken dies jedoch nicht einmal. Erst wenn sie erste Symptome verspüren, erkennen sie, dass etwas nicht stimmt, und das kann Monate oder sogar Jahre später sein.

In der Tat habe ich oft beobachtet, dass die Borreliose zwar das System von Menschen geschwächt hat, aber bei den Betroffenen zeigen sich Symptome erst später aufgrund einer Verkettung unglücklicher Umstände. Die Borreliose hatte immer einen Einfluss, aber erst allmählich führten ihre Auswirkungen zusammen mit der

Schwächung durch diese anderen Faktoren dazu, dass der Körper schließlich den Kampf verlor.

Auch wenn die Symptome der Borreliose sehr unterschiedlich sind, leiden doch die meisten Menschen mit chronischer (andauernder) Borreliose unter Erschöpfung und weiteren Beschwerden wie den folgenden:

- Schmerzende, steife oder geschwollene Gelenke
- Kopfschmerzen, Schwindel und/oder Fieber
- Nächtliche Schweißausbrüche und Schlafstörungen
- Verschlechterung der kognitiven Fähigkeiten, das heißt Aufmerksamkeits- und Konzentrationsprobleme

In der Gemeinschaft der funktionellen Mediziner, besonders über ArminLabs in Deutschland (mit dem wir eng zusammenarbeiten), gibt es glücklicherweise Tests, die viel zuverlässigere Informationen liefern, nicht nur über Borreliose, sondern auch über andere Koinfektionen wie Bartonellose und Babesiose. Obwohl diese Tests unter Umständen teuer sind, können sie gegebenenfalls als entscheidender Schritt bei der Ausarbeitung eines Plans für das weitere Vorgehen dienen.

Die medizinische Diagnose einer Borreliose klingt also schon ziemlich verwirrend, doch der Weg zur Genesung kann noch komplizierter sein. In den letzten Jahren hat das Interesse an Borreliose und Koinfektionen stark zugenommen, was zum Teil auf prominente Betroffene wie die kanadischen Singer-Songwriter Avril Lavigne und Justin Bieber zurückzuführen ist.

Parallel dazu habe ich jedoch einen Trend beobachtet: Menschen mit einer früheren Diagnose von ME, CFS oder Fibromyalgie lassen diese im Fall einer bestätigten Borreliose-Diagnose gerne unberücksichtigt, in dem Glauben, das sei eine viel genauere Diagnose eines einzelnen Krankheitserregers, der in ihren Körper eindringt und vernichtet werden muss.

Das ist durchaus verständlich – nicht zuletzt, weil es dazu beitragen kann, das kulturelle Stigma einer Standard-CFS-Diagnose zu beseitigen. Doch wie ich festgestellt habe, schütten Betroffene am Ende das sprichwörtliche Kind mit dem Bade aus. In dem Glauben, sie müssten nur die Borreliose in ihrem System ausmerzen, ignorieren sie alle anderen wichtigen Prinzipien, die wir bisher in diesem Buch behandelt haben.

Meiner Erfahrung nach kann jemand, der an Borreliose erkrankt ist, durchaus gezielte Maßnahmen zur direkten Bekämpfung der Borreliose benötigen; wenn diese Person jedoch nicht auch daran arbeitet, ihre Persönlichkeitsmuster zu verstehen, andere Belastungen zu beseitigen, einen Heilungszustand zu kultivieren, die Verdauung zu heilen, die Hormone ins Gleichgewicht zu bringen usw., fühlt sie sich am Ende durch die Behandlung nur noch schlechter.

Bei jemandem, der an Borreliose erkrankt ist, können diese anderen Maßnahmen allerdings nur bis zu einem gewissen Grad greifen. Für die Behandlung von Borreliose und der damit verbundenen Koinfektionen gibt es eine Reihe von neuartigen Maßnahmen, die sich im Wesentlichen in zwei Kategorien einteilen lassen:

1. Antimikrobielle/pflanzliche Protokolle: Sie werden von Fachleuten für funktionelle Medizin bzw. von ganzheitlich arbeitenden Ärzten und Therapeuten angeboten, die der Ansicht sind, sie seien vielseitiger und böten eine ganzheitlichere Lösung, wobei jede Pflanze und jedes Ergänzungsmittel eine ganze Reihe von Wirkungen hat.

2. Antibiotika-Protokolle: Das sind die Mittel der Wahl für konventionelle und teilweise auch integrative Mediziner, die Antibiotika in Verbindung mit pflanzlichen und ernährungswissenschaftlichen Protokollen einsetzen.

Die Debatte über pflanzliche antimikrobielle Mittel im Vergleich zu pharmazeutischen Antibiotika für Borreliose und Koinfektionen würde den Rahmen dieses Buches sprengen, denn das Thema ist komplex, nuancenreich und entwickelt sich nach wie vor. Doch ich habe Beweise dafür gesehen, dass beide Ansätze funktionieren, und in der OHC sind wir immer darauf bedacht, jedem Einzelnen dabei zu helfen, den individuell am besten geeigneten Weg zu finden.

Gesamtimmunbelastung

Bei manchen Menschen wird die Situation durch eine Mehrfachbelastung des Immunsystems kompliziert; vielleicht gibt es zum Beispiel eine Vorgeschichte mit einem Zeckenstich und einer nicht ausgeheilten Borreliose, und es kommt eine toxische Schimmelbelastung und zu guter Letzt ein Auslöser für Drüsenfieber hinzu.

In solchen Fällen ist die Reihenfolge der durchzuführenden Maßnahmen wichtig. Man könnte zunächst die allgemeine Widerstandsfähigkeit des Immunsystems stärken, dann die Beseitigung von Mykotoxinen in Angriff nehmen und schließlich die immunologischen Folgen von Borreliose und Koinfektionen angehen. Dahinter steht die Logik, dass Schimmelpilze im Allgemeinen leichter zu testen und zu beseitigen sind, und wenn diese Belastung erst einmal gemindert ist, kann die bakterielle und virale Belastung im Körper leichter behandelt werden.

Die folgende Checkliste soll Ihnen helfen, die Rolle zu entschlüsseln, die Ihre Immunbelastung bei Ihrer Erschöpfung spielen könnte.

Checkliste zur Überlastung des Immunsystems

Um Ihre mögliche Immunbelastung zu ermitteln, sollten Sie die folgenden Fragen beantworten:

1. Waren Sie an Virusinfektionen wie dem Epstein-Barr-Virus (Drüsenfieber), dem Ross-River-Virus, Coxiella burnetii oder Covid-19 erkrankt?
2. Ist Ihnen bewusst, dass Sie übermäßiger Feuchtigkeit oder giftigem Schimmel ausgesetzt waren?
3. Verspüren Sie so etwas wie Stromschläge, eispickelartige bzw. stechende Schmerzen oder vibrierende oder pulsierende Empfindungen, die das Rückenmark hinauf- und hinablaufen?
4. Wurden Sie von einer Zecke oder einem anderen Insekt gestochen und erinnern Sie sich an eine Entzündungsreaktion im Bereich der Einstichstelle? Oder haben Sie schmerzende, steife oder geschwollene Gelenke, vor allem Gelenkschmerzen, die durch den Körper wandern?

In Wirklichkeit erfordert vieles von dem, was wir in den letzten Kapiteln erforscht haben, die Zusammenarbeit mit einem erfahrenen Therapeuten oder Arzt (wie z.B. den Experten der OHC). Das gilt umso mehr, wenn es um die Unterstützung der Immunfunktion geht. Dennoch können Sie eine Menge tun, um sich selbst zu unterstützen, und genau darauf richten wir jetzt unsere Aufmerksamkeit. Es ist Zeit, Ihren Weg zur Genesung zu planen.

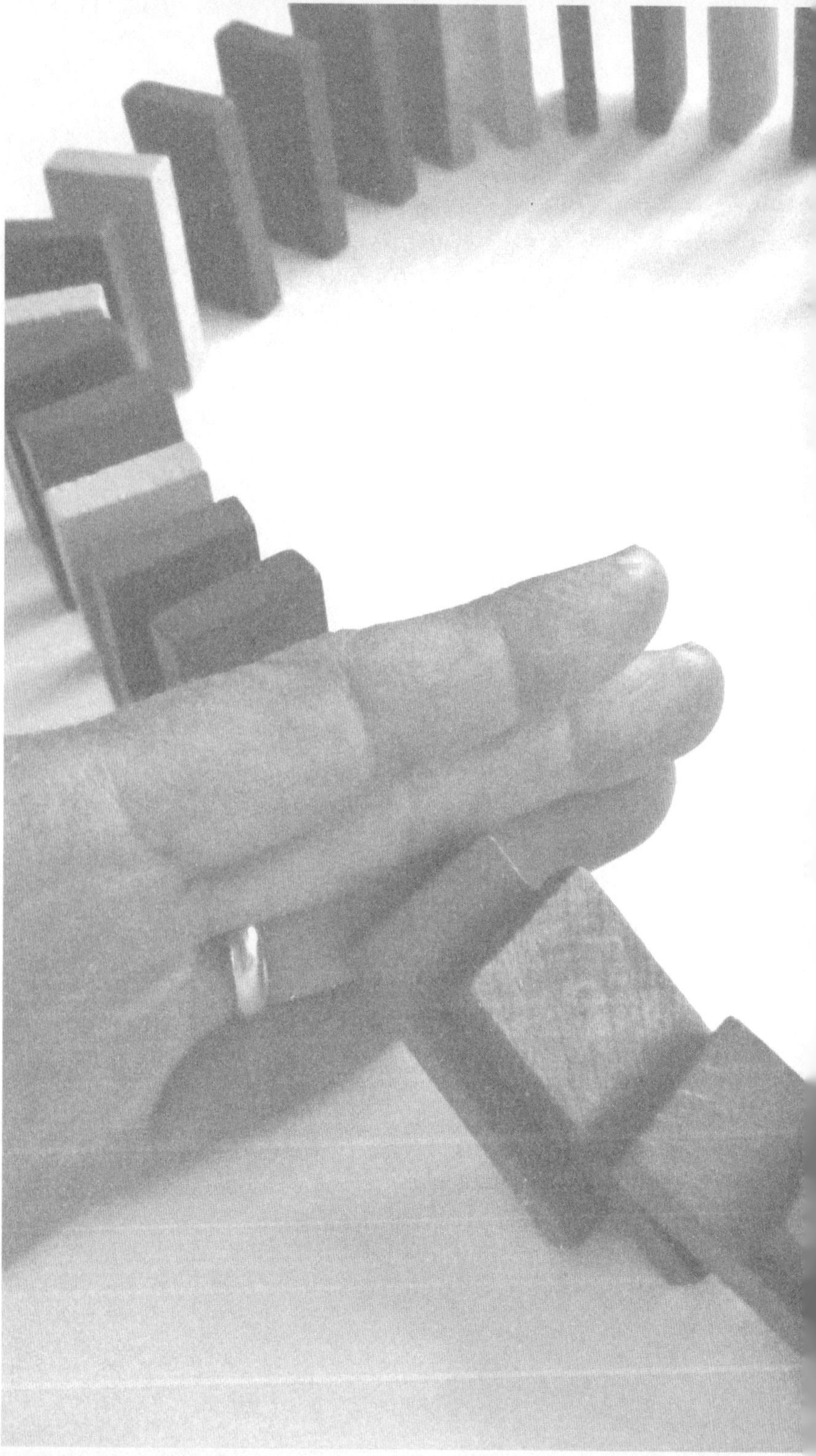

Teil 3

SICH VON DER ERSCHÖPFUNG ERHOLEN

12.

Selbstcoaching für die Genesung

In Teil 1 haben wir ein neues Modell zum Verständnis von Erschöpfung erforscht, und in Teil 2 ging es um die physiologischen und psycho-emotionalen Elemente, die beim Aufschlüsseln Ihrer Erschöpfung wichtig sind.

In diesem Abschnitt möchte ich Ihnen nun helfen, einen Plan für Ihren Heilungsweg zu erstellen, und zwar anhand unserer zweiten Erschöpfungskarte: Ihrem Weg zur Genesung.

Bevor wir uns jedoch mit den Einzelheiten dieser »Genesungskarte« befassen, ist es meiner Meinung nach wichtig, sicherzustellen, dass Sie die richtige Mentalität bzw. Einstellung für die Umsetzung der Karte entwickelt haben. Ich hoffe sehr, dass dieses Buch entscheidende Hilfestellung dabei gibt, Ihre Erschöpfung aufzuschlüsseln und auf Ihrer Heilungsreise voranzukommen.

Für ein effektives Vorgehen müssen Sie sich engagiert für Ihren Erfolg einsetzen, also in der Lage sein, sich selbst an Ihren schlechten Tagen zu motivieren, Ihren Enthusiasmus an guten Tagen zu zügeln – damit Sie nicht zu schnell vorankommen (das würde nämlich wahrscheinlich zu einem Energieabsturz führen) – und sich letztendlich um sich selbst zu kümmern, wenn vielleicht niemand anderes das tut. Im Grunde genommen müssen Sie selbst die Rolle Ihres größten Unterstützers übernehmen und Ihr eigener »innerer Coach« werden.

Die 3Ds zum Erfolg

Als ich in den ersten Jahren meiner Heilungsreise meinen inneren Coach aufbaute, entwickelte ich ein Modell, das ich *»The 3Ds to success«* nenne, also »Die 3Ds zum Erfolg«. Ich wende das Modell auch heute noch bei meinen Klienten an. Die 3Ds bzw. Schritte sind folgende:

- *Decide* (Entscheiden) – Sie müssen sich dafür *entscheiden,* was Sie wollen und dass Sie bereit sind, alles dafür zu tun.
- *Develop* (Entwickeln) – Dann müssen Sie Ihre Strategie *entwickeln.*
- *Do* (Tun/Aktivwerden) – Schließlich müssen Sie *ins Tun kommen* bzw. *aktiv werden* und die Dinge in Bewegung bringen.

In diesem Kapitel werden wir dieses Modell näher erläutern und Ihnen helfen, die bestmögliche Einstellung für Ihre Heilung zu finden.

Entscheiden

Erinnern Sie sich noch an mein lebensveränderndes Gespräch mit meinem Onkel im ersten Kapitel? Dann wissen Sie, dass der entscheidende Wendepunkt bei meiner eigenen Heilung die Erkenntnis war, dass ich die Umstände meines Lebens selbst ändern musste, wenn ich das wollte.

Letztendlich lief alles auf eine *Entscheidung* hinaus: Wollte ich weiterhin zusehen, wie mein Leben sich vor meinen Augen in Nichts auflöste, oder wollte ich alles Nötige tun, um mein Leben zu ändern? Besonders einschneidend war für mich die Erkenntnis, dass ich mit jedem Tag, an dem ich nichts unternahm, unbewusst entschied, dass mein Leben so bleiben würde, wie es war.

Zu der Zeit, als dieses Gespräch stattfand, hatte ich unter anderem mit meinen eingeschränkten Möglichkeiten zu kämpfen. Ich hatte nur begrenzt Geld zur Verfügung, sehr begrenztes Wissen (ich war erst 18 Jahre alt), und obwohl ich es damals nicht wusste, war ich auch im Hinblick auf den Zugang zu Informationen enorm eingeschränkt (wir sprechen von der Zeit vor dem Zugang zum Internet für die Massen!). Wer war ich, dass ich meinte, die Antwort auf eine Krankheit finden zu können, die die Experten weltweit vor ein Rätsel stellte?

Um diese Überzeugungen zu hinterfragen, empfahl mir mein Onkel, mich mit den Ideen und Überzeugungen anderer auseinanderzusetzen, die mit großen Widrigkeiten konfrontiert waren und einen Weg gefunden hatten, sie zu überwinden. Ich hatte bis dahin nie viel gelesen, aber mein Onkel überredete mich dazu, Biografien zu lesen, und da ich sonst nicht viel zu tun hatte, war ich bald süchtig danach.

Anfangs schickte mir mein Onkel Bücher, die mich seiner Meinung nach inspirieren könnten; nachdem ich damit durch war, begann ich die örtliche Bibliothek und den Buchladen nach weiteren Büchern zu durchforsten. Selbst das war kein leichter Schritt für mich: Die Person an der Kasse anzusprechen und ihr zu sagen, dass ich Bücher über Selbsthilfe bestellen wollte, fühlte sich fast noch peinlicher an als die Zeit in meinen frühen Teenagerjahren, als meine Freunde mich dazu brachten, eine pornografische Zeitschrift am örtlichen Kiosk zu kaufen.

Einige der Autoren, deren Bücher ich las, wurden zu meinen Helden. Andere Teenager hatten Poster von Sportlern oder Musikern an ihren Wänden hängen, ich dagegen hätte, wenn das möglich gewesen wäre, Poster von den Menschen aufgehängt, deren Bücher mich der Überzeugung näher brachten, dass meine Erschöpfung geheilt werden konnte. Damals wurde auch die Saat für die Gespräche gelegt, die ich mit Dutzenden von Menschen geführt habe und die mir im Lauf der Jahre ihre Genesungsgeschichten erzählt haben.

Unter anderem hat mich ein Buch ganz besonders beeindruckt: *»My Life and Vision«* von Meir Schneider. Meir wurde blind geboren; man sagte ihm, er könne niemals sehen. Während seiner Teenagerjahre war er zunehmend frustriert über die Einschränkungen in seinem Leben, sodass er beschloss, um jeden Preis einen Weg zu finden, sehen zu können. Als Teenager, der sich selbst auf den Weg der Heilung gemacht hatte, fand ich diese Einstellung sehr inspirierend; am meisten beeindruckte mich jedoch, was Meir als Nächstes tat.

Er recherchierte alles erdenklich Mögliche über das Sehen und stieß schließlich auf die Bates-Methode mit Augenübungen zur Verbesserung der Sehkraft. Bei manchen dieser Übungen sollte man mit geschlossenen Augen in die Sonne schauen und mehrmals die Augen mit den Handflächen bedecken und wieder freilegen. Bei der Vorstellung, dass man solche langwierigen und langweiligen Übungen auferlegt bekommt, könnte man meinen, sie auch nur ein paar Minuten pro Tag durchzuführen sei schon eine Herausforderung. Nicht für Meir – er machte diese und verschiedene andere Übungen, die er entdeckte, stundenlang, Tag für Tag. Er investierte außerordentlich viel, um wirklich alles zu tun, was für seine Heilung nötig war.

Das Ergebnis? Nun, nach einigen Jahren begann sich Meirs Sehkraft zu entwickeln und verbesserte sich schließlich so weit, dass er den Führerschein machen konnte. Für mich war die Moral dieser Geschichte klar: Wenn Meir einen Weg finden konnte, sein Augenlicht zu erlangen, und der Faktor, der den Unterschied ausmachte, das Maß an Engagement war, das er in den Prozess einbrachte, dann wollte ich das Gleiche für meine eigene Heilung tun.

Wie ich in Kapitel 1 erklärt habe, drehte sich in den nächsten 5 Jahren *alles* um meine Genesung. Ich meditierte und praktizierte täglich stundenlang Yoga; ich änderte meine Essgewohnheiten radikal; und irgendwann nahm ich 62 Nahrungsergänzungsmittel pro Tag ein (was ich jedoch niemandem empfehlen würde!). Schließlich hatte ich in manchen Bereichen den gleichen Wissensstand wie einige der von mir aufgesuchten Ärzte.

Tatsächlich begann ich gegen Ende meiner Heilungsreise, mit einer Expertin zu arbeiten, die ein halbes Dutzend Bücher zu diesem Thema geschrieben hatte; ich hatte jedes einzelne gelesen, mir detaillierte Notizen gemacht und konsultierte sie, um im Einzelnen zu bestärken, wie ich ihr Protokoll auf meine Situation anwenden würde.

Werden Sie der Kapitän auf dem Schiff Ihrer Genesung

Ich will Sie mit diesem Buch nicht zu einem führenden Experten für Erschöpfung machen. Allerdings müssen Sie durchaus ein Experte für Ihre persönliche Ausprägung von Erschöpfung werden. Wie wir in den nächsten Kapiteln sehen werden, müssen Sie lernen, auf Ihren Körper zu hören, damit Sie wissen, wann er Ruhe braucht und wann einen kleinen Schubs. Sie müssen entscheiden, welche Ärzte Sie wann aufsuchen wollen, und Sie müssen wissen, wann es an der Zeit ist, einen bestimmten Ansatz, der nicht funktioniert, aufzugeben – oder auch, wann Sie dranbleiben müssen, wenn alle um Sie herum den Glauben verloren haben.

Ich vergleiche das mit der Rolle eines Schiffskapitäns, der wahrscheinlich viel weniger über Technik weiß als der Schiffsingenieur. Er wird nicht so gut navigieren können wie der Steuermann, und er wird mit ziemlicher Sicherheit nicht so gut kochen können wie der Schiffskoch. Der Kapitän ist jedoch nicht deshalb Kapitän, weil er die Arbeit der anderen besser machen kann als sie, sondern weil er die Fähigkeit hat, jeden dieser Spezialisten *anzuleiten* und das Beste aus ihnen herauszuholen.

Um Kapitän Ihres Genesungsschiffes zu werden, müssen Sie informiert sein, und Bücher wie dieses, zusammen mit dem dazugehörigen **Kurs *»Reset Program«*** (Zugang unter *www.alexhoward.de*), spielen eine Schlüsselrolle. Sie müssen auch lernen, die Sprache Ihres Körpers zu verstehen, denn er wird Ihnen auf Ihrem Weg wichtige Rückmeldungen geben. Darauf kommen wir als Nächstes zu sprechen.

Um es klipp und klar zu sagen: Wenn Sie wollen, dass Ihr Leben anders wird, und wenn Sie Ihre Energie zurückgewinnen wollen, müssen Sie *entscheiden,* dass dies wichtiger ist als viele andere Dinge in Ihrem Leben. Der Weg dorthin kann manchmal auch herausfordernd sein, und darauf müssen Sie sich einstellen.

Entwickeln

Wenn Sie beschlossen haben, dass Ihre Genesung zum Wichtigsten in Ihrem Leben zählt und Sie alles dafür geben werden, müssen Sie eine Strategie *entwickeln,* um voranzukommen. Sie können dabei dieses Buch als Grundlage verwenden.

Aber wenn wir schon beim Thema sind, hier vorsichtshalber noch eine Warnung: Passen Sie auf, dass Sie nicht in eine »Paralyse durch Analyse« verfallen! Obwohl sich auf dem Gebiet der Lernmöglichkeiten rund um das Thema »Erschöpfung« in dem Vierteljahrhundert seit meiner Erkrankung und meinen nervösen Ausflügen in die örtliche Bibliothek und Buchhandlung so manches radikal verändert hat, stehen wir heute sozusagen fast vor dem gegenteiligen Problem. Damals gab es nur sehr wenige Informationen; heute besteht die Herausforderung darin, dass es zu viele gibt. Zu wissen, wo man anfangen soll, wenn der Körper so anfällig ist und man nur wenig Zeit und Geld hat, kann eine große Herausforderung sein.

Wir laufen Gefahr, in einen Zustand der Paralyse durch Analyse zu geraten – wir haben so viele Daten und so viele widersprüchliche Meinungen im Kopf, dass wir einfach nicht wissen, wo wir anfangen sollen. Irgendwo *muss* man aber anfangen.

Nehmen wir an, jemand wirbt bei Ihnen mit Begeisterung und schon fast missionarisch für einen bestimmten Ansatz, der bei ihm funktioniert hat, doch Sie können in Ihrer Situation damit nichts anfangen. In diesem Fall würde ich sagen: Hören Sie auf Ihre eigenen Instinkte, nicht auf die der anderen. Oder vielleicht können Sie durchaus etwas damit anfangen, und es fühlt sich womöglich sogar intuitiv richtig an, aber es passt einfach nicht zu Ihren eigenen früheren Erfahrungen. Auch darauf sollten Sie hören.

Herausfinden, wie man vorankommen kann

Um aus der Sackgasse der Paralyse durch Analyse herauszugelangen, wenn es darum geht, Ansätze für die Genesung von Erschöpfung gegeneinander abzuwägen, möchte ich Sie dazu anregen, sich die folgenden Fragen zu stellen:

1. Ist dieses Vorgehen logisch und ergibt es für Ihren Verstand einen Sinn?
2. Fühlt es sich für Sie intuitiv richtig an?
3. Passt dieser Weg zu Ihren bisherigen Erfahrungen?
4. Gibt es Beweise, dass dieser Weg für andere in einer ähnlichen Situation funktioniert hat?

Können Sie diese Fragen zufriedenstellend beantworten? Oft ist es besser, irgendwo anzufangen, als endlos herumzuanalysieren und nicht weiterzukommen.

Ich erinnere mich an eine Patientin, deren Genesungsweg besonders komplex und schwierig war. Monicas Körper verwertete das Schilddrüsenhormon T3 aus noch immer nicht vollständig geklärten Gründen auf eine ganz besondere Weise, sodass sie jedes Mal, wenn sie die Einnahme stoppte, einen schweren Absturz erlitt. Die erforderliche Dosis, um ihren T3-Spiegel auszugleichen und ihre Symptome zu lindern, war teuer und entsprach nicht ganz der gängigen Lehrmeinung. Sie war, medizinisch ausgedrückt, ein atypischer Fall.

Sooft Monica einen neuen Endokrinologen aufsuchte, versuchte man zunächst, ihre Dosis zu reduzieren oder sie sogar zu einem »kalten Entzug« zu bewegen. Man teilte ihr mit, dass das, was sie über ihren Körper behauptete, einfach nicht wahr sein könne, weil es nicht wissenschaftlich untermauert sei. Das hieß im Grunde, dass die Wissenschaft recht hatte und sich Monicas Körper irrte. Tatsache war jedoch, dass Monica wieder abstürzte, sooft ihre Dosis reduziert wurde, und mindestens 6 Monate brauchte, um sich zu erholen.

Wenn ich mit anderen Medizinern und Therapeuten zusammenarbeite, versuche ich, »bei meinen Leisten« zu bleiben, wie es im Sprichwort vom Schuster so schön heißt, mich also nicht einzumischen und ihre professionellen Entscheidungen zu respektieren. In diesem Fall wurde jedoch das Muster schließlich so schmerzhaft offensichtlich – besonders für Monica, die jedes Mal durch die Hölle ging –, dass ich den Mund nicht mehr halten konnte. Ich arbeitete in einer Sitzung mit Monica daran, ihr Selbstvertrauen aufzubauen, damit sie den Mut fand, zu ihrem Hausarzt zu gehen und sowohl die Medikamente zu verlangen, die für ihre Lebensqualität entscheidend waren, als auch für ihre eigene Wahrheit einzutreten, ungeachtet der Tatsache, dass die Wissenschaft noch nicht so weit war.

Wenn es darum geht, Ihren Weg zur Genesung zu gestalten, müssen Sie bereitwillig und aktiv daran mitarbeiten und die Verantwortung für die von Ihnen getroffenen Entscheidungen übernehmen. Nur Sie selbst können wirklich für sich und Ihre Bedürfnisse eintreten. Aber irgendwo muss man ja schließlich anfangen.

Aktiv werden

Wenn Sie sich entschlossen haben, Kapitän Ihres Genesungsschiffes zu werden, und einen Plan für Ihren Weg nach vorn ausgearbeitet haben, ist es an der Zeit, *aktiv zu werden* und *etwas zu tun.* Wissen ist ja schön und gut, aber erst das Handeln schafft Veränderung. Und um aktiv zu werden, müssen Sie daran glauben, dass es möglich ist, jemanden von seiner Erschöpfung zu heilen – und dass dies auch für *Sie* möglich ist. Letztlich müssen Sie die richtigen Überzeugungen bzw. Glaubenssätze haben.

Die Macht des Glaubens

Es gibt eine Fülle von Daten und Informationen über Überzeugungen und ihre Wirkung. Das am meisten erforschte Medikament in der modernen Medizin ist eigentlich die Macht des Glaubens oder – um den wissenschaftlichen Begriff zu verwenden – das Placebo. Jedes einzelne Medikament, das eine Zulassung erhält, muss gegen die Kraft eines inaktiven bzw. wirkungslosen Placebos getestet werden, um sicherzustellen, dass die »Wirkungen« des Medikaments *mehr* sind als die Erwartung des Patienten, es werde ihm helfen.

Der Glaube bzw. das Placebo kann in manchen Fällen alle möglichen wundersamen Wirkungen auf den Körper haben; die Art und Weise, wie diese Kraft freigesetzt werden kann, ist Gegenstand vieler Bücher. Meiner Meinung nach gibt es jedoch einen sehr einfachen und praktischen Mechanismus, bei dem der Glaube eine wichtige Rolle spielt: Wenn wir nicht daran glauben, dass etwas wirksam ist, werden wir wahrscheinlich keine Zeit, kein Geld und keine Energie investieren, um herauszufinden, ob dem so ist oder nicht.

Wenn wir z. B. neue Nahrungsergänzungsmittel einnehmen sollen und nicht an ihre Wirksamkeit glauben, werden wir uns kaum die Mühe machen, an die Einnahme der Präparate zu denken. Meir Schneider hat die außergewöhnliche Leistung vollbracht, sein Augenlicht wiederzuerlangen, und er ließ sich vor allem deshalb auf diese Übungen ein, weil er glaubte, dass sie funktionieren *könnten*.

Hoffnung ist der erste Schritt

Manchmal hat man das Gefühl, es sei unmöglich, ausgehend von der derzeitigen Verfassung zu der Überzeugung zu gelangen, dass etwas funktionieren wird, vor allem, wenn es dafür kaum Beweise gibt.

Wenn die Tischplatte der Glaube daran ist, dass eine Besserung möglich ist, dann sind die Beine, die diese Tischplatte stützen, die Beweise. Im Moment haben Sie vielleicht nicht viele und nicht unbedingt sehr starke Beine für diesen Tisch; das heißt, Sie müssen sich daran machen, Beweise zu sammeln – nämlich Dinge so in die Tat umzusetzen, dass Ihnen Ihre eigenen Erfahrungen Beweise liefern, und sich aktiv darauf zu fokussieren, Ihre Überzeugungen zu hinterfragen. Je mehr Beine Sie für diese Tischplatte sammeln, desto stärker wird diese Überzeugung werden.

Manchmal haben wir am Anfang nichts als unsere Hoffnung, und das reicht aus: Es gibt so etwas wie ein Kontinuum vom Hoffen zum Glauben zum *Wissen.* Je mehr Beine wir für die »Tischplatte« unseres Glaubens sammeln, desto stärker wird er; und wenn wir genug solide Beine haben, wissen wir sicher, dass wir genesen werden.

Positive Maßnahmen nähren positive Maßnahmen

Bei meiner Arbeit mit Patienten habe ich unter anderem festgestellt, dass es zuweilen schwer ist, die Dinge in eine neue Richtung zu lenken. Ein Auto aus dem Stand auf 20 km/h zu bringen, erfordert mehr Kraft, als es von 20 auf 40 km/h zu beschleunigen. Sobald das Auto in Gang gekommen ist, haben wir ein Momentum, und dann geht es eher darum, die Bewegung aufrechtzuerhalten. Das Gleiche gilt für Veränderungen bei Menschen.

Der Anfang kann schwierig sein, aber sobald wir erste positive Veränderungen sehen und uns auf dem Kontinuum vom Hoffen Richtung Glauben bewegen, wird die Reise einfacher. Ich denke, der Trick besteht darin, das Spiel so zu gestalten, dass wir gewinnen können. Wenn Sie einige der einfacheren Veränderungen gemäß diesem Buch umsetzen und Beweise dafür sammeln, dass sie funktionieren, werden sich die schwierigeren Veränderungen leichter erreichen lassen. Darauf werden wir in Kapitel 18 näher eingehen.

Toxische Positivität

Vorsichtshalber eine Anmerkung in Bezug auf Überzeugungen: In der Populärpsychologie wurde viel darüber geschrieben, wie wichtig es ist, positiv zu denken, unsere Gedanken zu kontrollieren, nicht negativ zu sein usw. Und obwohl ich sehr daran glaube, dass wir Kapitän des Schiffes unserer eigenen Genesung werden müssen, glaube ich nicht an unrealistisches positives Denken. Meiner Erfahrung nach stürzt alles, was ungestützt nach oben geht, mit der Zeit auch wieder ab. Nehmen Sie die Aktien an der Börse: Wenn etwas aufgrund eines unbegründeten Hypes in die Höhe schießt, ist der Absturz so gut wie garantiert.

Das Gleiche gilt für den Weg der Heilung: Reden wir uns ein, wir hätten mehr Energie, als wir tatsächlich haben, geht sie uns irgendwann aus. Absturz …! Davon wird im nächsten Kapitel noch die Rede sein.

Seit einiger Zeit wird mit dem Begriff »toxische Positivität« eine Einstellung bezeichnet, die sich nur auf das Positive fokussiert und das »Negative« an unseren Erfahrungen ablehnt und negiert – was meiner Meinung nach dieses Muster perfekt beschreibt. Genauso wie chemische Toxizität für unseren Körper giftig ist, entsteht endloses Leid, wenn wir Dinge ständig anders betrachten, als sie tatsächlich sind; das ist Gift für den Geist und das Herz.

Ich glaube fest daran, dass es richtig ist, die Dinge so zu sehen, wie sie tatsächlich sind. Viele unter Erschöpfung Leidende werden jedoch immer wieder mit den sachlich falschen Meinungen der Schulmediziner konfrontiert, die darauf beharren, dass Erschöpfung entweder in der Psyche entsteht oder unheilbar ist. Zugunsten des Selbstschutzes werden diese Menschen deshalb unter Umständen übermäßig negativ.

Wenn wir von negativem *zu realistischem Denken übergehen,* mag das manchen als positives Denken erscheinen, aber solange unsere Vorstellungen in der Realität verankert sind, befinden wir uns auf dem richtigen Weg.

Wer lange genug so einen Job wie ich macht, erkennt, dass Erschöpfung ein Zustand ist, von dem wir uns heilen können. Aber wie wir in diesem Buch ja lernen, müssen wir zunächst einmal aufschlüsseln, was los ist, und dann sorgfältig einen funktionierenden Weg ausarbeiten.

Engagement versus Hingabe

Konsequentes, überlegtes Handeln ist fraglos ein entscheidender Bestandteil des Heilungsprozesses, doch wir müssen auch darauf achten, ein Gleichgewicht zu wahren. Es gibt eine große Falle, in die man schnell tappt – auch mir ist das passiert: Man versucht mit eben den Strategien, die uns überhaupt erst krank gemacht haben, die Dinge zu ändern.

Tatsächlich erschöpfen wir uns zum Teil wegen unseres Leistungsmusters und weil wir uns selbst zu sehr unter Druck setzen; und dann versuchen wir, dieselbe Strategie für unsere Heilung einzusetzen. Wie im nächsten Kapitel näher erläutert wird, kann der Weg zur Genesung nicht erzwungen werden. Nichts tun und sich ausruhen, um gesund zu werden, nützt allerdings auch nichts. Sie müssen Ihre Erschöpfung aufschlüsseln, den richtigen Plan erstellen und dann auf Ihrem Weg hin zur Genesung allmählich *heilen*.

Es ist eine Balance zwischen dem *Engagement,* mit Disziplin das zu tun, was getan werden muss, und der Fähigkeit, *sich hinzugeben* – loszulassen, zu vertrauen und einen heilenden Zustand im Körper zu fördern. Dieses Gleichgewicht ist für verschiedene Menschen zu verschiedenen Zeiten unterschiedlich, aber beides ist wichtig.

Wenn wir unser ganzes Leben damit verbracht haben, Begrenzungen zu überwinden und uns über die Botschaften und Rückmeldungen unseres Körpers hinwegzusetzen, besteht unsere größte Herausforderung vielleicht darin, zu lernen, zu vertrauen und uns hinzugeben. Denken Sie daran, was wir in Kapitel 5 besprochen haben: Die Frage ist nicht unbedingt, was uns krank gemacht hat, sondern was uns an der Heilung *hindert.* Unsere Genesung zu sehr forcieren zu wollen, ist definitiv ein Beispiel für Letzteres.

Hier eine Zusammenfassung der wichtigsten Punkte dieses Kapitels:

- Sie müssen sich *dafür entscheiden,* die Heilung Ihres Körpers zu einem der wichtigsten Punkte in Ihrem Leben zu machen.

- Als Nächstes müssen Sie einen Plan *entwickeln,* um dorthin zu gelangen.

- Und schließlich müssen Sie etwas *tun* – Sie müssen *aktiv werden.*

In Kapitel 18 werden wir gemeinsam Ihren Genesungsplan erstellen. Zuvor müssen Sie jedoch erfahren, wie Sie auf Ihren Körper hören und einschätzen können, wie viel Aktivität für Sie angebracht ist.

13.

Lernen, auf den eigenen Körper zu hören

»Du musst dich bewegen, dann geht's dir besser.«

»Wahrscheinlich ist es nur eine Depression – hör auf, darüber nachzudenken, und mach einfach weiter.«

»Wir alle werden manchmal müde, also hör auf herumzujammern und mach weiter mit dem Leben.«

Solche »Ratschläge« bekommen Menschen, die unter Erschöpfung leiden, nur allzu oft zu hören. Auch wenn die Worte variieren, ist die Botschaft doch dieselbe: Ignorieren Sie Ihren Körper, halten Sie durch, dann wird es Ihnen besser gehen.

Es ist *eine* Sache, wenn dergleichen von wohlmeinenden Familienmitgliedern kommt – obwohl es wehtut, ist es im Allgemeinen einfacher, es abzutun –, aber eine ganz *andere,* wenn Ärzte und andere medizinische Experten, bei denen wir darauf vertrauen, dass sie wissen, wovon sie reden, genau das Gleiche sagen. Wenn *sie* uns sagen, wir sollen durchhalten, dann werden wir es zumindest versuchen.

Aber woher kommt dieser Standpunkt? Er muss doch auf irgendeiner Art von Forschung basieren, oder? Bei Millionen von Menschen, die so schwer leiden, muss ein solch potenziell schädlicher Ansatz doch wohl auf echten Beweisen beruhen.

Nun, ja, das stimmt …, aber die Dinge sind nicht ganz so, wie sie zu sein scheinen.

Die PACE-Studie – ein medizinischer Skandal

Im Jahr 2011 wurde in der angesehenen britischen medizinischen Fachzeitschrift *»The Lancet«* ein Artikel veröffentlicht, der die Ergebnisse einer der bisher größten Studien zu ME/CFS vorstellte.[148] In der PACE-Studie wurden 641 Teilnehmer nach dem Zufallsprinzip in eine vierarmige Studie aufgenommen, in der eine kognitive Verhaltenstherapie (*Cognitive Behavior Therapy,* CBT), eine abgestufte Bewegungstherapie (*Graded Exercise Therapy,* GET), eine Art adaptive Beschäftigungstherapie (*Adaptive Pacing Therapy,* APT) und eine fachärztliche Versorgung (*Specialized Medical Care,* SMC) untersucht wurden.

Im Vereinigten Königreich werden CBT und GET in der Schulmedizin zur Behandlung des chronischen Erschöpfungssyndroms eingesetzt. Beiden Ansätzen liegt die Annahme zugrunde, dass Erschöpfung eigentlich ein Zustand der Dekonditionierung des Körpers ist und die Betroffenen sich daran gewöhnt haben, sich müde zu fühlen; indem nicht hilfreiche Denkmuster geändert werden und der Körper rekonditioniert wird, kann ein Weg zur Genesung gefunden werden. Im Wesentlichen wird davon ausgegangen, dass die Erschöpfung nicht biologisch bedingt ist und Verhaltensänderungen den Betroffenen helfen, dies zu erkennen.

Gemäß Studienergebnissen hatten zwei der Therapien, die kognitive Verhaltenstherapie (CBT) und die abgestufte Bewegungstherapie (GET), Monate nach der Randomisierung sowohl die von den Patienten angegebene Erschöpfung als auch die körperliche Leistungsfähigkeit wirksamer verbessert als die Variante der Beschäftigungstherapie (APT) oder die fachärztliche Versorgung (SMC) allein.

Die PACE-Studie kam zu dem Resultat, dass sich bei 59 Prozent der Patienten mit chronischem Erschöpfungssyndrom, die eine CBT erhielten, sowie bei 61 Prozent mit einer GET eine Besserung einstellte; in einem begleitenden Leitartikel hieß es, 22 Prozent der Patienten hätten sich erholt.

Infolge dieser Ergebnisse wurden CBT und GET im Vereinigten Königreich zur bevorzugten Behandlung von Erschöpfung; damit geht die Vorstellung einher, der Körper liege falsch und man sollte ihm keine Beachtung schenken.

Die PACE-Studie wurde vom britischen Medical Research Council, dem Department for Work and Pensions, dem Department of Health for England und dem Scottish Chief Scientific Office mit insgesamt fast 5 Millionen Pfund aus öffentlichen Geldern finanziert. Angesichts der angesehenen Organisationen, die hinter der Studie stehen, der Beteiligung einer führenden wissenschaftlichen Fachzeitschrift und der aussagekräftigen Stichprobengröße könnte man meinen, diese Ergebnisse seien für Menschen, die unter Erschöpfung leiden, von erheblichem Wert. Doch in Wirklichkeit liegt man damit gefährlich falsch.

Als Ergebnis der hervorragenden Arbeit von Dr. Sarah Myhill und anderen führenden Persönlichkeiten der britischen ME/CFS-Gemeinschaft wurde die Glaubwürdigkeit der PACE-Studie systematisch auf allen Ebenen demontiert.[149,150] Im Folgenden sind nur einige der Ergebnisse aufgeführt:

- Das Maß an Veränderung, das nötig ist, um als Verbesserung zu gelten, wurde nach dem Studienbeginn herabgesetzt.
- Eine strenge Stichprobenkontrolle, wie sie bei einer Studie dieser Art zu erwarten wäre, wurde nicht durchgeführt.
- Den Teilnehmern wurde der Erfolg der Maßnahmen suggeriert, wodurch eine Verzerrung entstand (das heißt, es wurde eine potenzielle Placebo-Reaktion erzeugt).
- Objektive Tests der körperlichen Funktion wurden in der Regel nicht durchgeführt; es wurden lediglich Selbstauskünfte der Probanden berücksichtigt. Es handelte sich also eher um Stimmungsmessungen als um Messungen der tatsächlichen körperlichen Funktion.

- Einige Mitglieder des Studienteams waren zugleich Begutachter des Artikel (was den Prozess der sogenannten Peer Reviews, also einer Bewertung durch unabhängige Gutachter, völlig untergräbt).

- Anfängliche Verbesserungen, die bei Abschluss der Studie festgestellt worden waren, verschwanden meist bei der Nachuntersuchung; darüber wurde nicht berichtet.

Meiner Meinung nach war es besonders auffällig, dass zwei Drittel der behaupteten Verbesserungen verschwanden, als die korrekten Forschungsmaßnahmen angewandt wurden. Das wissen wir nur, weil die Rohdaten nach einem langwierigen Rechtsstreit freigegeben wurden, damit sie neu analysiert werden konnten.

Der daraus resultierende verbale Schlagabtausch dauert bis zum heutigen Tag an.[151,152]

Die Folgen schlechter Wissenschaft

Ohne mit dem Finger auf jemanden zeigen zu wollen, denke ich doch, man muss in einer solchen Situation etwas der Spur des Geldes folgen und sich ansehen, wer die Studie finanziert hat. CBT und GET sind billige, relativ einfach durchführbare Kurzzeittherapien. Und die Beibehaltung des Narrativs, dass ME/CFS keine echten körperlichen Krankheiten seien, ermöglicht es dem britischen Ministerium für Arbeit und Renten (Department of Work and Pensions), den Betroffenen, die der Zahlungen am meisten bedürfen, Invaliditätszahlungen zu verweigern.

Ich persönlich glaube nicht, dass man den Schaden, den diese und ähnliche Studien anrichten, überbewerten kann, und mit dieser Ansicht stehe ich bei Weitem nicht allein da.[153,154] Es geht nicht nur darum, dass sich Menschen aufgrund völlig falscher Ratschläge ständig überanstrengen, zu viel leisten und sich dadurch noch stärker erschöpfen; solche Forschungen schüren auch die kulturellen Missverständnisse rund um die Erschöpfung und die Vorstellung, dass alles nur im Kopf ablaufe. Im Familien- und Freundeskreis wird der Zustand der Erschöpfung dann nicht mehr ernst genommen und zynisch abgetan – ausgerechnet also von den Menschen, an die wir uns eigentlich für emotionale Unterstützung wenden sollten.

Der Kern der Sache ist: Wenn Sie unter Erschöpfung leiden und mit konventionellen Ärzten gesprochen haben, wurden Sie wahrscheinlich dazu angehalten, durchzuhalten und das, was Ihr Körper Ihnen kommuniziert, als falsch zu betrachten; letztendlich hat man Ihnen die Botschaft vermittelt, Sie sollten mit dem ganzen Selbstmitleid aufhören und einfach weitermachen. Das ist jedoch genau das *Gegenteil* dessen, was Sie eigentlich tun sollten.

Was meine ich, wenn ich sage, dass Durchhalten und Ignorieren des Körpers das Gegenteil dessen ist, was man tun sollte? Einfach gar nichts tun und warten, bis Sie das Gefühl haben, wieder Energie zu haben? Vielleicht, aber nicht unbedingt – darauf werden wir noch zurückkommen. Es geht vor allem darum: Erschöpfung ist real, und man kann sich nicht selbst zu etwas Besserem zwingen. Man kann oft auch nicht einfach nichts tun und sich ausruhen, bis es einem besser geht. Es geht darum, sich selbst besser *zu heilen.* Sie müssen die zugrunde liegenden körperlichen und psycho-emotionalen Probleme angehen; Sie müssen Ihr Nervensystem zur Ruhe bringen und alles andere, worüber wir bisher gesprochen haben, in Angriff nehmen.

Aber jetzt wollen wir uns ansehen, wie aktiv Sie werden sollten.

Wie hören Sie auf Ihren Körper?

Um diese Frage für sich selbst zu beantworten, müssen Sie eine neue Sprache erlernen – die Sprache Ihres Körpers – und lernen, auf Ihren Körper zu hören. Wie beim Erlernen jeder neuen Sprache werden Sie auf dem Weg dorthin viele Fehler machen und müssen dabei sanft und behutsam mit sich selbst umgehen.

Der menschliche Körper verfügt über außerordentliche Weisheit, und er versucht ständig, mit uns zu kommunizieren. Von offensichtlichen Dingen wie Hunger, der uns sagt, dass wir essen müssen, bis hin zu Erschöpfung, die uns sagt, dass wir schlafen müssen, übermittelt uns der Körper ständig Botschaften. Die Frage ist nicht, ob es die Botschaften gibt, sondern ob wir sie tatsächlich hören.

Wenn wir ein Leben lang gelernt haben, unseren Körper zu übergehen und zu ignorieren, brauchen wir Zeit, um zu lernen, einen Gang herunterzuschalten, auf ihn zu hören und seine Mitteilungen zu entschlüsseln. Dabei handelt es sich selten um eine einzige Mitteilung – was die Sache nicht einfacher macht: Oft sagt unser Körper eine ganze Reihe widersprüchlicher Dinge gleichzeitig, und unsere Aufgabe ist es, all dies zu entschlüsseln und herauszufinden, was wir damit anfangen sollen.

Ich vergleiche diese Aufgabe mit der des Vorstandsvorsitzenden in einer Vorstandssitzung. Da gibt es den Marketingdirektor, der mehr Geld für Werbung will und rosige Verkaufszahlen in Aussicht stellt. Dann ist da der Finanzdirektor, der sich Sorgen um den Cashflow macht und die Ausgaben kürzen möchte. Der Vorstandsvorsitzende fokussiert sich auf die Vision des Unternehmens und darauf, wie er die verschiedenen Trends und Möglichkeiten, die sich in der Branche abzeichnen, nutzen kann. Die Aufgabe des Vorstandsvorsitzenden besteht darin, allen Vorstandsmitgliedern zuzuhören und die Diskussion in Richtung einer durchdachten und strategischen Entscheidungsfindung zu lenken.

Für Ihren Körper gilt Entsprechendes: Ihr Energieniveau sagt Ihnen, dass Sie sich ausruhen und weniger tun sollten; Ihr Verstand stresst sich wegen der zu erledigenden Arbeit, die schon seit einer Woche überfällig ist; Ihr inneres Kind ist frustriert, möchte sich auspowern und mit Freunden feiern gehen; Ihr rationaler Anteil sagt, Sie sollen einen Schritt nach dem anderen machen; und Ihr Angstmuster teilt Ihnen mit, dass sowieso alles hoffnungslos sei. Kein Wunder also, dass Sie verwirrt sind!

Erschwerend kommt hinzu, dass sich die Botschaften unseres Körpers mit der Zeit verändern und bei jedem Menschen anders sind. Geschickte Therapeuten oder Ärzte mit viel Erfahrung in der

Arbeit mit Erschöpfungspatienten können Ihnen zwar helfen, die Mitteilungen Ihres Körpers zu interpretieren und zu entschlüsseln, aber das ist bei Weitem keine perfekte Wissenschaft, und sie verlassen sich teilweise immer noch auf Ihre Fähigkeit, das weiterzugeben, was Ihr Körper Ihnen mitteilt.

Der erste Schritt, um zu lernen, auf den eigenen Körper zu hören, besteht also darin, zuzuhören. Nicht wütend auf den Körper zu sein, ihn nicht zu drängen, nicht zu versuchen, ihn dazu zu bringen, sich doch ein bisschen mehr anzustrengen. Nein, nichts davon – einfach tatsächlich, ehrlich, echt zuzuhören. Wenn Sie das tun, wie fühlt sich Ihr Körper dann wirklich?

Dies ist einer der grundlegenden Unterschiede zwischen dem OHC-Ansatz und der traditionellen adaptiven Beschäftigungstherapie *(Adaptive Pacing Therapy)*, bei der ein Ausgangswert festgelegt und bestimmt wird, wie dieser auf Grundlage eines vorher festgelegten Plans erhöht werden soll. Beim OHC-Ansatz lassen wir den Verstand hinter uns, gehen in den Körper hinein und lassen ihn bestimmen, wo's langgeht.

Anders ausgedrückt: Beim traditionellen Pacing-Ansatz wird Ihrem Körper gesagt, was er tun soll, bei der OHC-Methode sagt uns der Körper, was zu tun ist.

Fragen, die Sie stellen sollten, wenn Sie auf Ihren Körper hören

Hier sind einige der Fragen, die ich meinen Patienten und Patientinnen stelle, damit sie sich besser darauf fokussieren können, auf ihren Körper zu hören:

1. Haben Sie beim Ausüben einer bestimmten Tätigkeit eher mehr oder weniger Energie?

2. Müssen Sie sich ständig anstrengen, um Ihren Alltag zu bewältigen? Oder bleibt Ihr Energieniveau konstant, wenn Sie mit Ihrem Körper in Verbindung bleiben und auf ihn hören?

3. Haben Sie abends beim Zubettgehen das Gefühl, dass Sie noch ein wenig Energie im Tank haben? Oder sind Sie völlig erschöpft?

4. Haben Sie morgens beim Aufwachen Lust aufzustehen – oder müssen Sie sich dazu zwingen?

Die vier Arten der Erschöpfung

In den Anfangsjahren der OHC, als ich Patienten half, besser auf ihren Körper zu hören, fiel meiner Freundin und Kollegin Anna Duschinsky auf, dass Ermüdung nicht gleich Ermüdung ist; sie identifizierte vier verschiedene Arten von Müdigkeit, jede mit spezifischen Ursachen und jeweils unterschiedlichen wirksamen Strategien, um sich davon zu erholen.

Dieses Modell der »vier Ermüdungs-Typen« ist sowohl unglaublich einfach als auch äußerst hilfreich.

Typ 1: Geistige Ermüdung

Dabei handelt es sich um eine Übermüdung des Geistes.

Anzeichen und Ursachen

Anzeichen für geistige Ermüdung können Wortfindungsschwierigkeiten, Gehirnnebel, geistige Verwirrung oder ein Gefühl der geistigen Überreizung sein, sodass der Kopf nicht zur Ruhe kommen kann. Geistige Ermüdung wird oft durch ein Angstmuster verursacht, das unseren Geist auf Hochtouren bringt; sie kann auch auftreten, wenn man sich angesichts des derzeitigen Energieniveaus geistig zu sehr anstrengt und verausgabt.

Was dagegen hilft

Die beste Lösung gegen geistige Ermüdung besteht darin, den Geist zur Ruhe kommen zu lassen, und zwar durch weniger Stimulation. Was genau hilft, ist von Mensch zu Mensch verschieden. Vielleicht dient Ihnen irgendwas, von geistig anspruchslosen Fernsehsendungen bis hin zu Podcasts, als hilfreiche Ablenkung und lässt Ihren Geist zur Ruhe kommen; oder Sie finden heraus, dass Sie Lärm und Licht reduzieren und Ihrem Gehirn einfach Ruhe gönnen sollten.

Typ 2: **Emotionale Ermüdung**

Das ist der Moment, in dem Sie sich emotional ausgelaugt fühlen.

Anzeichen und Ursachen

Anzeichen für emotionale Ermüdung sind emotionale Empfindlichkeit oder Reaktivität und das Gefühl, emotional an die eigenen Grenzen zu stoßen. Wir überreagieren oft auf Kleinigkeiten und wissen nicht mehr weiter – als hätten wir nicht die emotionale Kapazität, uns mit noch mehr herumzuschlagen. Emotionale Ermüdung ist oft das Ergebnis eines überzogenen Helfer-Musters.

Was dagegen hilft

Wahrscheinlich müssen wir eine gewisse Zeit lang Distanz zur Quelle unserer emotionalen Überforderung schaffen. Womöglich müssen wir gegenüber anderen Menschen festere Grenzen setzen, uns ungestört Zeit für uns selbst nehmen oder in uns hineinspüren und emotional mit uns selbst in Verbindung gehen. Unseren Emotionen aus dem Weg zu gehen, ist letztendlich selten eine wirksame Strategie. Um unsere Emotionen verarbeiten und verdauen zu können, müssen wir uns für sie öffnen und sie fühlen.

Typ 3: **Körperliche Ermüdung**

In diesem Fall ist unser physischer Körper ermüdet.

Anzeichen und Ursachen

Anzeichen für körperliche Ermüdung sind Muskelkater und körperliche Schwäche – das Gefühl, dass man sich nur noch hinlegen und ausruhen möchte. Körperliche Ermüdung (die über die anhaltende Ermüdung Ihrer derzeitigen Verfassung hinausgeht) ist das Ergebnis von zu viel Aktivität, wenn Sie nicht auf Ihren Körper hören und sich nicht ausruhen, obwohl es notwendig wäre. Mit anderen Worten: Ihr Leistungsmuster ist außer Kontrolle geraten.

Was dagegen hilft

Der Schlüssel zur Überwindung körperlicher Ermüdung liegt darin, auf Ihren Körper zu hören und mit Ihrem »Ausgangswert« zu arbeiten; darauf werden wir gleich noch eingehen. Manchmal erfordert das Zeiten tiefer körperlicher Ruhe und den Aufbau von Energiereserven, damit Ihnen nicht so schnell die Energie ausgeht, wenn Sie aktiv sind.

Typ 4: ***Umgebungsbedingte Ermüdung***

Umgebungsbedingte Ermüdung bedeutet, dass Sie durch einen Mangel an Abwechslung in Ihrem physischen Umfeld müde und ausgelaugt werden. Auch Monotonie und Routine im äußeren Umfeld können ermüdend wirken.

Anzeichen und Ursachen

Anzeichen für umgebungsbedingte Ermüdung sind manchmal nicht so leicht zu erkennen wie für die anderen drei Arten von Ermüdung. Sie kann sich in einem Gefühl der Abgeschlagenheit und Apathie, der Erschöpfung durch Kleinigkeiten und der Mut- und Hoffnungslosigkeit bemerkbar machen. Umgebungsbedingte Ermüdung bei Erschöpfungszuständen hat normalerweise damit zu tun, dass die Energie begrenzt ist und man deshalb immer mehr Zeit im selben kleinen räumlichen Umfeld verbringt.

Was dagegen hilft

Wenn wir die physische Energie dazu haben, kann eine Veränderung unserer Umgebung erheblich zur Linderung der umgebungsbedingten Ermüdung beitragen. Ist das nicht möglich, kann es auch hilfreich sein, Dinge *in* der Umgebung zu verändern – zum Beispiel Möbel umzustellen, einen Raum, in dem wir uns schon lange aufhalten, neu zu dekorieren oder eine Duftlampe (ätherisches Öl) anzuzünden.

Hier noch ein weiterer simpler Tipp: Nicht den ganzen Tag im Bett verbringen! Wenn Sie also ans Haus oder teilweise ans Bett gefesselt sind, kann es Ihnen helfen, wenigstens für einen Teil des Tages aufs Sofa umzuziehen.

Es gilt außerdem zu bedenken, dass wir bei all diesen Arten von Ermüdung schneller an unsere Grenzen stoßen, wenn unser Energieniveau insgesamt niedrig ist. Falls wir nur wenig Energie haben, kann z.B. das Online-Banking, um Rechnungen zu begleichen – was bei einem normalen Energielevel ein Kinderspiel wäre –, schnell zu geistiger Ermüdung führen.

Dieses Modell ist insofern sehr hilfreich, als es genau darauf eingeht, was wir tatsächlich brauchen. Beispielsweise ist es eben nicht sehr effektiv, alle Ermüdungstypen auf die gleiche Weise zu behandeln, etwa mit mehr körperlicher Ruhe. Denn bei emotionaler Ermüdung kann eine längere Bettruhe nicht unser Bedürfnis nach besseren Grenzen ersetzen.

Nachdem wir nun untersucht haben, wie wichtig es ist, auf den Körper zu hören, müssen wir uns als Nächstes damit befassen, was Sie denn nun mit den Informationen anfangen, die Sie herausgefunden haben. Denn auch wenn Ihr Körper Ihnen die meiste Zeit über sagt, dass er müde ist, müssen Sie ja wohl trotzdem funktionieren und Ihr Leben weiterführen, wenn auch vielleicht auf einem sehr niedrigen Niveau.

Sollten Sie sich also ausruhen? Sollten Sie Dinge tun, auch wenn Ihnen nicht danach zumute ist? Sollten Sie eine Art Struktur oder Routine einhalten? Das hängt davon ab, in welchem Stadium der Genesung Sie sich befinden, und das ist das Thema des nächsten Kapitels.

14.

Die drei Phasen der Genesung

James war erst Anfang zwanzig, als er zum ersten Mal in die OHC kam. Er litt unter einer lähmenden chronischen Erschöpfung, die ihn praktisch ans Haus fesselte und ihn fast völlig von Freunden und Gleichaltrigen abschnitt. Und wie die meisten Menschen, deren Leben auf so grausame Weise aus den Fugen geraten ist, war er wütend – wütend auf die Ärzte, die ihn im Stich gelassen hatten, wütend über seine Situation und wütend über die scheinbare Ausweglosigkeit seiner Lage.

Ich persönlich halte nicht viel von dem populärpsychologischen Gerede von positiven und negativen Emotionen. Lassen wir unserer Wut freien Lauf, führt das natürlich oft nur zu noch mehr Verletzungen; doch im Kern der Emotion »Wut« steckt unsere persönliche Kraft – und diese Kraft brauchen wir oft, um den schwierigen Weg der Heilung zu gehen.

Für James bestand einer der wichtigsten Wendepunkte in seiner Genesung darin, zu erkennen, dass er seine Wut in die konsequente Befolgung des Plans lenken musste, den wir mit ihm ausgearbeitet hatten, und er dabei vor allem auf seinen Körper hören musste. Als ich ihn für unseren Dokumentarfilm zu seiner Geschichte befragte, sagte er: »Keiner würde das Haus mit einem nur zu 15 Prozent aufgeladenen Handy verlassen, und mit deinem Körper solltest du das auch nicht tun.«

Im Lauf der Monate, in denen er vom Team der OHC begleitet wurde, wurde James immer disziplinierter darin, auf seinen Körper zu hören. Wenn er nicht die Energie für eine geplante Aktivität hatte, sagte er sie ab. Brauchte sein Körper eine Pause, ruhte er sich aus. War es an der Zeit, seinen Körper zur Ruhe zu bringen, kümmerte er sich ganz und gar genau darum. Dieser rigorose Rhythmus war sicherlich nicht die einzige Variable auf James' Weg zur Heilung, stellte aber eine wichtige Grundlage für seine Genesung dar.

James lernte, was sein Körper kann und was er nicht kann, und konnte so mit ihm anstatt gegen ihn arbeiten. Er schaffte es, sich nicht zu übernehmen, und konnte entsprechende Abstürze vermeiden; auf seinem Weg kultivierte er auch einen tiefen Heilungszustand – schließlich gibt es nichts Anstrengenderes, als ständig mit Energieabstürzen zu kämpfen. Ein wichtiger Faktor bei der Unterstützung von James in diesem Prozess war unser Modell der drei Stadien der Genesung.

In welcher Phase der Genesung befinden Sie sich?

Die Erkenntnis, dass es auf dem Weg der Genesung drei verschiedene Phasen bzw. Stadien gibt, war einer meiner größten Durchbrüche beim Verständnis der Erschöpfung. Was in einer Phase funktioniert, kann die Situation in einer anderen Phase verschlimmern. Daher ist es für eine erfolgreiche Genesung absolut entscheidend, herauszufinden, in welcher Phase man sich befindet, und sein Vorgehen und seine Aktivitäten entsprechend anzupassen.

Die drei Genesungsphasen sind die Phase der tiefen Ruhe, die Phase der Müdigkeit und des Aufgedrehtseins sowie die Phase der Reintegration.

Wir durchlaufen diese Phasen tendenziell nacheinander, und wenn wir einen Rückfall erleiden, durchlaufen wir sie oft innerhalb eines viel kürzeren Zeitraums.

Lassen Sie uns die einzelnen Phasen der Genesung im Detail anschauen.

Phase 1: Tiefe Ruhe

Das Stadium der tiefen Ruhe ist durch eine tiefe körperliche Erschöpfung gekennzeichnet, die zunächst nicht durch Schlaf oder Ruhe gemildert wird.

Manche Menschen treten gleich zu Beginn ihrer Erschöpfung in dieses Stadium ein – das heißt, wenn die Erschöpfung plötzlich auftritt –, andere werden nach und nach immer schwächer, bis sie diesen Punkt erreichen. Manche Menschen erreichen diese Phase nie ganz, was an sich schon ein Problem sein kann, da in Phase 1 tiefe Ruhe und Heilung eintreten sollte.

Anzeichen dafür, dass Sie in dieser Phase sind

Der Hauptindikator dafür, dass wir uns in Phase 1 befinden, ist unsere überwältigende Erschöpfung. Mehr Schlaf, weniger Bewegung, weniger soziale Kontakte usw. können hier sehr wichtig sein, auch wenn es sich anfangs so anfühlen kann, als würden diese Maßnahmen wenig Wirkung zeigen (obwohl das höchstwahrscheinlich durchaus der Fall ist).

Wie man diese Phase bewältigt

In dieser Phase ist es von entscheidender Bedeutung, sich körperlich möglichst intensiv zu erholen. Manchmal jagt uns die Tiefe unserer Erschöpfung einen ziemlichen Schrecken ein, aber je mehr wir sie zu bekämpfen oder zu ignorieren versuchen, desto schwieriger kann diese Phase werden. Hier hilft kein Durchhalten; fast immer macht das die Sache noch schlimmer. In Phase 1 ist es wichtig, sich in Erinnerung zu rufen, dass Energie wirklich etwas Begrenztes und Endliches ist, und wenn man zu viel tut, kommt es mit Sicherheit zu einem Absturz.

Phase 2: Müde und aufgedreht

In Stadium 2 produzieren die Mitochondrien zwar immer noch wenig Energie, aber die Nebennieren arbeiten hart daran, es auszugleichen. Die Energie der Nebennieren scheint zu »schwirren« und ist schwerer zu kontrollieren, deshalb fühlt man sich müde und gleichzeitig aufgedreht bzw. überreizt.

Wenn wir auf unserem Heilungsweg von Phase 1 zu Phase 2 übergehen, fließt unsere Energie in der Regel zuerst in unser Nervensystem, und auch das fühlt sich müde und überreizt an – ein Anzeichen dafür, dass wir zwar Fortschritte machen, es sich aber vielleicht nicht so anfühlt, und manche Menschen fühlen sich sogar schlechter.

Anzeichen dafür, dass Sie in dieser Phase sind

In Phase 1 wollen viele Menschen am liebsten die ganze Zeit schlafen. In Phase 2 kann das Gegenteil der Fall sein: Wir sind zwar müde, können aber nicht schlafen. Wir merken vielleicht, dass wir reizbar, launischer und mutloser sind. In Phase 1 sind wir womöglich zu müde, um unsere Emotionen zu spüren, in Phase 2 können sie dagegen sehr unbeständig und unberechenbar sein.

Wenn wir von Phase 1 zu Phase 2 übergehen, treten manchmal auch neue Symptome auf – weil unser Nervensystem mehr Energie hat. Widersinnigerweise ist das ein Zeichen des Fortschritts, auch wenn es sich kaum so anfühlt.

Wie man diese Phase bewältigt

Einer der Schlüssel zur Bewältigung von Phase 2 ist die Beruhigung unseres Nervensystems und die Erdung unserer Energie in unserem Körper. Zunächst ist es wichtig, das Nervensystem zur Ruhe zu bringen und einen heilungsfördernden Zustand zu kultivieren. Da der Körper ein gewisses Energieniveau hat, können wir in Phase 2 in begrenztem Rahmen aktiv sein, allerdings mit äußerster Vorsicht und unter Beachtung der Richtlinien aus dem letzten Kapitel.

In Phase 2 kann bei aktiver Betätigung unsere momentane Verfassung eine große Rolle spielen: Wie wir womöglich feststellen, kann unser System, wenn wir ihm Ruhe gönnen und Dinge tun, bei denen wir uns gut fühlen, aktiver sein, als es ansonsten möglich wäre.

Phase 3: ***Reintegration***

In Phase 3 nimmt unsere Energie wieder zu, und wir können aktiver sein. Wie wir allerdings merken werden, stürzen wir immer noch ab, falls wir zu vieles zu schnell tun. Wenn wir zuvor etwas zurückgezogen gelebt haben, besteht eine besondere Herausforderung in Phase 3 darin, uns wieder zu integrieren und auf die Welt einzulassen. Wir haben zum Beispiel gelernt, unser Nervensystem zu beruhigen und uns in einen heilsamen Zustand zu versetzen, wenn wir allein sind und uns achtsam nur innerhalb unserer Energiegrenzen bewegen, aber außerhalb dieser Komfortzone lassen wir uns schnell triggern, wenn wir mit anderen Menschen zusammen sind oder zu viel unternehmen.

Wie wir in Phase 3 zudem feststellen, werden auch unsere zugrunde liegenden Persönlichkeitsmuster – wie der Leistungs- bzw. Erfolgs-Typ und der Helfer-Typ – wieder hochkommen, besonders wenn wir uns wieder in die Gesellschaft integrieren. Daher wird es wahrscheinlich wichtig sein, erneut an ihnen zu arbeiten.

Anzeichen dafür, dass Sie in dieser Phase sind

Sie werden feststellen, dass Sie wieder aktiver sein können – und sich manchmal relativ normal fühlen –, dass ein Zuviel aber immer noch zu einem Absturz führt. Und wie Sie wahrscheinlich auch bemerken, fühlen Sie sich in Ihrer Komfortzone anders, als wenn Sie mit anderen Menschen zusammen sind. Vielleicht sind Sie frustriert, wenn alte Muster wieder auftauchen, und versuchen herauszufinden, wie Sie diese neue Person, die Sie auf dem Weg der Heilung geworden sind, mit der Person, die Sie früher waren, integrieren können, damit Sie in der Welt funktionieren können.

Wie man diese Phase bewältigt

Einer der wirklichen Schlüssel zum Bewältigen von Phase 3 ist es, daran zu arbeiten, in einem heilungsfördernden Zustand zu bleiben, wenn Sie mit anderen Menschen zusammen sind, und die neue Person, die Sie geworden sind, in die Welt zu integrieren. Oft muss man dafür anderen Menschen neue Grenzen setzen und sich mit einigen wichtigen Entscheidungen über das Leben konfrontieren, das Sie auf der anderen Seite der Erschöpfungsreise führen möchten.

Eine entscheidende Rolle in Stadium 3 spielt unsere Verfassung, wenn wir aktiv sind. Da sich unser Körper nun auf dem Weg der Besserung befindet, geht es uns durch ein verändertes Nervensystem körperlich manchmal so viel besser, dass es fast wie ein Wunder wirkt.

An dieser Stelle fragen Sie sich vielleicht, ob *alle Menschen* genau diese Phasen der Genesung durchlaufen. Die Antwort lautet: Nein. Das ist ein *Modell,* und es ist nicht perfekt, aber die große Mehrheit der Menschen befolgt eine Version davon.

Außerdem kann es Folgen haben, wenn man nicht alle Phasen der Genesung durchläuft. Wird zum Beispiel Stadium 3 weggelassen, pendelt man womöglich ständig zwischen Phase 2 und dem »normalen« Funktionieren hin und her, weil man nicht richtig lernt, wie man auf eine neue Art in der Welt leben kann. Und wer Phase 1 nicht durchläuft, bleibt unter Umständen in Phase 2 stecken, weil er oder sie nie wirklich weit genug das Tempo gedrosselt hat, um die wirkliche, tiefe Ruhe und Heilung zu erfahren, die stattfinden muss, um die Reise durch Phase 2, weiter in Phase 3 und schließlich bis zur vollständigen Genesung zu fördern.

Mehr Energie gewinnen als verbrauchen

Wenn Sie wissen, in welchem Stadium der Genesung Sie sich befinden, können Sie auch feststellen, ob Sie sich in erster Linie erholen (Phase 1), Ihr Nervensystem beruhigen (Phase 2) oder wieder ins Leben zurückkehren, wobei Sie Ihre Aktivitäten sorgfältig steuern und für ruhige Nerven sorgen müssen (Phase 3).

Unabhängig davon, in welchem Stadium Sie sich befinden, ist es jedoch absolut entscheidend, mehr Energie zu erzeugen, als zu verbrauchen.

Stellen Sie sich Folgendes vor: Nehmen wir an, Sie haben ein Nettoeinkommen von 100 Dollar pro Tag, von dem Sie leben können. Wenn Ihre täglichen Ausgaben ebenfalls 100 Dollar betragen, sind Sie in der Lage, den Bedarf zu decken, und haben keinen Stress – allerdings natürlich nur, bis eines Tages eine unerwartete Rechnung ins Haus flattert. Ein umsichtiges Finanzmanagement würde also darin bestehen, 70 Dollar pro Tag auszugeben und die Differenz zu sparen, um eine Reserve zu haben, oder, um es in der Sprache der Energiewirtschaft auszudrücken, eine gewisse *Resilienz* aufzubauen.

Wenn Sie nun ständig 120 Dollar pro Tag ausgeben, verschulden Sie sich allmählich. Mit Kreditkarten, Darlehen und Überziehungskrediten kommen Sie vielleicht eine Zeit lang damit durch, aber wenn Sie nicht damit aufhören, sind Sie irgendwann pleite bzw. – im Hinblick auf Ihre Gesundheit – krank.

Es kommt noch schlimmer: Wenn wir erschöpft sind, sinkt unser Einkommen, zum Beispiel von 100 auf 50 Dollar pro Tag. Anfangs blenden wir das vielleicht einfach aus und ändern unseren Lebensstil nicht, aber wenn sich die Ausgaben weiterhin auf 100 Dollar pro Tag belaufen, werden wir nicht lange damit durchkommen.

Ich sehe jedoch sehr oft folgendes Muster: Jemand lebt mit einem Nettoeinkommen von 100 Dollar pro Tag, hat aber 110 Dollar Ausgaben; allmählich verschuldet bzw. erschöpft er sich. Dann sinkt das Einkommen auf 80 Dollar, und die betreffende Person hat gar keine andere Wahl, als ihr Leben zu ändern – vielleicht arbeitet sie in Teilzeit oder gibt ein paar Hobbys oder soziale Kontakte auf. Damit gelingt es, die Ausgaben von 110 auf 90 Dollar zu senken, und dieser Mensch sagt: »Ich habe doch mein Leben geändert, warum bin ich dann immer noch so erschöpft?«

Na ja, wenn das Einkommen auf 80 Dollar gesunken ist, die Ausgaben aber immer noch 90 Dollar betragen, steht das System nach wie vor unter Stress, weil die Nachfrage das verfügbare Angebot übersteigt. Dieses Muster geht oft so weiter – das Einkommen sinkt auf 50 Dollar, die Ausgaben aber nur auf 60 Dollar.

Ihren Ausgangswert entdecken

Um es einmal klipp und klar zu sagen: Genau wie bei der Tilgung finanzieller Schulden kann die Heilung erst dann beginnen, wenn unsere Einnahmen unsere Ausgaben übersteigen – oder in der Sprache der Erschöpfung: wenn wir mehr Energie erzeugen, als wir verbrauchen. Ohne diese Verschiebung befindet sich unser Körper nicht in einem heilungsfördernden Zustand, weil wir unsere Stressenergie dafür aufbrauchen, um weitermachen zu können. (Erinnern Sie sich an unsere Diskussion über die Nebennieren in Kapitel 10?) Heilung wird nicht priorisiert, weil unser Körper seine sämtlichen Ressourcen nutzt, um bloß zu überleben.

Je erschöpfter wir sind, desto weniger Ressourcen haben wir, um unser Leben zu meistern, und desto mehr werden wir durch einfache Dinge gestresst. Je mehr wir gestresst sind, desto mehr erschöpfen wir uns mit der Zeit. Solange wir diesen Kreislauf nicht durchbrechen, verbrauchen wir alle unsere wertvollen Ressourcen nur fürs Überleben; und alles andere, was wir tun, wird nicht klappen, solange wir dieses Ungleichgewicht nicht ausgleichen.

Ihren »Ausgangswert« herauszufinden – also wie aktiv Sie sein sollten – und zu lernen, Ihre Kräfte einzuteilen, ist tatsächlich so wichtig, dass dies Schritt 10 unserer gemeinsamen 12 Schritte darstellt.

** Schritt 10:

Den Ausgangswert bestimmen und die eigenen Kräfte einteilen **

Es dürfte wohl nicht übertrieben sein, zu sagen, dass von all den Themen, von denen auf unserer gemeinsamen Reise die Rede war, Folgendes am allerentscheidendsten für Ihre Heilung ist: das richtige Aktivitätsniveau einzuhalten sowie zu identifizieren, in welcher Genesungsphase Sie sich befinden. Natürlich wird dies durch das fehlende medizinische Verständnis, das wir zu Beginn des letzten Kapitels angesprochen haben, noch herausfordernder.

Um Ihr Aktivitätsniveau in den Griff zu bekommen, müssen Sie Ihren Ausgangswert ermitteln – das ist das Niveau, auf dem Sie in der Lage sind, stabil und konstant aktiv zu bleiben. Wie bei einem Bankkonto werden Sie jeden Tag etwas mehr einzahlen, als Sie »abheben«.

Das Wichtigste an einem solchen Ausgangswert ist, dass man ihn nicht beschließt und auch nicht herbeiführt, sondern *entdeckt.* Ein echter Ausgangswert zeigt sich, wenn Sie Tempo herausnehmen und auf Ihren Körper hören. Ihr Ausgangswert ist das Niveau, auf dem Sie Ihre regelmäßigen Aktivitäten aufrechterhalten können, ohne dass Ihre Symptome zunehmen oder sich Ihre Energie erschöpft. Um auf unsere obige Analogie zwischen Einnahmen und Ausgaben zurückzukommen: Es ist das Niveau, auf dem Sie nachhaltig mehr einzahlen als abheben.

Mit einem gewissen Maß an Routine und einer vorhersehbaren Struktur für Ihre Tage und Wochen ist es wesentlich einfacher, Ihren Ausgangswert zu entdecken. Wenn Sie sich in einem Auf-und-ab-Zyklus befinden, also in der einen Woche zu viel machen und in der nächsten Woche abstürzen und sich davon erholen müssen, müssen Sie damit Schluss machen. Um Ihren Ausgangswert wirklich zu stabilisieren, müssen Sie sich ziemlich konstant daran halten und in der Lage sein, von diesem Punkt aus vorhersehbare und vernünftige Entscheidungen über Ihr Aktivitätsniveau zu treffen.

Grenzen ausweiten

Sobald Sie Ihren Ausgangswert haben und er stabil und vorhersehbar ist, und unter der Annahme, dass Ihre Energie infolge der Behandlung der zugrunde liegenden Probleme, die wir in Teil 2 erforscht haben, nun zurückkehrt, können Sie damit beginnen, Ihr Aktivitätsniveau zu erhöhen. In der OHC tun wir das nach dem Prinzip *»Bouncing the Boundaries«*, was so viel bedeutet wie »Grenzen ausweiten«; es folgt einer ganz bestimmten Abfolge, zu der wir gleich kommen werden.

Das Ausweiten der Grenzen bedeutet, dass Sie Ihre Grenze finden und sie strategisch und vorsichtig testen. Sie erzwingen es nicht, und Sie drängen es nicht – stattdessen machen Sie einen wohlüberlegten Schritt, um etwas aktiver zu werden.

Wenn Sie z.B. bisher zuverlässig 10 Minuten pro Tag gelaufen sind, könnten Sie einmal versuchen, 11 Minuten zu laufen. Wenn Sie 45 Minuten am Tag schaffen, probieren Sie einmal, eine Minute lang viel schneller zu gehen.

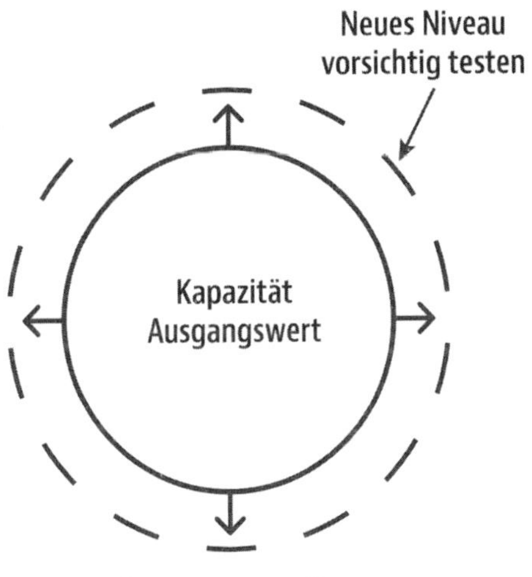

Grenzen ausweiten

Eine der goldenen Regeln beim Ausweiten der Grenzen, vor allem in den frühen Stadien der Heilung, besagt, dass Sie dieses höhere Aktivitätsniveaus absichtlich zunächst NICHT beibehalten! Wenn Sie Ihren Spaziergang z.B. von 10 auf 11 Minuten ausgedehnt haben, gehen Sie ein paar Tage lang wieder auf 10 Minuten zurück, um auf Nummer sicher zu gehen.

Erinnern Sie sich an die verzögerte Erschöpfungsreaktion, über die wir in Kapitel 3 gesprochen haben? Wie wir ja wissen, sind die Auswirkungen dieses höheren Aktivitätsniveaus möglicherweise nicht sofort spürbar, und deshalb lassen wir Vorsicht walten. In der Tat müssen wir beim Ausweiten der Grenzen darauf achten, unsere Grenze nicht mehrmals hintereinander auszudehnen, weil sich die Wirkung manchmal kumulativ anhäuft.

Wie man seine Grenzen ausweitet

Zusammenfassend müssen die folgenden Schritte durchlaufen werden, um die eigenen Grenzen auszuweiten:

1. Finden Sie Ihren Ausgangswert heraus – also den Wert, bei dem Ihre Energie und Ihre Symptome stabil sind. Sie sollten jeden Tag ein wenig mehr Energie aufbauen, als Sie verbrauchen.

2. Wenn Sie das Gefühl haben, Sie hätten etwas mehr Energie, oder wenn Sie Ihren Ausgangswert testen möchten, erhöhen Sie Ihr Aktivitätsniveau ganz vorsichtig. Das sind in der Regel etwa 5–10 Prozent, in heikleren Fällen können es aber auch nur 1–2 Prozent sein.

3. Steigern Sie Ihr Aktivitätsniveau nur ein Mal auf diese Weise und kehren Sie dann für z.B. 3 Tage zum Ausgangs-

wert zurück. Treten keine unerwünschten Wirkungen ein, erhöhen Sie Ihr Aktivitätsniveau erneut und verkürzen den Abstand; statt 2–3 Tage zu warten, versuchen Sie es also mit einem Abstand von 1–2 Tagen.

4. Sobald Sie dieses neue Aktivitätsniveau problemlos beibehalten können, ist dies für Sie Ihr neuer Ausgangswert. Nach einer kurzen Zeit der Stabilisierung können Sie die nächste Stufe erkunden. Denken Sie jedoch daran, dass manche Aktivitäten nur möglich sind, wenn Sie sich danach ausreichend erholen können.

5. Falls Ihre Symptome zu irgendeinem Zeitpunkt wieder aufflammen, kehren Sie zu Ihrem früheren Ausgangswert zurück und festigen diese Basis, eventuell auch nur vorübergehend, um von dort aus wieder auf Ihren derzeitigen Ausgangswert zu gelangen.

Ich weiß, man fühlt sich manchmal wie in einem Gefängnis eingesperrt, wenn man so vorsichtig mit seinem Aktivitätsniveau umgeht. Leidet man unter einer milderen Form der Erschöpfung, kann einem das auch eher zu drastisch vorkommen und man muss sich nicht so streng an diese Prinzipien halten. Dennoch habe ich diesen Konzepten ein ganzes Kapitel gewidmet, denn sie sind für viele Menschen wirklich ein entscheidender und grundlegender Teil ihrer Genesung.

Egal, wie gut Sie sich ernähren, Ihr Nervensystem beruhigen und die zugrunde liegenden Ungleichgewichte beseitigen – Sie werden nicht um die Tatsache herumkommen, dass Ihr Körper sich nur auf stabile und vorsichtige Weise erholen kann. Die nötige Disziplin und Geduld für diesen Ansatz kann Ihr Leben verändern.

Kehren wir an dieser Stelle zur Geschichte von James zurück, mit der wir dieses Kapitel eröffnet haben. Er praktizierte etwa ein Jahr lang den in diesem Kapitel beschriebenen Aktivitätsansatz und hielt sich gleichzeitig voll und ganz an die anderen Punkte seines OHC-Plans; danach hatte er sich vollständig erholt.

James wusste um diesen Erfolg, nachdem er mit dem Fahrrad innerhalb von 2 Tagen fast 320 Kilometer zurücklegen konnte, ohne irgendwelche negativen Folgen zu spüren. Und er wusste, dass es ihm gut gehen würde, weil er immer noch bei jedem Schritt auf seinen Körper hörte.

Ich glaube, man muss das folgendermaßen sehen: Sie ziehen sich nicht zurück, weil Sie besiegt sind, sondern um die Substanz und die Grundlage für einen nachhaltigen und letztlich wirksamen »Angriff« aufzubauen.

Es geht jedoch nicht nur darum, unser Aktivitätsniveau zu steuern. Ein ziemlich bekannter Spruch in der OHC besagt: »Es kommt nicht nur darauf an, was man tut, sondern auch auf die Verfassung, in der man sich befindet, wenn man es tut.« Manchmal können wir die gleiche Tätigkeit an zwei verschiedenen Tagen und in zwei unterschiedlichen Verfassungen ausüben, und sie hat dann eine völlig andere Wirkung.

Im nächsten Kapitel werden wir erforschen, wie Sie Ihre Verfassung verändern können – und das kann sich direkt auf Ihr Energieniveau auswirken.

15.

Einen heilungsfördernden Zustand kultivieren

In Kapitel 8 haben wir von Colin und der scheinbar wundersamen Verwandlung erfahren, die eintrat, als er *so tat, als ob* nichts wäre, und seinen Körper in einen tiefen Heilungszustand versetzte. Das hat mich so sehr beeindruckt, dass ich mich viele Jahre lang vor allem damit beschäftigt habe, wie man das Nervensystem beruhigt und einen solchen heilungsfördernden Zustand kultiviert.

Für manche Menschen scheint das so einfach zu sein, wie einen Schalter umzulegen; für andere dagegen kann es sehr viel komplizierter sein und mehrere Ebenen therapeutischer Arbeit umfassen, unter anderem das Heilen zugrunde liegender Traumata, die im Körper gespeichert sind.

Die Situation wird zudem erheblich durch andere Faktoren erschwert: die Verunsicherung darüber, an einer medizinisch nicht erklärbaren Krankheit zu leiden, das Auf und Ab der Erschöpfung und das ständige Unverständnis der Menschen um uns herum. Wie wir bereits erörtert haben, befinden wir uns dadurch in einer Verfassung, die das genaue Gegenteil dessen ist, was wir zum Heilen brauchen.

In diesem Kapitel werden wir einige grundlegende Prinzipien erforschen, die dazu beitragen, Ihr System zu beruhigen – mit besonderem Augenmerk auf einfachen Übungen, mit denen Sie sofort beginnen können.

Die Kraft der Achtsamkeit

Meditation ist vielleicht das meistdiskutierte Instrument der persönlichen Entwicklung und der alternativen Heilung. Ihre angeblichen Vorteile klingen manchmal weit hergeholt und sind, wenn es Ihnen so geht wie mir am Anfang, auch sehr weit weg von dem Punkt, an dem Sie gerade stehen.

Als ich 1998 zu meditieren begann, um damit meine Heilung zu unterstützen, sah das Bild noch ganz anders aus als heute. Damals konnte man Angebote für Meditationsunterricht eher in einem New-Age-Kristallladen in einer Seitenstraße finden als in den Mainstream-Medien, wo sie heute zu finden sind.

Obwohl Formen der Meditation und des Gebets in verschiedenen Religionen verwendet werden und mit bestimmten Konnotationen einhergehen können, ist die Form der Meditation, die ich lehre, von jeder spirituellen oder religiösen Praxis unabhängig. Mein Fokus liegt einfach darauf, den Geist zur Ruhe zu bringen, in den Körper zu kommen und sich mit dem gegenwärtigen Moment zu verbinden.

Was wir in der Meditation kultivieren wollen, ist Achtsamkeit, die definiert werden kann als ein geistiger Zustand, der erreicht wird, indem man seine Aufmerksamkeit auf den gegenwärtigen Moment richtet, während man seine Gefühle, Gedanken und Körperempfindungen ruhig zur Kenntnis nimmt und akzeptiert; sie wird als therapeutische Technik eingesetzt.

Wenn wir Geist und Körper beruhigen und entspannen und uns mit dem gegenwärtigen Moment verbinden, bringen wir den Körper direkt in einen heilenden Zustand.

Die Gehirnwellen verändern

Je mehr Ihr Nervensystem zur Ruhe kommt und je tiefer Sie mit dem gegenwärtigen Moment verbunden sind, desto leichter können Sie auf Ihren Körper und seine Mitteilungen hören. Dazu müssen Sie wirklich *in* Ihrem Körper sein (anstatt Ihren Gedanken im Kopf nachzuhängen), und genau das können Sie mit Meditation erreichen. Abgesehen von der Wirkung auf den Körper hat die Meditation jedoch auch eine sehr reale Auswirkung auf die Gehirnfunktion.

Die vier Gehirnwellenmuster

Es gibt vier Kategorien von Gehirnwellenmustern; sie sind immer alle vorhanden, aber in verschiedenen Situationen sind unterschiedliche Gehirnwellen dominant, je nachdem, in welcher Verfassung wir uns befinden.

1. **Beta** ist ein Zustand des konzentrierten Denkens und der höheren geistigen Erregung. Wenn wir unser Gehirn stark beanspruchen und/oder überreizt oder gestresst sind, haben wir einen Überschuss an Beta.

2. **Alpha** ist ein Zustand des entspannten Denkens und der sanften geistigen Erregung. Wenn wir entspannt sind, im Moment leben und uns in einer heilenden Verfassung befinden, dominieren die Alphawellen.

3. **Theta** ist der Zustand des Tagträumens und des Traumschlafs. Haben wir nachts zu viele Thetawellen, sind wir oft gereizt und unausgeschlafen. Unser Nervensystem unterscheidet nicht zwischen etwas, das real ist, und etwas, das wir uns lebhaft vorstellen. Werden wir also im Traum von einem Säbelzahntiger gejagt, fühlt sich das für unser Nervensystem real an.

4. **Delta** ist ein Zustand des Tiefschlafs, und im Tiefschlaf heilt und regeneriert sich unser Körper, indem er zum Beispiel Wachstumshormone freisetzt. Es besteht ein direkter Zusammenhang zwischen der Menge an Deltaschlaf, die wir bekommen, und wie erfrischt wir uns am Morgen fühlen.

Wenn wir gestresst sind, haben wir tagsüber tendenziell zu viel Beta und zu wenig Alpha. Und das heißt, unser System arbeitet nicht nur härter, sondern es fehlt ihm auch die Zeit, sich zu erholen und zu regenerieren.

Eine der Aufgaben des Theta- oder Traumschlafs ist das Verarbeiten und Ordnen der Gedanken, die uns tagsüber durch den Kopf gehen. Je mehr Beta wir also tagsüber haben, desto mehr Theta haben wir tendenziell nachts, und das bedeutet letztendlich: mehr ermüdenden Traumschlaf und weniger heilsamen Tiefschlaf.

Damit wir tief schlafen können, müssen wir uns völlig entspannen und loslassen. Wie ein Höhlenmensch, der in Angst vor dem Säbelzahntiger lebt, der ihn jagt, schlafen wir im Stresszustand mit einem halb geöffneten Auge und lassen uns nicht voll und ganz auf inneren Frieden und Ruhe ein.

Abgesehen von all dem, was wir bereits in Kapitel 8 über die Bedeutung, in einem heilsamen Zustand zu sein, erfahren haben: Je mehr wir unseren Geist zur Ruhe bringen, desto direkter und besser können wir beeinflussen, wie viel Energie wir tagsüber verbrauchen, wie gut wir nachts »herunterkommen« und wie viel Energie wir bei Nacht wieder aufbauen.

Es gibt eine ganze Reihe von Techniken, mit deren Hilfe wir das Nervensystem zurücksetzen können; Meditation ist für viele Menschen eine wichtige Grundlage dafür. Wenn Sie Ihr Beta beruhigen und Ihr Alpha während des Tages erhöhen, ist Ihr Kopf nicht so ermüdet und Sie kommen besser zur Ruhe.

Je ruhiger Ihr Geist tagsüber ist, desto tiefer schlafen Sie während Ihrer Nachtruhe. Bei der Arbeit mit Patienten mit Schlafproblemen fokussiere ich mich immer besonders darauf, ihren Geist und ihr Nervensystem tagsüber zur Ruhe zu bringen. Wenn wir tagsüber ruhiger sind, wird sich unser Schlaf eher ganz von allein einstellen.

Vier Arten der Meditation

Meditieren zu lernen, kann sich ziemlich überwältigend anfühlen: Wo soll man bei so vielen verschiedenen Praktiken und Denkschulen überhaupt anfangen? Meiner Meinung nach sind die verschiedenen Meditationsarten nicht alle gleich wertvoll, wenn es darum geht, einen heilungsfördernden Zustand zu kultivieren, auch wenn sie alle ihre Vorteile haben.[155–157] Die Liste ist bei Weitem nicht vollständig, aber ich teile sie gerne in die folgenden vier Arten ein:

1. *Zustandsverändernde Praktiken*

Solche Praktiken zielen darauf ab, eine Veränderung unseres Zustands zu bewirken, oft um eine Erfahrung von Glückseligkeit oder Euphorie herbeizuführen. Dazu zählen mantrabasierte Praktiken wie die Transzendentale Meditation und auf Energie ausgerichtete Praktiken wie Kundalini.

2. *Absichtsbasierte Praktiken und Visualisierungspraktiken*

Diese Techniken sollen den Geist auf etwas Bestimmtes lenken, z.B. auf einen entspannenden Strand oder einen beruhigenden Wald. Dahinter steht folgender Gedanke: Wenn man den Geist an solche Orte führt, reagiert der Körper darauf, als sei er wirklich dort. (Erinnern Sie sich, was ich über das Nervensystem gesagt habe, das nicht zwischen etwas Realem und etwas lebhaft Vorgestelltem unterscheidet?)

3. *Hypnose und Suggestionspraktiken*

Sie dienen dazu, den Geist auf bestimmte Ideen und Prinzipien zu fokussieren, die zu einem bestimmten Ergebnis führen sollen.

4. Körperbasierte Meditationspraktiken

Dabei wird der Körper in den Mittelpunkt der Meditation gestellt, und wir werden dazu angehalten, uns zu entspannen und uns ganz auf ihn einzulassen. Gemäß meinen Erfahrungen mit Patienten sind körperbasierte Meditationspraktiken für Menschen mit Erschöpfung aus mehreren Gründen am hilfreichsten.

Erstens: Je mehr wir uns entspannen und unseren Körper spüren, desto besser können wir ihm zuhören.

Zweitens: Bei körperbasierten Praktiken sind wir besser geerdet und mit dem gegenwärtigen Moment verbunden als bei anderen, eher anregenden Praktiken.[156,158,159]

Und indem wir aktiv lernen, unsere Gedanken loszulassen und mehr in den Körper und den gegenwärtigen Moment zu kommen, können wir schließlich unsere Praxis auch außerhalb unserer formellen Meditationssitzungen in unserem Alltag fortsetzen; bei anderen Praktiken müssen wir dazu vielleicht Aufnahmen anhören.

Ich will damit nicht sagen, dass Sie keine anderen Praktiken für sich erforschen sollten oder keinen Nutzen aus ihnen ziehen können, aber mein Vorschlag wäre, zumindest ein paar körperbasierte Meditationspraktiken in Ihren Tag einzubauen.

Wie geht das Meditieren?

Meditieren ist bemerkenswert einfach, jedoch nicht leicht. Eigentlich lernen wir dabei, unseren Fokus auf bestimmte Gedanken oder Denkweisen loszulassen und uns mit dem gegenwärtigen Moment zu verbinden. Kommen uns Gedanken in den Sinn, beobachten wir sie, lassen sie los und verlagern unseren Fokus auf unseren Körper.

Mein erster Meditationslehrer sagte, Gedanken seien Züge und der Geist sei ein Bahnhof, durch den die Gedanken (Züge) fahren: Man beobachte jeden Zug (Gedanken), aber man steige nicht in ihn ein, sondern beobachte nur, wie er vorbeifährt.

Obwohl diese Metapher sinnvoll ist, überforderte sie mich noch mehr. Er sprach nämlich von unserem örtlichen Provinzbahnhof in Südostengland, der pro Stunde nur von wenigen Zügen frequentiert wurde – während ich eher an das Grand Central Terminal in New York oder King's Cross in London dachte, wo ständig mehrere Züge gleichzeitig abfahren. Ich fragte mich, welchen Zug ich eigentlich beobachten, aber nicht besteigen sollte, wenn es in einem bestimmten Moment doch so viele davon gab!

Ich finde es hilfreicher, meinen Patienten und Schülern beizubringen, so gut sie können ihre Gedanken zu beobachten und sie loszulassen, aber letztendlich in die Empfindungen ihres Körpers hineinzuspüren und sich mit ihnen zu verbinden.

Die Konzentration auf den Atem kann ein hilfreicher Teil davon sein, obwohl das für manche Leute auch zu einer Quelle von Stress werden kann. In diesem Fall lasse ich diese Menschen einfach in die Empfindungen ihrer Arme und Beine hineinspüren und sich mit ihnen verbinden; dort ist eher nicht so viel emotionales Material gespeichert.

Was die vielen Details im Zusammenhang mit Meditation betrifft – z.B. wie lange und zu welcher Tageszeit man üben sollte, wie man sitzen sollte, wie man atmen sollte –, so sind diese meiner Meinung nach zwar in manchen Situationen durchaus relevant; das Wichtigste aber ist, mit einer Praxis zu beginnen, die man durchhalten kann. Konstante 10 Minuten am Tag, zu einer Zeit, die für Sie passt, sind allemal besser als eine gelegentliche Sitzung um 6 Uhr morgens, nach der Sie für den Rest des Tages ausgelaugt sind.

Das Problem beim Schreiben und Reden über Meditation ist, dass es uns nur bedingt dabei helfen kann, tatsächlich zu meditieren. Deshalb habe ich für Sie eine geführte Meditation in dem oben beschriebenen Stil aufgenommen, die Sie als Teil des Begleitkurses erwerben können; weitere Informationen dazu finden Sie unter *www.alexhoward.de*.

Das homöostatische Gleichgewicht wiederherstellen

Meditation ist enorm hilfreich, und für viele Menschen ist sie ein wichtiges Instrument in ihrem Werkzeugkasten, um einen heilenden Zustand zu kultivieren. Wie jede Praxis hat sie jedoch ihre Grenzen, und allein und für sich genommen reicht sie selten aus. Eine dieser Grenzen besteht darin, dass der Körper zwischen den einzelnen Meditationsübungen allmählich wieder in einen Stresszustand versetzt wird, selbst wenn es uns gelungen ist, unser System zu beruhigen und zu entspannen.

Nicht zu verstehen, warum das passiert, kann enorm frustrierend sein. Wir arbeiten hart daran, das System zu beruhigen und zu entspannen, und fast genau in dem Moment, in dem wir damit aufhören, scheint es sofort wieder »aufzudrehen«, und zwar weil sich der Körper daran gewöhnt hat, im Stress zu sein, und einfach zu dem zurückkehrt, was er für seinen Gleichgewichtspunkt hält.

Der Körper verfügt über alle möglichen Arten von »homöostatischen« Gleichgewichten, die er zu jedem Zeitpunkt sorgfältig handhaben und aufrechterhalten muss. Von unserem Blutdruck, Blutzuckerspiegel und der Körpertemperatur bis hin zum Stoffwechsel, der Herzfrequenz und dem zirkadianen Rhythmus stellt sich der Körper auf einen Normwert, also eine Art Standard, ein und arbeitet hart daran, jeweils die Balance aufrechtzuerhalten, an die wir uns gewöhnt haben. Wenn wir im Zustand einer maladaptiven Stressreaktion leben, kehrt unser Körper nicht einfach zufällig in diesen Zustand zurück – er tut es, weil für ihn dort das Gleichgewicht liegt.

Um dieses Gleichgewicht umzutrainieren, müssen wir zunächst einmal mehr Gewahrsein dafür entwickeln, was in unserem Nervensystem vor sich geht und wodurch es getriggert wird. Je bewusster wir die Momente wahrnehmen, in denen unser System versucht, in sein falsch angepasstes Gleichgewicht zurückzukehren, desto besser schaffen wir es, unseren Fokus zu verlagern und unser System neu zu justieren.

In Kapitel 6 haben wir die 5 energiezehrenden Persönlichkeitsmuster des Erfolgs- bzw. Leistungsmenschen, des Helfers, des Ängstlichen, des Perfektionisten und des Kontroll-Typs untersucht. Diese Muster spielen sich nicht nur auf der Makroebene ab, sondern auch in jedem einzelnen Moment in unserem Denken und Verhalten.

Nehmen wir zum Beispiel an, Sie ruhen sich am Ende des Tages auf dem Sofa aus. Ihr Körper teilt Ihnen deutlich mit, dass er müde ist, aber Ihr Verstand sagt: *»Ich muss noch dieses Projekt für die Arbeit fertig machen.«* Und im nächsten Atemzug sagt er: *»Ich habe Katie nicht zurückgerufen, wie ich es versprochen hatte, und sie braucht meine Unterstützung.«* Und ein paar Sekunden später machen Sie sich Gedanken darüber, wie es Ihnen am nächsten Morgen wohl geht und welche Symptome Sie auf dem Weg zur Arbeit haben werden.

In diesem Beispiel zeigt Ihr Körper sehr deutlich, dass er Ruhe braucht; Ihr Geist hat jedoch gerade ein Leistungsmuster (Arbeitsprojekt), ein Helfer-Muster (Sorge um Katie) und ein Angst-Muster (Ihre Symptome am nächsten Tag) am Laufen. Fördern diese Muster einen Zustand der Heilung für Ihren Körper – oder regen sie Ihr Nervensystem an? Das ist ja wohl klar: Diese Gedanken versetzen den Körper aktiv in einen Zustand der Erregung, und zwar genau dann, wenn er eigentlich ruhen sollte.

Anhand der folgenden Checkliste können Sie diese Muster aufdecken.

Es geht hier nicht darum, für jeden Ihrer Gedanken als Gedankenpolizei auftreten oder lernen zu müssen, »Ihren Verstand zu kontrollieren«. Letztendlich wird ohnehin beides nicht funktionieren. Sie müssen jedoch lernen, solche Muster zu erkennen und Ihre geistigen Gewohnheiten allmählich umzutrainieren.

Checkliste der Persönlichkeitsmuster

Leistungs-Typ

- Setzen Sie Ihren Körper unter Druck, Dinge zu tun, für die er eigentlich nicht die Energie hat?
- Engagieren Sie sich zu sehr für Projekte, um Ihr Selbstwertgefühl zu stärken?
- Wehren Sie sich gegen die Ruhe, um beschäftigt zu bleiben?

Helfer-Typ

- Ertappen Sie sich dabei, dass Sie die Bedürfnisse Ihres Körpers ignorieren und sich erst einmal um andere kümmern?
- Haben Sie das Gefühl, die Bedürfnisse anderer Menschen seien wichtiger als Ihre eigenen?
- Bitten Sie andere um Hilfe oder sind Sie eher immer der Mensch, der um Hilfe gebeten wird?

Das Gehirn neu vernetzen

Eines der Gebiete, das mich während meines Psychologiestudiums besonders faszinierte, war die Funktionsweise des menschlichen Gehirns. Selbst heute, mit all den technischen Zaubereien, die wir mit Computern vollführen können, kommen wir an manche der meisterlichen Potenziale des Gehirns nicht heran. Besonders interessierte ich mich für die Auswirkungen der neuronalen Plastizität,

Angst-Typ

- Sind Sie ständig mit Ihren Gedanken beschäftigt?
- Ertappen Sie sich dabei, wie Sie ständig Situationen analysieren und herauszufinden versuchen, was zu tun ist?
- Fühlen Sie sich geistig verwirrt und überfordert, wenn Ihre Gedanken rasen?

Perfektionismus-Typ

- Ist es für Sie sehr wichtig, die Dinge richtig zu machen?
- Quälen Sie sich mit Details herum, die andere weglassen würden?
- Sind Sie bei dem Versuch, die Dinge richtig zu machen, in einer Art Lähmung und Überforderung gefangen?

Kontroll-Typ

- Müssen Dinge auf eine bestimmte Art und Weise erledigt werden, damit Sie sich sicher fühlen?
- Versuchen Sie das, was andere tun, zu kontrollieren, damit Sie sich besser fühlen?
- Ertappen Sie sich dabei, dass Sie Situationen meiden, in denen Sie das Umfeld nicht kontrollieren können?

das heißt des Prozesses, durch den das Gehirn Gewohnheiten und Verhaltensweisen erlernt und beibehält.

Wenden wir zum Beispiel ein bestimmtes Denkmuster mehrmals an, lernt unser Gehirn, dies automatisch zu tun – das Lernmuster wird im Gehirn buchstäblich vernetzt. Je öfter wir dieses Denkmuster denken, desto stärker wird der neuronale Pfad bzw. die betreffende Nervenbahn. Wenn wir nach vielen Jahren ein bestimmtes Denkmuster ändern wollen, kämpfen wir zunächst gegen eingespielte Nervenbahnen an.

Nehmen wir an, Sie sind viele Jahre lang die gleiche Strecke von der Arbeit nach Hause gefahren, und dann ziehen Sie eines Tages um, und Ihre Route ändert sich. Sie haben sich so sehr daran gewöhnt, die alte Strecke zu fahren, dass Sie womöglich wieder zu Ihrem alten Haus fahren, weil Sie sich nicht genügend konzentrieren.

Zwei Schritte zur Änderung Ihrer Denkmuster

Zu lernen, diese Muster zu ändern, kann an und für sich schon ein wichtiger Punkt sein – in der Tat ist das ein wesentlicher Teil meines Online-Coaching- bzw. ***»Reset Program«;*** doch an dieser Stelle möchte ich Ihnen jetzt noch ein paar wichtige Tipps mit auf den Weg geben.

Schritt 1: Gewahrsein

»If you can see it, you don't have to be it.« (»Wenn du es sehen kannst, musst du es nicht sein.«) Je klarer Sie diese Muster sehen und erkennen können, desto besser sind Sie in der Lage, sie zu ändern. Es braucht Zeit und Übung, aber es ist absolut möglich, und der einzige Ort, an dem Sie beginnen können, ist der Punkt, an dem Sie jetzt sind.

Schritt 2: Disziplin und Fleiß

Sie trainieren Ihr Gehirn aktiv um und bauen neue Nervenbahnen auf, aber Sie müssen fleißig und konsequent sein, bis Ihr Gehirn eine neue Funktionsweise erlernt hat. Jedes Mal, wenn Sie sich ertappen und daraufhin eine andere Richtung einschlagen, vernetzen Sie Ihr Gehirn aktiv neu.

Kehren wir zu dem Beispiel von vorhin zurück, in dem Ihr Verstand ein Leistungsmuster ausführt, das Sie dazu bringt, ein Arbeitsprojekt zu Ende zu bringen, obwohl Ihr Körper Ruhe braucht. Wenn Sie sich der Art Ihres Musters bewusst sind, das Sie ausspielen, haben Sie eine Wahl, die Sie vorher nicht hatten.

Früher wären Sie wahrscheinlich ein Sklave des Musters gewesen und hätten Ihren Körper ignoriert, aber wenn Sie sich dessen bewusst sind, können Sie eine andere Entscheidung treffen – nämlich auf ihn zu hören. Sie könnten sich zum Beispiel ein langes Bad gönnen, um Ihren Körper zu entspannen, früh zu Bett gehen oder Ihren Zeitplan für die kommenden Tage genau unter die Lupe nehmen, um zu sehen, ob Sie sich eine Auszeit genehmigen können.

Wenn Sie das alte Muster erkennen, eine andere, bessere Wahl treffen und die Disziplin aufbringen, diese neue Option auch durchzuziehen, tun Sie einen wichtigen Schritt zur Kultivierung einer neuen Gewohnheit und eines neuen Musters. Geht es Ihrem Körper dadurch besser, wird das die neue Richtung, nämlich auf ihn zu hören und sich um ihn zu kümmern, nur noch weiter verstärken.

Nachdem wir nun einige der psychologischen Grundprinzipien der Erschöpfung betrachtet haben, werden wir uns im nächsten Kapitel mit einigen der wichtigsten Ernährungsprinzipien befassen. Lassen Sie uns anschauen, wie wir den Treibstoff, den Sie Ihren Mitochondrien zuführen, optimieren können.

16.

Ernährungsgrundlagen

Eine der Entscheidungen, die ich nach diesem lebensverändernden Gespräch mit meinem Onkel traf, war die, Vegetarier zu werden. Nachdem ich verschiedene Bücher über die Vorzüge einer vegetarischen Lebensweise für unsere eigene Gesundheit und die unseres Planeten gelesen hatte, war ich fest von deren Vorzügen überzeugt.

Die Umstellung war für mich nicht einfach. Als Kind war ich beim Essen wählerisch und aß nur zwei Sorten »Gemüse«, und zwar Erbsen und Kartoffeln. Meine Familie bemühte sich nach Kräften, mein Repertoire zu erweitern, aber ich saß einfach stundenlang am Tisch und weigerte mich zu essen. Da sie mich nicht zwangsernähren konnten, hatten sie keine andere Wahl, als meine selbst auferlegten Grenzen zu akzeptieren. Meine Großmutter tat ihr Bestes, diese Hürden zu umschiffen: Sie kochte regelmäßig frische Suppe, die ich aus irgendeinem Grund sehr gerne aß, solange sie passiert, also gesiebt war.

Nachdem ich Vegetarier geworden war, musste ich mein Repertoire an Lebensmitteln schnell erweitern, aber das war letztlich ein kleiner Preis für eine mögliche Verbesserung meiner Gesundheit. Vier Jahre lang ernährte ich mich vegetarisch, doch leider gab es trotz meines guten Willens keine erkennbaren Veränderungen. Der Grund dafür wurde mir schließlich klar, als ich einen Workshop der Gesundheitsautorin Leslie Kenton besuchte.

Leslie Kenton war einst eine der führenden Persönlichkeiten der Rohkost-Bewegung, die sich für den Verzehr von Rohkost und den Verzicht auf alle tierischen Eiweißquellen einsetzte. Als frühe Version der heutigen Ausrichtung auf eine rein pflanzliche Ernährung waren ihre Rohkost-Prinzipien absolut sinnvoll, aber die Realität sah für mich weniger positiv aus. Doch inzwischen brachte Kenton genau die gegenteiligen überzeugenden Argumente vor: Sie betonte den Nutzen und für viele Menschen die Notwendigkeit von tierischem Eiweiß für eine bessere Gesundheit. Sie stellte diverse aussagekräftige Forschungsergebnisse vor, aber noch wichtiger war für mich Leslies Bericht über ihre eigenen gesundheitlichen Veränderungen. Vor allem hob sie die Auswirkungen von tierischem Eiweiß auf den Blutzuckerspiegel und die Gesundheit der Nebennieren hervor. Zu diesem Zeitpunkt war ich der vollständigen Genesung nahe, obwohl ich immer noch mit Blutzucker und Nebennierenerschöpfung zu kämpfen hatte. Ich war ständig hungrig und fühlte mich von meinen Mahlzeiten nie vollständig gesättigt.

Inzwischen war ich ja daran gewöhnt, Experimente an meinem Körper durchzuführen und jede neue Hypothese zu testen, ob ich ihr nun zustimmte oder nicht, also beschloss ich, eine Woche lang täglich tierisches Eiweiß zu essen.

Die Wirkung war verblüffend: Ich hatte mehr Energie und konnte das Niveau stabiler halten. Innerhalb eines Monats machte ich den letzten Schritt zurück zur vollständigen Genesung und konnte wieder normal Sport treiben.

Ein Jahr später lernte ich die Ernährungstherapeutin Niki Gratrix kennen, an die Sie sich sicher noch im Hinblick auf ihre begeisterte Entdeckung der Bedeutung unserer Mitochondrien erinnern. Niki hatte sich die letzten zwei Jahre auf eine Rohkosternährung umgestellt und trank regelmäßig tagelang lediglich frisch hergestellten Gemüsesaft. Unsere Ernährungsgewohnheiten hätten nicht gegensätzlicher sein können, und wir hatten viele »hitzige Debatten« darüber, wer recht hatte. Monatelang präsentierten Niki und ich uns gegenseitig Forschungsstudien, Fallstudien von Menschen, mit denen wir gearbeitet hatten, und alles andere, was wir in die Finger bekamen, um die Debatte zu gewinnen.

Schließlich wurde uns klar, dass die einzige Möglichkeit, irgendwie weiterzukommen, darin bestand, ein weiteres Experiment durchzuführen. Ich war nicht bereit, auf Fleisch zu verzichten, aber ich war bereit, mindestens einmal am Tag frisch gepresste grüne Gemüsesäfte in meine Ernährung aufzunehmen. Niki war nicht bereit, ihren Schwerpunkt auf Rohkost aufzugeben, aber sie war bereit, es mit etwas Biofleisch zu versuchen.

Und das Ergebnis? Mein Energieniveau stieg wieder an, und Niki konnte ihre Energie stabilisieren. Nikis Körper brauchte anscheinend nicht so viel Fleisch wie meiner, um die gleiche Wirkung zu erzielen, aber sie konnte den Nutzen nicht leugnen.

Warum eine ausgewogene Ernährung wichtig ist

An dieser Stelle fragen Sie sich vielleicht, warum ich mehrere Seiten brauche, um in aller Ausführlichkeit auf meine komplizierte Ernährungsgeschichte einzugehen. Nun, ich will damit eine entscheidende, wenn auch unbequeme Wahrheit über Lebensmittel verdeutlichen: Biochemisch gesehen sind wir alle unterschiedlich.

Die OHC wurde im Lauf der Jahre immer erfolgreicher; wir haben mit vielen Menschen zusammengearbeitet, und so kann ich Ihnen mit großer Zuversicht sagen, dass meine Meinung zu diesem Thema nur noch bestärkt wurde. Wenn es um Lebensmittel geht, ist die Medizin des einen wirklich das Gift des anderen.

Unbequem ist diese Erkenntnis deshalb, weil ich Ihnen in einem Buch wie diesem ja eigentlich sagen soll, welchen Ernährungsplan Sie befolgen sollten, um Ihre Energie zu steigern, aber leider kann ich das nicht. In Wahrheit habe ich keine Ahnung, wie Ihr Körper auf die verschiedenen Lebensmittel reagiert, und erneut geht es, wie schon des Öfteren in diesem Buch, darum, dass Sie lernen müssen, auf Ihren Körper zu hören, unabhängig davon, was andere sagen. Ich kann Ihnen aber ein paar Orientierungsprinzipien an die Hand geben, damit Sie sich besser zurechtfinden, und ich kann Ihnen sicherlich Tipps geben, welche Lebensmittel Sie meiden sollten und warum.

Natürlich ernährt sich nicht jeder schlecht, der unter Erschöpfung leidet, aber viele von uns haben sich an eine Ernährungsweise gewöhnt, die nicht nur suboptimal ist, sondern sich auch direkt auf unser Energieniveau auswirkt. Wie wir in Kapitel 10 beim Thema »Hormone« erörtert haben, greifen wir bei einem niedrigen Energielevel auch eher zu Stimulanzien, um uns auf Trab zu halten.

Die traditionell »schlechte« westliche Ernährung ist sehr reich an verarbeiteten Lebensmitteln wie Nudeln, Weißbrot, Kartoffelchips, Kuchen, Keksen, Süßigkeiten, Limonaden und kohlensäurehaltigen Getränken. Eine Ernährung mit einem hohen Anteil an diesen Lebensmitteln, den sogenannten raffinierten Kohlenhydraten, geht häufig mit einem Mangel an anderen wichtigen Elementen wie Ballaststoffen, Eiweiß, guten Fetten, Vitaminen und Mineralien einher.

Eine ausgewogene Ernährung und das richtige Verhältnis von Lebensmitteln auf dem Teller sind für alles andere, was wir in diesem Buch besprochen haben, von entscheidender Bedeutung. Ausgehend von dem, was wir bisher behandelt haben, wollen wir Lebensmittel essen, die uns bei folgenden Aufgaben unterstützen:

- Versorgung mit den wichtigen Nährstoffen, die unsere Mitochondrien zur Energiegewinnung benötigen

- Aufrechterhaltung des Zucker- bzw. Glukosespiegels im Blut und des damit verbundenen Energiegleichgewichts (mehr dazu folgt gleich) – was wichtig ist, um die Belastung unserer maladaptiven Stressreaktion und Hormonfunktion zu verringern

- Unterstützung der allgemeinen Verdauungsfunktion und des Darmmikrobioms, unter anderem Vermeidung von Nahrungsmittelunverträglichkeiten (mehr dazu in Kürze) und allgemeine Entlastung des Verdauungssystems

- Versorgung mit Nährstoffen zur Unterstützung des Hormonhaushalts, unter anderem der Nebennierenfunktion

- Versorgung mit Nährstoffen zur Unterstützung der Immunfunktion und der Entgiftungsprozesse unseres Körpers

Wie Sie sehen, geht es bei der Ernährung um sehr viel mehr als nur darum, gesund zu sein – sie hat einen direkten Einfluss auf fast alles, was wir in diesem Buch betrachtet haben. In der Tat ist die Ernährung so wichtig, dass sie unseren elften Schritt darstellt.

**** Schritt 11:**

Die Ernährung optimieren **

Wir können uns viele Ernährungsfaktoren anschauen, die über das hinausgehen, was wir in Kapitel 9 untersucht haben; ich möchte an dieser Stelle jedoch besonders auf zwei weitere Prinzipien eingehen: den Blutzucker und Nahrungsmittelunverträglichkeiten.

Die Blutzucker-Achterbahn

Man kann den Blutzucker unter anderem als Energiequelle für den Körper betrachten, auch wenn das eine grobe Vereinfachung ist; wir wollen einen stabilen Blutzuckerspiegel haben, der uns gleichmäßig mit Energie versorgt.

Ein zu hoher Blutzuckerspiegel ist ein Anzeichen für Diabetes, ein zu niedriger Blutzuckerspiegel für Hypoglykämie, bei der unsere Nebennieren hart arbeiten müssen, um das Gleichgewicht wiederherzustellen.

Wenn unsere Ernährung überwiegend aus raffinierten Kohlenhydraten wie Brot und weißem Reis besteht und nicht durch die Zufuhr von Ballaststoffen, Eiweiß und komplexen Kohlenhydraten wie Vollkornprodukten und Gemüse ausgeglichen wird, treibt dies unseren Insulinspiegel in die Höhe, was sich letztlich negativ auf unsere Blutzuckerwerte auswirkt. In der OHC bezeichnen wir dies als die »Blutzucker-Achterbahn« (siehe nachstehendes Schaubild).

Einfach ausgedrückt könnte man sagen: Wenn wir zu große Abstände zwischen den Mahlzeiten lassen oder nur Lebensmittel essen, die zu schnell aufgenommen werden – wie raffinierte Kohlenhydrate –, führt dies zu einem Anstieg unseres Blutzuckerspiegels und anschließend zu einem Absturz. Ist der Blutzuckerspiegel im Keller, greifen wir zu Nahrungsmitteln, die schneller aufgenommen werden, wie z. B. Schokolade, um uns zu stabilisieren, und der Kreislauf wiederholt sich.

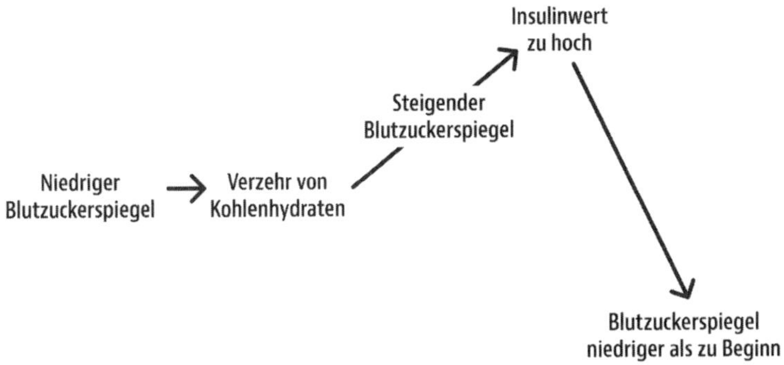

Die Auswirkungen der Blutzucker-Achterbahn

Wie ich bereits in Kapitel 10 erwähnt habe, kann dieser Zyklus eine Reihe von Symptomen hervorrufen, unter anderem:

- Heißhunger auf Zucker
- Übermäßiges Schwitzen
- Schwindel
- Erschöpfung
- Verschwommenes Sehen
- Zittern bzw. Zittrigkeit
- Hoher Puls bzw. Herzklopfen
- Reizbarkeit
- Konzentrationsschwierigkeiten und Verwirrung

Eine der wahrscheinlichen Auswirkungen dieses Kreislaufs ist die Ausschüttung von Stresshormonen, die eine maladaptive Stressreaktion auslösen und den Kreislauf weiter aufrechterhalten. Die gute Nachricht lautet: Normalerweise kann man den Blutzuckerspiegel relativ einfach stabilisieren. Wie das geht? Nun, wir müssen beim Essen auf ein gesundes Gleichgewicht zwischen Proteinen, Fetten und Kohlenhydraten achten und vor allem vermeiden, Kohlenhydrate allein zu essen. Darauf werden wir in Kürze zurückkommen.

Haben Sie Lebensmittelunverträglichkeiten?

Sind Sie nach dem Essen des Öfteren deutlich müder? Oder verschlimmern sich vielleicht Symptome wie Blähungen oder Hirnnebel? Eventuell stellen Sie sogar fest, dass das vor allem nach dem Verzehr von bestimmten Lebensmitteln auftritt.

Das könnte eine direkte Folge einer sogenannten Lebensmittelunverträglichkeit sein.[160,161]

Bei einer Lebensmittelunverträglichkeit reagiert unser Immunsystem auf ein Nahrungsmittel, als könnte es eine Gefahr für uns darstellen (das ist etwas ganz anderes als eine Lebensmittelallergie, bei der Menschen eine sofortige und manchmal lebensbedrohliche Reaktion auf den Verzehr bestimmter Lebensmittel haben können).

Laut Forschungsergebnissen können die durch Nahrungsmittelunverträglichkeiten verursachte Entzündung und Immunaktivierung unsere Mitochondrien und damit unsere Energieproduktion direkt beeinträchtigen.[71,106,161] Lebensmittelunverträglichkeiten können zudem eine Reihe anderer Symptome hervorrufen, darunter:

- Aufstoßen und Blähungen
- Kopfschmerzen und Hirnnebel
- Verdauungsstörungen
- Nasenverstopfung
- Schmerzen des Bewegungsapparats

Manchmal sind die schlimmsten Reaktionen auf Lebensmittel nicht Verdauungsbeschwerden, sondern die gefürchteten Symptome eines benebelten Gehirns oder Kopfschmerzen. Wir können gegen alle möglichen Lebensmittel eine Unverträglichkeit haben;[162] viele Menschen haben allerdings Probleme mit Milchprodukten und Gluten. Darauf werden wir später zurückkommen.

Verdauung – was man tun und was man vermeiden sollte

Nachdem wir uns angesehen haben, wie wichtig es ist, den Blutzucker zu kontrollieren, und welche Auswirkungen Nahrungsmittelunverträglichkeiten haben können, wollen wir uns mit einigen allgemeinen Verhaltensregeln befassen, die Ihnen helfen werden, diese beiden Probleme anzugehen, ebenso wie die möglichen zugrunde liegenden Verdauungsprobleme, um die es in Kapitel 9 ging.

Ernährung – was Sie tun sollten

Eiweiß essen

Nehmen Sie zu jeder Mahlzeit und jedem Snack eine Eiweißquelle zu sich. Das kann dazu beitragen, die Freisetzung von Glukose zu verlangsamen und so den Blutzuckerspiegel auszugleichen,[163] und liefert außerdem Bausteine für Hormone und Muskeln.

Gute Proteinquellen sind Eier, Fisch, Geflügel, Naturjoghurt, Ziegenkäse, Tempeh (Tofu), Nüsse, Samen, Hülsenfrüchte, rotes Fleisch und Proteinpulver.

Eine hilfreiche Gedankenstütze: Achten Sie darauf, dass mindestens 30 Prozent des Essens auf Ihrem Teller aus eiweißhaltigen Lebensmitteln bestehen.

Gute Fette wählen

Fett hat im Lauf der Jahre unter allen möglichen Imageproblemen gelitten. Es ist jedoch wichtig, zwischen guten (ungesättigten) Fetten wie Olivenöl oder Nussölen und schlechten (gesättigten) Fetten wie Butter oder Käse zu unterscheiden. Eine kleine Menge guter Fette ist sehr wichtig für die Gesundheit und wird als Quelle für essenzielle Fettsäuren benötigt, die unser Körper nicht selbst herstellen kann. Essenzielle Fettsäuren sind unter anderem für die Hormonfunktion wichtig.[164] Fette helfen auch bei der Aufnahme verschiedener Vitamine, wie den Vitaminen A, D und E.

Zu den guten Fettquellen gehören fette Fische wie Lachs, Makrelen, Sardinen und Regenbogenforellen. Bei der Auswahl des Fisches sollten Sie Fisch in der folgenden Reihenfolge bevorzugen: fangfrisch, gefroren, geräuchert, im Glas und erst dann in der Dose.

Weitere Quellen sind Mandeln und Cashewkerne, Nüsse und Samen wie Walnüsse, Paranüsse, Sonnenblumenkerne, Leinsamen und Chiasamen sowie Avocados und Olivenöl (vorzugsweise natives Olivenöl extra).

Einen Regenbogen essen

Gestalten Sie Ihren Teller so bunt wie möglich, indem Sie eine Vielzahl von Gemüsesorten und Salaten wählen – so ist sichergestellt, dass Sie ein breites Spektrum an Vitaminen und Mineralstoffen mit Ihrer Nahrung aufnehmen.[165]

Streben Sie an, mindestens die Hälfte Ihres Tellers mit verschiedenen Gemüsesorten zu füllen, am besten bei jeder Mahlzeit, auch beim Frühstück. Das lässt sich leicht erreichen, zum Beispiel durch ein Gemüseomelett zum Frühstück; oder man schaut buchstäblich über den Tellerrand hinaus und zieht eine Gemüsesuppe oder einen grünen Smoothie mit Spinat oder Grünkohl in Betracht.

Achten Sie auf 6–8 Portionen Gemüse pro Tag und nicht mehr als 2 Portionen Obst (wegen des hohen Zuckergehalts). Durch den Verzehr einer breiten Gemüsevielfalt stellen Sie auch sicher, dass Ihr Körper genügend Ballaststoffe erhält, die unter anderem für eine gesunde Darmfunktion und ein gesundes Gleichgewicht der Darmbakterien wichtig sind.[166–168]

Mahlzeiten zeitlich festlegen und regelmäßig essen

Wenn Ihr Körper gesund und ausgeglichen ist, sollten Sie darauf aus sein, alle 3–5 Stunden zu essen und morgens innerhalb einer Stunde nach dem Aufstehen etwas zu sich zu nehmen.[169] Um den Blutzuckerspiegel im Gleichgewicht zu halten, müssen Sie womöglich mehr oder weniger oft essen, also hören Sie wie immer auf Ihren Körper. Für manche Menschen (mich zum Beispiel) kann ein kleiner Snack vor dem Schlafengehen die Qualität des Schlafs erheblich verbessern.

Auch wenn es immer mehr Belege für den Wert des intermittierenden Fastens bzw. Intervallfastens (längere Zeit am Tag ohne Nahrung) gibt,[170,171] kann dies für Menschen mit empfindlichen Nebennieren schädlich sein.

Denken Sie immer daran, dass Ihr Körper am besten weiß, wie oft Sie essen müssen, und dass Sie auf ihn hören müssen.

Auf Bio umstellen

Biokost ist ideal, um die Belastung durch Antibiotika, Pestizide, Düngemittel und andere Chemikalien zu minimieren und den Gehalt an bestimmten Nährstoffen zu erhöhen.[172]

Manche Biolebensmittel sind teurer als nichtbiologische und möglicherweise auch nicht immer erhältlich, also tun Sie einfach Ihr Bestes. Wenn Sie es sich nicht leisten können, sich zu 100 Prozent biologisch zu ernähren, sollten Sie zumindest Fleisch, Milchprodukte und Eier vorrangig aus biologischem Anbau kaufen. Wild hat in der Regel Bioqualität und wird zu einem vernünftigen Preis angeboten. Freiland- oder Weidemast ist die nächstbeste Wahl.

Waschen und schälen Sie Ihre pflanzlichen Lebensmittel immer, um zumindest die Belastung durch Pestizide zu verringern.

Hydriert bleiben

Idealerweise sollten Sie etwa 2 Liter Flüssigkeit pro Tag zu sich nehmen.[173] In dieser Menge ist auch die Flüssigkeit aus der Nahrung enthalten; Sie sollten also etwa 1–1½ Liter trinken. Früchte- oder Kräutertees zählen als Flüssigkeit, und es ist auch gut, jeden Tag reines Wasser zu trinken.

Bedenken Sie, dass Fruchtsäfte viel Zucker enthalten; trinken Sie Saft also nur gelegentlich und verdünnen Sie ihn immer 50:50 mit Wasser.

Achtsam essen

Wie wir in Kapitel 9 besprochen haben, hat Essen unter Stress alle möglichen Folgen für die Verdauung. Wahrscheinlich haben wir nicht richtig gekaut, die Ressourcen unseres Körpers werden für andere Funktionen als die Verdauung benötigt, und wahrscheinlich essen wir entweder zu wenig oder zu viel.[174]

Wir müssen mit unserem Körper in Verbindung stehen und auf ihn hören, damit wir ihn mit Essen unterstützen können.

Es ist zum Beispiel sinnvoll, weder unterwegs noch vor dem Fernseher zu essen (und wenn Sie es doch tun, achten Sie darauf, dass Sie langsam essen und auf Ihren Körper hören) und auch nicht, solange Sie durch etwas anderes abgelenkt sind.

Ernährung – was Sie vermeiden sollten

Zucker

Verzichten Sie auf raffinierten Zucker, weiße raffinierte Kohlenhydrate und zuckerhaltige Lebensmittel wie Alkohol, Trockenfrüchte und 100-prozentige Fruchtsäfte. Beispiele für weiße raffinierte Kohlenhydrate sind Weißbrot, weiße Nudeln, Kuchen und Kekse. Raffinierte Kohlenhydrate sind eine sehr kurzlebige Energiequelle; oft fällt nach ihrem Verzehr die Energie ab, was den Körper zusätzlich belastet.

Unraffinierte Vollkornkohlenhydrate geben ihre Energie gleichmäßiger ab und helfen Ihnen, nach den Mahlzeiten ein gleichmäßigeres Energieniveau zu halten.[175]

Glutenhaltige und Molkerei-Produkte

Ich empfehle Ihnen dringend, möglichst eine gluten- und milchfreie Ernährung auszuprobieren, denn für viele Menschen ergibt das einen großen Unterschied – nicht nur hinsichtlich ihrer Verdauungsbeschwerden, sondern auch wegen anderer Symptome.[103,160,176–179] Ideal wäre zum Einstieg ein dreimonatiger Verzicht auf Milchprodukte und ein sechswöchiger Verzicht auf Gluten. Oft stellen sich sogar schon nach wenigen Tagen oder Wochen Verbesserungen ein.

Wenn Sie ein Lebensmittel weglassen, ist es in der Regel wichtig, dass Sie die Menge an verzehrter Nahrung nicht reduzieren, sondern die Lücke mit gesunden Alternativen füllen und zudem die weggelassenen Lebensmittel durch solche ersetzen, die reich an denselben Nährstoffen sind.

Wenn Sie zum Beispiel auf Milchprodukte verzichten, können Sie stattdessen kalziumreiche Lebensmittel in Form von gedünstetem Spinat, Brokkoli, Erbsen, Bohnen, Mandeln usw. verzehren.

Bei einer glutenfreien Ernährung sollten Sie auf die Aufnahme guter Ballaststoffquellen wie Gemüse achten und, falls Sie es vertragen, Reis, glutenfreie Quinoa, Hülsenfrüchte und Samen essen.

Koffein

Koffein ist ein Stimulans, und wie wir in Kapitel 10 besprochen haben, ist das das Letzte, was unser Körper braucht.[180–183]

Koffein ist nicht nur in Kaffee enthalten, sondern auch in Tee, Cola-Getränken, Kakao und in »Energydrinks«. Entkoffeinierter Kaffee enthält immer noch etwas Koffein (in der Regel 5 Prozent), und bei der konventionellen Entkoffeinierung wurden möglicherweise aggressive Chemikalien und giftige Metalle verwendet. Kräutertees wie Rotbusch (Rooibos), Pfefferminze, Ingwer und Kamille können sehr nützlich sein, und es ist erstaunlich, wie oft sich unser Geschmack und unsere Vorliebe mit der Zeit verändern.

Industriell verarbeitete Lebensmittel und Fertiggerichte

Achten Sie beim Kauf von abgepackten Lebensmitteln auf die Etiketten und meiden Sie Produkte, die Süßstoffe, Konservierungsmittel und Farbstoffe enthalten oder bei denen Bezeichnungen verwendet werden, die Sie nicht kennen. In der Regel gilt: Je weniger Zutaten auf einem Etikett aufgeführt sind, desto besser. Verarbeitete Lebensmittel enthalten meist zugesetzten Zucker und andere Süßungsmittel, die Ihren Blutzuckerspiegel beeinträchtigen können.

Zu den weiteren versteckten Zutaten in verarbeiteten Lebensmitteln gehören gehärtete Fette, die Entzündungsreaktionen hervorrufen und sogar zu Herzkrankheiten beitragen können. Generell gilt: Wenn die Inhaltsstoffe eines Lebensmittels aus Zahlen und nicht aus Wörtern bestehen oder es sich um unaussprechliche Wörter handelt, dürfte es sich um keine gute Energiequelle für Sie handeln!

Jeden Tag das Gleiche essen

Wenn Sie empfindlich auf Lebensmittel reagieren und nicht gerne kochen, ist es verlockend, Tag für Tag die gleichen Mahlzeiten zu essen. Das Problem ist, dass dies im Lauf der Zeit zu noch mehr Lebensmittelunverträglichkeiten und zu einer geringeren Vielfalt an Bakterien in Ihrem Darmmikrobiom führen kann. Selbst wenn Sie nur das Gemüse variieren und einige einfache Eiweißquellen und Kohlenhydrate abwechselnd verzehren, ist schon eine größere Vielfalt und damit eine bessere Ernährung gegeben.

Die 80/20-Regel

Fühlen Sie sich von all dem, was wir in diesem Kapitel besprochen haben, ein wenig überfordert? Das könnte man Ihnen wirklich nachsehen. Aber es geht auch nicht darum, alles perfekt zu machen; ein solcher Versuch könnte alles noch verschlimmern anstatt verbessern.

Es geht nicht darum, Angst vor dem Essen zu haben, sondern Ihre Beziehung zum Essen so zu verändern, dass es zu einer optimalen Energiequelle für Ihren Körper wird.

In der Regel werden Sie enorme Vorteile haben, wenn Sie diese Grundsätze in 80 Prozent der Fälle befolgen können, und ein Ausrutscher in 20 Prozent der Fälle wird wahrscheinlich keine größeren Probleme verursachen.

Es gibt nur eine einzige Ausnahme: Um wirklich herauszufinden, ob es für Sie von Vorteil ist, Gluten oder Milchprodukte aus Ihrer Ernährung zu streichen, müssen Sie in der Anfangsphase (das heißt 3 Monate für Milchprodukte, 6 Wochen für Gluten) 100-prozentig streng sein.

Mir ist natürlich klar, dass wir uns hier sehr auf die Theorie und nicht auf die Praxis konzentriert haben. Wie bereits erwähnt, kann ich Ihnen zwar nicht die für Sie perfekte Ernährung vorschlagen, aber es gibt doch Pläne, die das in diesem Kapitel Besprochene integrieren und die Sie als Leitfaden verwenden können. Rezeptpläne finden Sie im Begleitkurs, den Sie unter *www.alexhoward.de* erwerben können.

Wir haben nun praktische Schritte dahingehend erkundet, wie Sie auf Ihren Körper hören und Ihr Nervensystem beruhigen können, sowie grundlegende Ernährungsprinzipien kennengelernt. Nun müssen wir uns der Arbeit mit Ärzten und Therapeuten zuwenden. Das kann heikel sein, aber mit ein paar Grundprinzipien gewappnet, können Sie diesen Prozess viel leichter bewältigen.

17.

Mit Ärzten und Therapeuten arbeiten

Es gab nicht den einen Moment, in dem ich beschloss, die Optimum Health Clinic zu gründen. Wie bei vielen Dingen im Leben gab es viele kleine Momente über viele Jahre hinweg; sie gipfelten in einer Entscheidung, die sich anfühlte, als hätte sie sich selbst getroffen. In vielerlei Hinsicht löste ich damit eine Verpflichtung ein, die ich gegenüber mir selbst eingegangen war, nämlich etwas zu unternehmen, um anderen zu helfen, die sich in der gleichen schrecklichen Situation befanden wie ich selbst.

An einen dieser Momente erinnere ich mich jedoch sehr genau. Es war ein paar Monate, bevor ich mich für den Namen der Klinik entschied und die Website-Domain registrierte. Ich arbeitete wieder einmal bis spät in die Nacht in der Wohnung, in der ich lebte, und dachte über all die Ärzte und anderen Fachkräfte nach, die ich im Lauf der Jahre auf meinem eigenen Weg zur Heilung konsultiert hatte. Ich saß an meinem Schreibtisch und berechnete, dass ich 36 Ärzte und Therapeuten aufgesucht hatte, manche nur einmal, andere mehrere Male. In jeden Termin hatte ich Hoffnung und finanzielle Mittel investiert; ich hatte sogar fast mein gesamtes Studentendarlehen für Nahrungsergänzungsmittel ausgegeben, um meine Heilung zu fördern. Einige dieser Konsultationen hatten sich gelohnt, andere nicht, aber alle hatten mich etwas Wertvolles darüber gelehrt, was eine gute Klinik ausmacht; sie dienten mir jeweils als ein Beispiel dafür, was man tun oder nicht tun sollte.

Als ich über die Art von Organisation nachdachte, die ich mir erträumt hatte, waren für mich nicht nur die offensichtlichen Dinge wie klinische Spitzenleistungen und die Vorreiterrolle bei Ideen und Innovationen entscheidend. Besonders wichtig war für mich – in meiner Rolle als Klient – auch das Gefühl, von der Person, die mit mir arbeitete, wirklich gesehen und verstanden zu werden. Wenn ich das Gefühl hatte, dass jemand einfach nur die vorgegebenen Abläufe durchführte, wusste ich, die Chance war viel geringer, dass dieser Therapeut wirklich entschlüsseln konnte, was in meiner ganz individuellen Situation vor sich ging.

Wie wir in Kapitel 12 besprochen haben, müssen Sie der Kapitän Ihres eigenen Genesungsschiffes sein, und Sie müssen sich von dem Heilungspotenzial inspirieren lassen, das uns allen zu eigen ist. Das schmälert aber natürlich nicht die Bedeutung der Rolle von Therapeuten bzw. Ärzten: Die Beziehung zu diesen medizinischen Fachkräften ist sehr entscheidend.

Auswahl eines Arztes bzw. Therapeuten

Es ist meine Vision, dass dieses Buch Sie dazu befähigt, eine aktive Rolle auf Ihrem Heilungsweg zu spielen; es gibt so viel, was Sie selbst tun können: lernen, auf Ihren Körper zu hören, Ihr Nervensystem zur Ruhe bringen, Ihre Ernährung umstellen … Das alles kann Sie zwar sehr weit bringen, aber Erschöpfung ist eine sehr komplexe Angelegenheit, deshalb werden Sie wahrscheinlich auch die Hilfe von Fachleuten benötigen.

Natürlich würde ich es sehr begrüßen, wenn Sie sich für die Zusammenarbeit mit dem Expertenteam der Optimal Health Clinic entscheiden. Ich glaube, dass wir unsere Patienten (die in mehr als 50 verschiedenen Ländern leben) in bemerkenswerter Weise unterstützen, denn mehr als die Hälfte unseres Teams ist selbst von Erschöpfung in ihren verschiedenen Formen genesen.

Vielleicht finden Sie aber auch einen anderen Weg, der besser zu Ihnen passt, und deshalb möchte ich in diesem Kapitel einige wichtige Grundsätze vermitteln, die Ihnen bei der Auswahl eines Therapeuten oder Arztes bzw. einer Therapeutin oder Ärztin, bei der Vorbereitung auf eine Konsultation und einem entsprechend optimalen Ergebnis helfen werden. Ich glaube, schon das allein kann Ihnen endlosen Kummer und eine Menge Geld ersparen. Es ist sogar so wichtig, dass es unseren zwölften und letzten gemeinsamen Schritt darstellt.

** Schritt 12: Das Team managen **

In einer Zeit unseres Lebens, in der wir eventuell kaum mehr Energie und Ideen haben, sind wir womöglich gezwungen, komplexe Entscheidungen darüber zu treffen, welchen Weg wir einschlagen, mit wem wir zusammenarbeiten und wie wir unsere Heilung angehen sollen. Manchmal haben wir auch das Gefühl, wir müssten uns bei denjenigen Gehör verschaffen, die sich anscheinend zu sehr auf die Grenzen der Wissenschaft verlassen und nicht genug Vertrauen in die entscheidenden Informationen setzen, die uns unser Körper jeden Tag gibt.

Rote Warnflaggen bei der Auswahl der richtigen Experten

Ich kann Ihnen zwar nicht sagen, wem Sie vertrauen oder mit wem Sie zusammenarbeiten sollten, aber ich kann Ihnen sagen, worauf Sie bei jeder Therapeutin oder jedem Arzt achten sollten, egal, ob es sich um Schulmediziner oder Ärzte aus dem Bereich der integrativen oder alternativen Medizin handelt. In allen Bereichen gibt es Visionäre und Genies, und in allen tummeln sich auch Scharlatane und inkompetente Leute. Im Folgenden finden Sie eine Checkliste mit Warnsignalen, auf die ich achten würde:

Hat keine fachliche Erfahrung
Erschöpfung ist ein komplexer Zustand mit ganz eigenen Merkmalen. Um ihre zahlreichen Nuancen wirklich zu verstehen, muss ein Arzt mehr als nur ein paar Patienten pro Jahr behandeln. Hat

jemand ein Herzleiden, wird er ja auch an einen Kardiologen überwiesen und nicht an einen Allgemeinmediziner. Sollten Sie mit einem Allgemeinmediziner zusammenarbeiten, kann es gut sein, dass Sie mehr über Ihre Krankheit mit all ihren Nuancen wissen als er.

Behauptet, alle Antworten zu kennen

Sosehr wir uns das auch wünschen mögen – niemand hat eine 100-prozentige Erfolgsquote. Bei Aussagen wie »Ich kann Sie heilen« oder »Ich kann Ihnen garantieren, dass Sie mit diesem Ansatz gesund werden« sollten Sie erst gar nicht mehr die nächsten Worte abwarten. Solche Behauptungen weisen meistens entweder darauf hin, dass der Arzt schlichtweg lügt und ganz genau weiß, dass von einem solchen Erfolg gar keine Rede sein kann, oder, was vielleicht noch schlimmer ist, dass er unter einem schweren Bestätigungsfehler leidet; darauf werden wir gleich noch eingehen.

Gibt Ihnen das Gefühl, alles sei Ihre Schuld

Wenn ein bestimmter Ansatz nicht funktioniert, schieben wir die Schuld in der Regel auf eines von drei Dingen: die Methode, die Umsetzung durch den Therapeuten bzw. Arzt oder unsere Fähigkeit, unseren Teil dazu beizutragen.

Arbeitet ein Patient bzw. eine Patientin mit mir zusammen und es geht nicht nur nicht voran, sondern er oder sie glaubt auch noch, daran schuld zu sein, dass es nicht vorangeht, dann ist dieser Mensch schlechter dran als vorher, denn er hat nicht nur immer noch dieselben Probleme, sondern belastet sich auch noch mit der Überzeugung, selbst schuld zu sein.

Passen Methode und Klient nicht zusammen, wälzen Therapeuten oder Ärzte unter Umständen sehr schnell die Verantwortung von sich und ihrem Ansatz auf den Klienten ab. Für mich ist das an und für sich schon ein Warnsignal. Das soll keineswegs heißen, dass die aktive Beteiligung des Patienten nicht wichtig ist (das ist sie sehr wohl – denken Sie daran, was wir in den Kapiteln 1 und 12 besprochen haben), aber ein Arzt, der einfach dem Patienten die Schuld gibt, anstatt die Grenzen eines bestimmten Ansatzes oder

der eigenen Praxis dieses Ansatzes auszuloten, macht es sich gar zu einfach. In der OHC haben wir eher von den Patienten gelernt, denen wir *nicht* wie erhofft helfen konnten, als von denen, denen wir tatsächlich geholfen haben.

Zeigt keinen Respekt gegenüber Kollegen

Ein gewisses Maß an professioneller Rivalität ist unvermeidlich und auch gesund, weil es uns anspornt, besser zu werden. Ist jemand aber nicht nur leidenschaftlich von einem bestimmten Ansatz und seinen Vorzügen begeistert, sondern macht abfällige Bemerkungen über andere Methoden und Kollegen, ist das meines Erachtens ebenfalls bedenklich. Ich habe nämlich die Erfahrung gemacht, dass jeder einen Teil der Wahrheit kennt, und nur weil jemand etwas anders sieht als ich, hat nicht der eine recht und der andere unrecht. Neugierige und wahrheitssuchende Ärzte und Therapeuten legen mehr Wert darauf, zu lernen und ihr Handwerk besser zu beherrschen, als dass sie immer recht haben wollen und andere niedermachen. Professionelles Urteilsvermögen ist gesund, aber Respektlosigkeit gegenüber der Arbeit anderer ist es nicht.

Angsttaktik als Motivation zum Handeln

Das Letzte, was jemand, der unter Erschöpfung leidet, braucht, ist eine andere Person, die sich aus seinen Ängsten und Befürchtungen einen Vorteil verschaffen will. Ich finde die Art und Weise, wie das Internet die Gesundheit demokratisiert hat, ganz großartig, aber bei Artikeln mit Überschriften wie »Die 5 Dinge, die Sie wissen müssen, um Krankheiten zu vermeiden« oder »Wenn Sie dieses Programm nicht befolgen, wird Ihre Erschöpfung schlimmer« verliere ich sofort den Respekt vor dem Autor. Selbst wenn die weitergegebenen Informationen stichhaltig sind, spielen sie aufgrund der Art ihrer Präsentation mit den Ängsten der Menschen, und das ist wirklich das Gegenteil dessen, was sie brauchen.

Abgesehen von diesen Warnsignalen gibt es ein weiteres grundlegendes Problem, auf das man bei den Experten achten sollte: die sogenannten Bestätigungsfehler.

Die Gefahr des Bestätigungsfehlers

Der Begriff »Bestätigungsfehler« wird eher im Zusammenhang mit politischen Ansichten verwendet: Wir haben eine bestimmte Überzeugung oder Perspektive und interpretieren Beweise so, dass sie diese Ansichten bestätigen. Für Belege, die unsere Ansichten unterstützen, sind wir offen; wir sprechen mit anderen darüber und nutzen sie, um unsere bereits bestehenden Vorstellungen zu untermauern. Mit Informationen, die unseren Ansichten zuwiderlaufen, gehen wir anders um; wir ignorieren sie vielleicht, reden sie klein oder suchen nach Fehlern darin, stellen die Quelle infrage und wehren uns generell gegen die klare, offensichtliche Logik.

Faszinierenderweise geht es bei solchen Bestätigungsfehlern über die bloße Informationsverarbeitung hinaus. Wir neigen auch dazu, uns mit Menschen zu umgeben, die unsere Ansichten teilen, ja gestalten unsere Beziehungen so, dass wir noch tiefer in die Blase eintauchen, in der wir leben. Dabei werden wir auch von der Technologie unterstützt. Die Algorithmen sozialer Plattformen wie Facebook und Instagram erlernen durch unser Verhalten, was wir für wahr halten und was nicht, und liefern uns Informationen, die unsere Sichtweise unterstützen, damit wir uns wohlfühlen und mehr Zeit auf der Plattform verbringen (so werden mehr Werbeeinnahmen erzielt).

»Was hat das mit Gesundheit zu tun?«, werden Sie sich vielleicht fragen. Nun, ich glaube, sowohl Ärzte und Therapeuten als auch Patienten sind oft den gleichen Kräften ausgesetzt. Mediziner mit einem Bestätigungsfehler fokussieren sich auf Beweise, die ihre Ansicht stützen, und auf die Patienten, die sie erfolgreich behandelt haben, um die Beweise zu bekräftigen. Das Gleiche passiert bei Heilpraktikern; sie behandeln vielleicht drei Menschen mit einer bestimmten Krankheit und sprechen dann mit Kollegen und zukünftigen Patienten nur über den einen Patienten, bei dem eine Besserung eingetreten ist.

Dieser Bestätigungseffekt wird noch dadurch verstärkt, dass die Menschen, denen wir helfen, uns immer wieder aufsuchen, und diejenigen, denen wir nicht helfen konnten, eben nicht. Wir verbringen also unverhältnismäßig viel Zeit mit genau den Menschen, die unsere einseitige Sichtweise bestätigen.

Bei Menschen, die sich auf dem Weg der Heilung befinden, tritt derselbe Effekt auf. Die Patienten suchen nach den Beweisen, die für den Weg sprechen, von dem sie gerade überzeugt sind; manche verteidigen eine bestimmte Methode wie religiöse Eiferer gegen andere Ansätze und laufen so Gefahr, sich zunehmend weniger auf die Fakten zu konzentrieren und sich stattdessen von den Ideen leiten zu lassen, mit denen Sie sich bei ihren derzeitigen Entscheidungen wohl und sicher fühlen.

Schutz vor Bestätigungsfehlern

Solche Bestätigungsfehler können weitreichende Folgen haben; sowohl Ärzte als auch Patienten müssen sich mit Bedacht davor schützen. In der OHC schwächen wir diesen Effekt mit bestimmten internen Vorgehensweisen ab. So stellt beispielsweise jeder Arzt bzw. Therapeut anhand von Fallüberprüfungen seiner Klienten sicher, dass niemand seiner Aufmerksamkeit entgeht. Mit einem kontinuierlichen Überprüfungsverfahren bleiben wir über die Patienten, die nicht regelmäßig in der Sprechstunde sind, auf dem Laufenden.

Als Erschöpfungspatient sollten Sie sich auch nicht davor scheuen, Ihren Ärzten schwierige Fragen zu stellen, und darauf achten, dass Sie nicht an jemanden geraten, der Patientenfälle mit einem Tunnelblick nur aus einer einzigen Perspektive betrachtet. Hinterfragen Sie auch ruhig jederzeit Ihre *eigenen* Überzeugungen und Annahmen. Wenn etwas auf soliden Beweisen beruht, hält es auch einer sorgfältigen Prüfung stand.

Selbst recherchieren

Ich bin schon immer sehr dafür, so viele kostenlose Informationen wie möglich online verfügbar zu machen, und habe im Lauf der Jahre bestimmt mehr als 1000 Videos auf YouTube veröffentlicht. Ich finde es toll, dass ich in 10 Minuten ein Video erstelle, das potenziell von Tausenden von Menschen gesehen werden kann. Und ich bin nicht allein: Inzwischen stellen immer mehr Ärzte und Therapeuten ihre Ideen kostenlos online zur Verfügung.

Sie sollten die von Ärzten kostenlos bereitgestellten Informationen wirklich voll und ganz nutzen – sowohl um deren philosophischen Ansatz zu überprüfen als auch um herauszufinden, wie sie als Menschen auf Sie wirken. Holen Sie für sich das Beste heraus!

In der OHC haben wir zum Beispiel ein Team von sehr erfahrenen Koordinatoren für neue Patienten, die sich gerne richtig viel Zeit nehmen, potenziellen Patienten am Telefon kostenlos Fragen zu beantworten.

Nehmen Sie sich immer die Zeit für eine gründliche Recherche, bevor Sie sich für einen bestimmten Weg entscheiden, und vertrauen Sie Ihrem Instinkt – meistens liegt er richtig!

Vorbereitung auf eine Konsultation

Wenn in uns auf körperlicher und geistiger Ebene so viel los ist, kommt uns ein etwa einstündiges Gespräch mit einem Arzt viel zu kurz vor. Deshalb ist eine sorgfältige Vorbereitung auf die Konsultation von entscheidender Bedeutung. So einfach die folgenden Vorschläge auch klingen mögen – Sie würden staunen, wenn Sie wüssten, wie oft sie nicht befolgt werden.

1. Notieren und sortieren Sie Ihre Fragen im Voraus. Es gibt keine Garantie dafür, dass Sie Zeit haben werden, alle Ihre Fragen zu stellen (vor allem, wenn sie durch ein Angstmuster ausgelöst werden, das heißt wenn Sie schier unendlich viele Fragen haben), und sie alle zu stellen, könnte sogar von den Hauptpunkten ablenken: Eine Ärztin oder ein Arzt mit Erfahrung kann das entsprechend steuern. Ebenso wenig sinnvoll ist es, die Hälfte der Zeit während der Konsultation Frust zu schieben, weil man sich an eine wichtige Frage partout nicht mehr erinnern kann.

2. Schicken Sie Ihre Fragen und eventuelle Veränderungen seit der letzten Konsultation vorab per E-Mail an Ihren Arzt. Auch wenn manche Ärzte vielleicht nicht willens sind, vor einem Termin erst einmal E-Mails zu lesen, kann damit sehr sinnvoll aus der verfügbaren Zeit das Beste herausgeholt werden, denn solche E-Mails geben dem Arzt einen schnellen Überblick über Ihre Situation und das, was gerade mit Ihnen passiert.

3. Wenn Sie einen persönlichen Termin haben, sollten Sie frühzeitig ankommen, damit Sie Zeit haben, sich in den Raum einzuleben, und nicht die Hälfte der Sitzung aufgeregt nach Worten suchen müssen. Um das Beste aus den Konsultationen herauszuholen, müssen Sie sich selbst dabei unterstützen, in der aktuell bestmöglichen Verfassung zu sein.

4. Bei Online-Konsultationen sollten Sie nicht unmittelbar davor oder danach weitere Termine einplanen. Und sorgen Sie am besten dafür, dass Sie sich an einem ruhigen Ort befinden, an dem Sie frei und sicher reden können.

Wie Sie das Beste aus den Konsultationen herausholen

Achten Sie beim Arztbesuch darauf, dass Sie den Ablauf nicht zu sehr kontrollieren. Ein Angstmuster oder auch eine maladaptive Stressreaktion gehen natürlicherweise mit dem Versuch einher, sich ein Gefühl der Sicherheit verschaffen zu wollen. Und das heißt, wir haben unendlich viele Fragen, von denen viele durch ein zugrunde liegendes Stress- und Angstgefühl ausgelöst werden. Doch kaum sind diese Fragen beantwortet, tauchen womöglich ein Dutzend neuer Fragen auf.

Ein erfahrener Arzt oder Therapeut strukturiert die Konsultationen auf seine ganz eigene Weise und kann normalerweise am besten arbeiten, wenn wir diesen Ablauf befolgen. Das soll nicht heißen, dass Sie Ihre eigenen Instinkte ignorieren sollten, wenn Sie das Gefühl haben, es gehe in die falsche Richtung; zwischen dem Versuch, die Kontrolle zu übernehmen, und Passivität gibt es eine heikle Gratwanderung.

Idealerweise nehmen Sie aktiv teil und lassen den Arzt seine Arbeit machen. Das erfordert manchmal auch Aufgeschlossenheit für etwas, was Sie nicht hören wollen; ebenso müssen Sie aber auch Ihre eigenen Wahrheiten aussprechen, wenn der Arzt sie vielleicht nicht hören will. Das lässt sich nicht auf perfekte Wissenschaft gründen, aber sensibel auf diese Herausforderungen zu achten, ist schon einmal ein guter Anfang.

Wenn Arzt und Patient harmonisch zusammenarbeiten und beide ihre Rollen so geschickt wie möglich spielen, ergibt sich eine schöne und starke Partnerschaft. Ist das nicht der Fall, kann es die frustrierendste Sache der Welt sein.

Letztendlich müssen Sie lernen, auf Ihre Intuition zu hören und ihr zu vertrauen. Wie Sie sich mit jemandem fühlen, ist eine wichtige Information, und um sich wirklich auf einen Prozess einzulassen, muss er sich für Sie *richtig* anfühlen.

Unsere Intuition gibt uns nicht immer bequeme Antworten, und den Mut zu haben, nach dem zu handeln, was wir für unsere Wahrheit halten, kann ein wichtiger Wendepunkt auf dem Heilungsweg sein. Das gilt besonders für Menschen, die starke Helfer-Muster aufweisen und deshalb schnell die Bedürfnisse anderer wichtiger nehmen als ihre eigenen, unter Umständen auch diejenigen eines Experten, für dessen Zeit sie bezahlen.

Was tun, wenn etwas schiefläuft

Man kann es gar nicht oft genug betonen: Wenn Sie das Gefühl haben, in einer bestimmten therapeutischen Beziehung stimme etwas nicht, ist es sehr wichtig, Ihre Bedenken anzusprechen. Jeder professionelle Therapeut wird ein offenes Ohr für Sie haben, und wenn er das nicht tut, sagt Ihnen das wahrscheinlich schon alles darüber, wie gut Sie zueinander passen.

Meiner Erfahrung nach fand in meiner eigenen Arbeit ein wirklich wichtiger therapeutischer Durchbruch oft dann statt, wenn ein Patient den Mut hatte, ein Anliegen vorzubringen, und wir es gemeinsam angeschaut haben; genau dann fanden wir die Informationen, die noch fehlten, oder einen neuen Weg, wie es weitergehen sollte.

Das soll keineswegs heißen, dass die therapeutische Beziehung immer reibungslos oder einfach sein soll. Manchmal, besonders in der psychologischen Arbeit, gerät man auf schwieriges Terrain, wo Menschen gezwungen sind, Herausforderndes und Unangenehmes über sich selbst und ihr Leben zu erkennen. Aber selbst dann sollte das auf fürsorgliche, mitfühlende und freundliche Weise geschehen.

Es ist wirklich eine Kunst, das Beste aus einer Konsultation herauszuholen, und mit der Zeit klappt es immer besser. Gehen Sie behutsam mit sich selbst um und vergessen Sie nicht: Es ist die Aufgabe des Therapeuten oder der Ärztin, Ihnen zu helfen. Falls sie das nicht tun, haben Sie das Recht, bohrende Fragen zu stellen.

Nachdem wir die entscheidenden Elemente zum Entschlüsseln Ihrer Erschöpfung erforscht und Ihren Weg zur Genesung aufgezeigt haben, werden wir nun alles zusammenführen. Es ist an der Zeit, einen Plan für Ihre Genesung auszuarbeiten.

18.

Einen Genesungsplan ausarbeiten

Super, Sie haben es geschafft!

Ich weiß, diese Reise war manchmal sehr anstrengend, deshalb herzlichen Glückwunsch, dass Sie so weit gekommen sind.

Sie sind in guter Gesellschaft, falls Sie an dieser Stelle gemischte Gefühle empfinden – einerseits aufgeregt darüber, dass sich etwas verändern könnte, andererseits auch verwirrt und überfordert, weil Sie nicht wissen, wo Sie anfangen sollen.

Ich will an dieser Stelle eine Frage an Sie richten: »Wie isst man einen Elefanten?«

Nun, wenn Sie kein Vegetarier oder Veganer sind und wenn Sie exotische Fleischsorten mögen, lautet die Antwort: »Einen Bissen nach dem anderen.«

Genauso wenig, wie man einen Elefanten auf einmal essen kann, kann man auch nicht alle Aspekte dieses Buches auf einmal umsetzen, und das sollte man auch gar nicht erst versuchen.

Unsere gemeinsame Aufgabe in diesem Kapitel besteht darin, einen Plan dahingehend auszuarbeiten, wo und wie Sie anfangen können.

12 Schritte, um Ihre Erschöpfung zu entschlüsseln und Ihre Genesung zu unterstützen

Gehen wir die 12 Schritte bzw. Lektionen, die wir im Buch behandelt haben, noch einmal durch:

1. Verantwortung übernehmen
2. Eine genaue Diagnose erstellen lassen
3. Die Rolle der Mitochondrien verstehen
4. Die eigene Persönlichkeit verstehen
5. Ein heilungsförderndes Umfeld schaffen
6. In einen heilungsfördernden Zustand gelangen
7. Die Verdauung optimieren
8. Für einen ausgeglichenen Hormonhaushalt sorgen
9. Das Immunsystem unterstützen
10. Den Ausgangswert bestimmen und die eigenen Kräfte einteilen
11. Die Ernährung optimieren
12. Das Team managen

Schritt 1: **Verantwortung übernehmen**

Ob es nun fair erscheint oder nicht – Sie *müssen* die Verantwortung für Ihre Genesung übernehmen. Genau wie ich an dem Wendepunkt dank des Gesprächs mit meinem Onkel, so sind Sie hoffentlich zu einer ähnlichen Erkenntnis gelangt. Wenn sich Ihr Leben ändern soll, müssen Sie selbst diese Veränderungen vornehmen.

Schritt 2: **Eine genaue Diagnose erstellen lassen**

Ich bin aus gutem Grund in Kapitel 2 auf diesen Punkt eingegangen: Es gibt eine Reihe medizinisch erklärbarer Probleme, die Ihre Erschöpfung verursachen könnten, und einen Arzt oder eine Ärztin mit entsprechender Erfahrung aufzusuchen, ist die einzige Möglichkeit, um zu gewährleisten, dass sie keine Rolle spielen. Manche könnten auch Warnzeichen für potenziell lebensbedrohliche Störungen sein und erfordern eine rasche medizinische Behandlung. Wie ich bereits sagte, sollten Sie *diese Warnung nicht auf die leichte Schulter nehmen*.

Lautet Ihre Diagnose jedoch *Erschöpfung, chronisches Erschöpfungs- bzw. Fatigue-Syndrom (CFS), myalgische Enzephalomyelitis (ME), postvirale Erschöpfung, Fibromyalgie etc.*, dann haben Sie meiner Meinung nach nicht wirklich eine Diagnose erhalten, sondern lediglich einen Namen für eine Ansammlung von Symptomen; doch wie wir ja besprochen haben, sagt diese Bezeichnung nichts über die Ursache aus, die diese Symptome überhaupt erst ausgelöst hat.

Schritt 3: **Die Rolle der Mitochondrien verstehen**

Ihr nächster Schritt besteht darin, die Rolle Ihrer Mitochondrien zu verstehen. Vergessen Sie nicht: Für Ihre Erschöpfung gibt es eine biochemische Erklärung, und sie ist letztendlich auf die zelluläre Energieproduktion zurückzuführen. Die Schlüsselprinzipien dieses Prozesses zu verstehen, ist entscheidend für die Entschlüsselung Ihrer Erschöpfung; und zu erkennen, dass es eine echte biologische Grundlage für Ihre Erschöpfung gibt, kann eine große Erleichterung mit sich bringen.

Schritt 4: **Die eigene Persönlichkeit verstehen**

Im ersten Kapitel von Teil 2 haben wir uns mit den 5 energiezehrenden Persönlichkeitsmustern befasst: dem Leistungsmenschen, dem Helfer, dem Angst-Typen, dem Perfektionisten und dem Kontroll-Typen. Vielleicht haben Sie eines oder auch zwei davon als Ihre Muster identifiziert, vielleicht sogar alle. Entscheidend ist nun, sich darin zu üben, diese Muster zu erkennen, sobald sie auftauchen, wie wir in Kapitel 15 besprochen haben, denn wenn sie nicht kontrolliert werden, lösen sie nicht nur Ihre maladaptive Stressreaktion aus, sondern untergraben auch ständig Ihre Versuche, Ihr Aktivitätsniveau besser zu steuern.

Schritt 5: **Ein heilungsförderndes Umfeld schaffen**

Als Nächstes müssen Sie daran arbeiten, ein besseres Umfeld für Ihre Genesung zu schaffen. Möglicherweise haben die Belastungen aus Ihrer Vergangenheit eine wichtige Rolle bei der Entstehung Ihrer Erschöpfung gespielt, und Sie müssen sich mit den anhaltenden Auswirkungen und Folgen dieser Belastungen auseinandersetzen. Auch wenn Ihr »Schiff« mit zu vielem überlastet ist, stellt das kein heilungsförderndes Umfeld für Ihren Körper dar.

Schritt 6: **In einen heilungsfördernden Zustand gelangen**

Das bringt uns zum nächsten Schritt: Damit Ihr Körper heilen kann, muss er sich in einem heilungsfördernden Zustand befinden. Wie wir in Kapitel 8 besprochen und in Kapitel 15 erneut aufgegriffen haben, müssen Sie unbedingt daran arbeiten, Ihr Nervensystem zur Ruhe zu bringen. Das zieht in manchen Fällen wirklich dramatische Auswirkungen nach sich, und zumindest ist ohne diesen Schritt eine nachhaltige Genesung nicht möglich.

Schritt 7: **Die Verdauung optimieren**

In Kapitel 9 haben wir uns mit Ihrer Verdauungsfunktion befasst. Wenn Ihr Körper die Energie aus der Nahrung nicht aufspaltet und aufnimmt, haben Ihre Mitochondrien keine Chance, richtig zu arbeiten. Wir haben eine Reihe von möglichen Problemen untersucht, die in Ihrem Verdauungssystem eine Rolle spielen könnten. Die Zusammenarbeit mit einem erfahrenen Arzt bzw. einer Ärztin kann hier ein entscheidender Schlüssel sein.

Schritt 8: **Für einen ausgeglichenen Hormonhaushalt sorgen**

Als Nächstes haben wir uns in Kapitel 10 mit Ihren Hormonen befasst und uns dabei vor allem auf Ihre Nebennieren konzentriert. Wenn Sie unter Stress jeglicher Art stehen, müssen Ihre Nebennieren härter arbeiten. Produzieren die Mitochondrien nicht genug Energie, fällt den Nebennieren die Aufgabe zu, diese Lücke zu schließen. Mit der Zeit führt dies zu Regulationsstörungen der Nebennieren. Die Einnahme von Stimulanzien, um sich auf Trab zu halten, klingt zwar verlockend, macht aber alles nur noch schlimmer.

Schritt 9: **Das Immunsystem unterstützen**

In Kapitel 11 haben wir uns mit Ihrer Immunfunktion befasst. Wie gesagt, Erschöpfung wird nur selten durch Überlastung mit einem einzigen Virus verursacht. Eine solche Überlastung wirkt sich jedoch erheblich auf Ihr Energieniveau aus. Wir untersuchten einige Schlüsselprinzipien in Bezug auf mögliche virale Ursachen, toxische Schimmelpilze sowie Borreliose und Koinfektionen. Wenn einer dieser Punkte auf Sie zutrifft, ist auch hier die Zusammenarbeit mit einem entsprechend qualifizierten Arzt oder einer Ärztin von entscheidender Bedeutung.

Schritt 10: **Den Ausgangswert bestimmen und die eigenen Kräfte einteilen**

Als wir uns der Ermüdungskarte 2, Ihrem Weg zur Genesung, zuwandten, untersuchten wir in den Kapiteln 13 und 14, wie wichtig es ist, auf Ihren Körper zu hören, Ihren Ausgangswert zu entdecken und zu lernen, Ihre Kräfte einzuteilen. Wir haben uns auch mit den drei Phasen der Genesung beschäftigt. Es kann verlockend sein, die herausfordernden Schritte, die ich Ihnen in diesen Kapiteln aufgetragen habe, zu ignorieren und zu hoffen, dass Sie durch die Korrektur anderer Aspekte einfach so weitermachen können wie bisher. Doch leider ist diese Logik fehlerhaft. Sie können Ihren Körper nicht einfach zur Genesung drängen – Sie müssen ihm die benötigte Ruhe geben. Bei allem, was wir hier tun, geht es nicht darum, Ihren Körper zu »reparieren«, sondern das erforderliche Umfeld und die Unterstützung zu schaffen, die er braucht, um sich selbst zu heilen.

Schritt 11: **Die Ernährung optimieren**

In Kapitel 16 haben wir uns mit den wichtigsten Ernährungsumstellungen beschäftigt, die Sie vornehmen können, um Ihre Genesung zu unterstützen, und zwar aufbauend auf den Informationen aus Kapitel 9. Denken Sie daran: Es geht darum, konsequente, nachhaltige Veränderungen vorzunehmen, und nicht darum, alles perfekt zu machen.

Schritt 12: Das Team managen

In Kapitel 17 haben wir uns schließlich damit befasst, wie man die richtigen Therapeuten findet und wie man die Beziehung zu ihnen am besten proaktiv managt. Genesung ist selten etwas, das wir allein in Angriff nehmen, und je besser wir diese Beziehungen managen können, desto effektiver werden sie sein.

Festlegen von Genesungszielen

Wo soll man mit dem 12-Schritte-Plan beginnen? Nun, ich empfehle Ihnen, mit dem Begleitkurs zu diesem Buch anzufangen – Sie finden die betreffenden Informationen unter *www.alexhoward.de.*

Ich empfehle Ihnen auch dringend, die Kapitel 13 und 14 noch einmal zu lesen. Das richtige Aktivitätsniveau und die Bestimmung des aktuellen Stadiums der Genesung sind für die Planung Ihrer nächsten Schritte von entscheidender Bedeutung. Und denken Sie daran: Was für jemanden in einer bestimmten Phase gut ist, kann in einer anderen Phase alles noch verschlimmern.

Um einige dieser Veränderungen in Angriff zu nehmen, können Ziele hilfreich sein. Wie wir in Kapitel 12, dem Kapitel über Einstellungen, erörtert haben, müssen Sie auf dem Weg der Heilung engagiert und motiviert sein. Aber wie kann man das auf eine Art und Weise schaffen, die nicht noch mehr Leistungsmuster auslöst und uns dazu bringt, zu viel zu schnell anzugehen?

Das Geheimnis besteht darin, sich keine Ziele zu setzen dahingehend, wie viel Sie sich bewegen oder bis wann sich bestimmte Symptome gebessert haben sollen. So etwas können Sie vielleicht indirekt beeinflussen, aber das letztliche Ergebnis können Sie nicht kontrollieren, und einen solchen Versuch zu unternehmen, wird Sie wahrscheinlich dazu verleiten, zu viel zu machen. Viel hilfreicher ist es, sich Ziele im Hinblick auf die Gewohnheiten und Verhaltensweisen zu setzen, die Sie ändern müssen – was wiederum dazu beiträgt, ein inneres und äußeres Umfeld zu schaffen, das die weitere Entwicklung am besten unterstützt. Anstatt sich also das Ziel zu setzen, im nächsten Monat so und so viel Sport zu treiben, sollte Ihr Ziel eher darin bestehen, täglich eine bestimmte Zeit lang zu meditieren oder Ihre Ernährung umzustellen.

In Anbetracht der Tatsache, dass das Leistungsmuster bei Menschen, die unter Erschöpfung leiden, ziemlich weit verbreitet ist, sollten Sie hier äußerste Vorsicht walten lassen und sich dieses oder jenes auf eine Weise vornehmen, die tatsächlich hilfreich ist. Wenn ich meinen Genesungsweg noch einmal gehen müsste, würde ich auf jeden Fall die Intensität ändern, mit der ich an meine Heilung herangegangen bin. Ja, der Wille, gesund zu werden, war entscheidend, und ohne das Gespräch mit meinem Onkel wäre ich heute – davon bin ich ehrlich überzeugt – wahrscheinlich nicht hier. Aber damit der Körper heilen kann, muss er sich in einem heilungsfördernden Zustand befinden, und das ist nicht der Fall, wenn wir uns ständig zu sehr anstrengen.

Was will Ihnen das Leben beibringen?

Manchmal handelt es sich bei Ihren Genesungszielen um einfache Verhaltensänderungen – wie die, über die wir gerade gesprochen haben –, aber manchmal geht es auch um grundlegendere Änderungen. Vielleicht besteht ein wesentlicher Teil Ihres Problems darin, dass Ihre Lebensweise nicht nur eine wichtige Rolle bei Ihrer Erkrankung spielt, sondern nach dem, was wir gemeinsam erforscht haben, auch eindeutig ein großes Hindernis für Ihre Gesundung darstellt.

Ich fürchte, hier stoßen wir auf ein paar harte, unerbittliche Wahrheiten. Ihre Heilung könnte einige sehr schwierige Lebensveränderungen mit sich bringen. Vielleicht sind Sie seit vielen Jahren in einer giftigen bzw. ungesunden Beziehung, und Ihr Körper teilt Ihnen durch seine Erschöpfung mit, dass Sie sich daraus lösen sollen. Oder vielleicht hassen Sie Ihren Beruf bzw. Ihren Job; er war womöglich immer der Traum Ihrer Eltern und nicht der Ihre, und durch Ihre Erschöpfung versucht Ihr Körper, mit Ihnen zu kommunizieren.

Und hier kommen wir zu der vielleicht kontroversesten Aussage, die ich in diesem Buch gemacht habe: Womöglich hat Ihr Kranksein einen bestimmten Grund, und Ihr Körper ist nicht einfach nur ein kaputter Motor, sondern besitzt eine tiefe Weisheit, auf die es sich zu hören lohnt. Wenn wir an unserem Tiefpunkt angelangt sind, ist es vielleicht unmöglich, diese Weisheit zu hören, aber ich habe es unzählige Male erlebt. Nachdem sie ihre Erschöpfungsreise hinter sich gebracht haben, führen viele Menschen ein glücklicheres und besseres Leben, als sie es ansonsten gehabt hätten.

Um dies zu veranschaulichen, möchte ich Ihnen zum Abschluss dieses Kapitels die Geschichte meiner Schwägerin erzählen:

Es war an Weihnachten 2012, und meine Frau Tania war gerade mit unserer zweiten Tochter schwanger. Wir freuten uns auf ein ruhiges, entspanntes Familienweihnachtsfest, und während ich es genoss, von meinem hektischen Arbeitsalltag herunterzukommen, wurde mir bewusst, dass Tanias jüngere Schwester Violet gesundheitliche Probleme hatte.

Tania hatte ihrer Schwester immer sehr nahe gestanden. Nachdem Violet erfahren hatte, dass wir unsere erste Tochter, Marli, erwarteten, war sie nach fast 10 Jahren in Australien mit Sack und Pack wieder zurück nach Großbritannien gezogen, um in unserer Nähe zu sein. Violet war damals erst vor Kurzem zurückgekommen, und ich lernte sie gerade erst besser kennen.

In den Monaten zuvor hatte Violet beim Treppensteigen eine Stufe verfehlt und sich den Fuß gebrochen; außerdem litt sie unter einer schweren Lungeninfektion, die nicht abklingen wollte.

Über die Weihnachtszeit machten wir uns solche Sorgen um Violet, dass ich sie einmal in die Notaufnahme des Krankenhauses brachte und Tania und ich unseren Neujahrsurlaub stornierten, damit wir zu Hause bleiben und uns um sie kümmern konnten. Damals dachte ich mir nicht viel dabei – es schien eben eine akute Episode vorübergehender gesundheitlicher Probleme zu sein, die einige Zeit brauchten, um zu heilen.

Einige Monate später war Violets Fuß zwar geheilt und ihre Lunge allmählich auf dem Weg der Besserung, aber irgendetwas stimmte immer noch nicht. Besonders besorgniserregend war die Tatsache, dass sie unter einer fast überwältigenden Erschöpfung litt, die so weit ging, dass sie ihren geliebten Beruf aufgeben musste: Sie war Sozialarbeiterin und unterstützte Familien im Zentrum Londons, die unter extremer Armut litten.

Nachdem ich mit Violet mehrere weitere Arzttermine wahrgenommen hatte und dabei fast in einen Streit mit einem hochrangigen Arzt geraten war, der die Frechheit besessen hatte, ihr zu sagen, sie sei halt wahrscheinlich depressiv, wurde klar, dass sie an einem postviralen Erschöpfungssyndrom litt. Zu dieser Zeit waren Tania und ich gerade dabei, in ein größeres Haus zu ziehen, um Platz für unsere wachsende Familie zu schaffen, und wir luden Violet ein, ein paar Monate bei uns zu wohnen, während sie wieder zu Kräften kam.

Im Lauf der nächsten Monate dachte ich, Violet würde es bald viel besser gehen und sie würde mit ihrem Leben weitermachen. Aber das geschah nicht. Im Gegenteil, es wurde noch schlimmer. Innerhalb weniger Monate, nachdem sie bei uns eingezogen war, war sie fast vollständig ans Haus gefesselt, und zeitweise mussten wir sogar für sie Mahlzeiten kochen.

Zu diesem Zeitpunkt begannen wir alle, das Ganze ernster zu nehmen. Violet begab sich zur Behandlung in die OHC. Anfangs machte sie zwar ein paar kleine Fortschritte und sie erlebte auch nicht mehr ganz so schwere Abstürze, aber ihr Zustand verbesserte sich nicht in dem Maß, wie ich das normalerweise bei Patienten erlebte.

In der OHC haben wir schon immer gesagt, dass sich unsere Herangehensweise am meisten durch die Patienten entwickelt, mit denen wir uns richtig abmühen müssen; ich hätte jedoch nie erwartet, dass eine der Patientinnen, von denen ich am meisten lernte, meine Schwägerin sein würde, noch dazu in meinem eigenen Haus. Wir haben immer gescherzt, dass Violet das Luxuspaket von OHC erhielt, das man nicht gegen Geld kaufen kann – Einzug beim OHC-Gründer inklusive. Doch abgesehen von den klinischen Erkenntnissen war es für mich zunehmend beunruhigend, zu sehen, dass der Ansatz, den ich mein ganzes Erwachsenenleben lang entwickelt hatte, jemandem, den ich liebte, nicht helfen konnte.

Etwa zwei Jahre nach Violets Erkrankung warf jemand aus unserem Ernährungsberaterteam hinsichtlich einer kurz zuvor durchgeführten Blutuntersuchung ein paar Fragen zu einigen von Violets Immunmarkern auf. Es gab keine eindeutigen Ergebnisse, aber ihr System schien etwas zu bekämpfen. Daraufhin wurde die Vermutung vorgebracht, Violet könnte an Borreliose erkrankt sein.

Die Borreliose war mir schon seit einigen Jahren bekannt. Wie ich mich erinnerte, hatte Niki einige Jahre zuvor in ihrer gewohnt leidenschaftlichen Art zu mir gesagt: »Alex, ich sage dir, dies wird die nächste große Herausforderung für diejenigen sein, die mit Erschöpfungskrankheiten zu tun haben.« Aber wenn ich ehrlich bin, wusste ich weniger darüber, als ich hätte wissen sollen, und die Ansätze der OHC für Borreliose befanden sich in einem sehr elementaren Stadium.

In den folgenden Monaten machten Violet und ich gemeinsam eine große Lernkurve durch. Violet investierte einen enormen Teil ihrer begrenzten Energie in die Erforschung der Lyme-Borreliose und der verschiedenen Behandlungsmethoden. Uns beiden wurde schnell klar, dass es sich hier um ein sehr junges Gebiet der Wissenschaft handelt, ein perfektes Beispiel für den Konflikt zwischen den Ansätzen der konventionellen und der funktionellen Medizin, aber auch für ihr Potenzial für ein harmonisches Zusammenwirken. In der Tat ist es zum Teil Violets Heilungsreise zu verdanken, dass sich der Ansatz der OHC für die Arbeit mit Borreliose-Kranken seitdem so weiterentwickelt hat.

Als Violet bei uns wohnte, begann sie mit dem Zeichnen, zunächst nur, um sich die Zeit zu vertreiben. Manchmal verbrachte sie nur ein paar Minuten am Tag damit, aber mit der Zeit wurden ihre Projekte etwas aufwendiger. Da ihr Schlafzimmer ganz oben im Haus lag, vergingen viele Monate, in denen ich nicht sah, wie es mit ihrer Kunst so lief. Bis mein Geburtstag kam. Violet war unendlich dankbar für die umfassende Unterstützung, die Tania und ich ihr gewährt hatten, und sie wollte sich auf irgendeine Weise bei mir bedanken. Und so war ihre erste große Kohlezeichnung ein Geburtstagsgeschenk für mich.

Als Violet mir das Werk übergab, fehlten mir buchstäblich die Worte. Es war ein atemberaubend fein ausgearbeitetes und tief bewegendes Porträt einer alten, wunderschön runzeligen Dame. Dieses Bild nimmt bis heute einen Ehrenplatz in unserem Wohnzimmer ein. Daraufhin beauftragte ich Violet, ihr nächstes Werk als Geschenk für eine enge Freundin von mir anzufertigen, und ehe sie sich versah, kam der »Schneeball« ins Rollen.

In den folgenden Jahren, in denen Violet sich weiter erholte, nahm ihr Leben eine völlig neue Richtung. Die Kunst wurde von einem vertrauten Freund auf ihrem Heilungsweg zu einem Mittel, mit dem sie sich ihren Lebensunterhalt verdienen konnte. Da Violet sowohl mit ihrer Heilung als auch mit ihrer Kunst immer wieder an ihre Grenzen stieß, begann ihre neue Karriere eine Eigendynamik zu entwickeln. Indem sie offen über ihren Heilungsweg sprach, brachte Violet auch Authentizität und Tiefe in ihre Arbeit.

Inzwischen ist Violet eine erfolgreiche Künstlerin und hat kürzlich in London und in Oman ausgestellt. Sie liebt ihre Arbeit, bei der sie ihre Leidenschaft für den Naturschutz mit der Kunst verbindet, und sie führt ein wunderbares Leben.

Rückblickend ist Violet davon überzeugt, dass sie ohne diese äußerst schwierigen Jahre mit der Borreliose ihre Liebe zur Kunst nie entdeckt und gepflegt hätte. Es war eine sehr schmerzhafte, aber auch eine lohnende Reise, an der sie nichts hätte ändern wollen.

Das zu hören, mag sehr hart sein, aber vielleicht passiert Ihnen das alles aus einem bestimmten Grund, der nicht unbedingt sofort klar wird. Doch wie ich aus Erfahrung weiß, gibt es zumindest mehr Kraft, wenn man nach dem Positiven sucht.

Letztlich ist Ihr Heilungsweg nicht nur eine körperliche und emotionale Reise – es ist auch eine Reise für Ihre Seele. Vertrauen Sie dem Prozess, hören Sie auf Ihren Körper, und Sie werden womöglich erstaunt sein, wohin er Sie führt.

Anmerkungen / Quellen

1: Radikale Verantwortung

1. Arroll, M.A., und Howard, A. (2013), »The letting go, the building up [and] the gradual process of rebuilding: Identity change and post-traumatic growth in myalgic encephalomyelitis/chronic fatigue syndrome«: www.tandfonline.com/doi/full/10.1080/08870446.2012.721882
2. Arroll, M.A., und Howard, A. (2012), »A preliminary prospective study of nutritional, psychological and combined therapies for myalgic encephalomyelitis/chronic fatigue syndrome (ME/CFS) in a private care setting«: www.ncbi.nlm.nih.gov/pubmed/23166120
3. Arroll, M.A., et al. (2014), »Pilot study investigating the utility of a specialized online symptom management program for individuals with myalgic encephalomyelitis/chronic fatigue syndrome as compared to an online meditation program«: www.dovepress.com/pilot-study-investigating-the-utility-of-a-specialized-online-symptom--peer-reviewed-fulltext-article-PRBM

2: Warum die Schulmedizin bei Erschöpfung ratlos ist

4. Wortman, M.S.H., et al. (2018), »Cost-effectiveness of interventions for medically unexplained symptoms: A systematic review«: www.ncbi.nlm.nih.gov/pmc/articles/PMC6188754/
5. Burton, C. (2003), »Beyond somatisation: a review of the understanding and treatment of medically unexplained physical symptoms (MUPS)«: www.ncbi.nlm.nih.gov/pmc/articles/PMC1314551/
6. The Medical Staff of the Royal Free Hospital (1957), »An outbreak of encephalomyelitis in the Royal Free Hospital Group, London, in 1955«: www.ncbi.nlm.nih.gov/pubmed/13472002
7. Ramsay, A.M. (1965), »Hysteria and ›Royal Free Disease‹«: www.ncbi.nlm.nih.gov/pmc/articles/PMC1847119/?page=1
8. Ramsay, A.M., et al. (1977), »Icelandic disease (benign myalgic encephalomyelitis or Royal Free disease)«: www.ncbi.nlm.nih.gov/pubmed/861618
9. Ramsay, A.M. (1978), »Epidemic neuromyasthenia 1955–1978«: www.ncbi.nlm.nih.gov/pubmed/746017
10. Pasteur (1881), »On the Germ Theory«: www.ncbi.nlm.nih.gov/pubmed/17830637
11. Smith, K.A. (2012), »Louis Pasteur, the father of immunology?«: www.ncbi.nlm.nih.gov/pubmed/22566949
12. Cortes Rivera, M., et al. (2019), «Myalgic Encephalomyelitis/Chronic Fatigue Syndrome: A Comprehensive Review«: www.ncbi.nlm.nih.gov/pubmed/31394725

13. Sweetman, E., et al. (2019), »Current Research Provides Insight into the Biological Basis and Diagnostic Potential for Myalgic Encephalomyelitis/Chronic Fatigue Syndrome (ME/CFS)«: www.ncbi.nlm.nih.gov/pubmed/31295930
14. Underhill, R.A. (2015), »Myalgic encephalomyelitis, chronic fatigue syndrome: An infectious disease«: http://dx.doi.org/10.1016/j.mehy.2015.10.011
15. Rowe, P.C., et al. (2017), »Myalgic Encephalomyelitis/Chronic Fatigue Syndrome Diagnosis and Management in Young People: A Primer«: www.ncbi.nlm.nih.gov/pubmed/28674681
16. McEvedy, C.P., und Beard, A.W. (1970), »Concept of benign myalgic encephalomyelitis«: www.ncbi.nlm.nih.gov/pubmed/5411596
17. McManimen, S., et al. (2019), »Dismissing chronic illness: A qualitative analysis of negative health care experiences«: www.ncbi.nlm.nih.gov/pubmed/30829147
18. Friedman, K.J. (2019), »Advances in ME/CFS: Past, Present, and Future«: www.ncbi.nlm.nih.gov/pubmed/31058116
19. Centers for Disease Control and Prevention (2020), »Myalgic Encephalomyelitis/Chronic Fatigue Syndrome (ME/CFS)«: www.cdc.gov/me-cfs/index.html
20. Raine, R., et al. (2004), »General practitioners' perceptions of chronic fatigue syndrome and beliefs about its management, compared with irritable bowel syndrome: qualitative study«: www.ncbi.nlm.nih.gov/pmc/articles/PMC420289/
21. Lian, O.S., und Robson, C. (2017), »›It's incredible how much I've had to fight‹; negotiating medical uncertainty in clinical encounters«: www.ncbi.nlm.nih.gov/pubmed/29063801
22. Collin, S.M, und Crawley, E. (2017), »Specialist treatment of chronic fatigue syndrome/ME: a cohort study among adult patients in England«: www.ncbi.nlm.nih.gov/pubmed/28709432
23. Maizes, V., et al. (2009), »Integrative Medicine and Patient-Centered Care«: https://www.sciencedirect.com/science/article/abs/pii/S1550830709002341
24. Ali, A., und Katz, D.L. (2015), »Disease Prevention and Health Promotion: How Integrative Medicine Fits«: www.ncbi.nlm.nih.gov/pubmed/26477898
25. Bland, J. (2015), »Functional Medicine: An Operating System for Integrative Medicine«: http://www.ncbi.nlm.nih.gov/pubmed/26770161
26. National Institute of Clinical Excellence (NICE) (2007), »Chronic fatigue syndrome/myalgic encephalomyelitis (or encephalopathy): diagnosis and management of chronic fatigue syndrome/myalgic encephalomyelitis (or encephalopathy) in adults and children«: http://guidance.nice.org.uk/CG53/Guidance/pdf/English
27. Baker, R, und Shaw, E.J. (2007), »Guidelines: Diagnosis and management of chronic fatigue syndrome or myalgic encephalomyelitis (or encephalopathy): Summary of NICE guidance«, *British Medical Journal*, 335(7617): 446–448.

28. Jones, J.F., et al. (2009), »An evaluation of exclusionary medical/psychiatric conditions in the definition of chronic fatigue syndrome«: https://pubmed.ncbi.nlm.nih.gov/19818157/
29. Fukuda, K,. et al. (1994), »The chronic fatigue syndrome: a comprehensive approach to its definition and study«: www.ncbi.nlm.nih.gov/pubmed/7978722
30. Brurberg, K.G,. et al. (2014), »Case definitions for chronic fatigue syndrome/myalgic encephalomyelitis (CFS/ME): a systematic review«: www.ncbi.nlm.nih.gov/pubmed/24508851
31. Brimmer, D.J., et al. (2013), »A pilot registry of unexplained fatiguing illnesses and chronic fatigue syndrome«: www.ncbi.nlm.nih.gov/pubmed/23915640
32. Bansal, A.S. (2016), »Investigating unexplained fatigue in general practice with a particular focus on CFS/ME«: www.ncbi.nlm.nih.gov/pubmed/27436349
33. Strand, E.B,. et al. (2019), »Myalgic encephalomyelitis/chronic fatigue Syndrome (ME/CFS): Investigating care practices pointed out to disparities in diagnosis and treatment across European Union«: www.ncbi.nlm.nih.gov/pubmed/31805176
34. Cohen, H. (2017), »Controversies and challenges in fibromyalgia: a review and a proposal«: www.ncbi.nlm.nih.gov/pubmed/28458723
35. Arnold, L.M,. et al. (2016), »Fibromyalgia and Chronic Pain Syndromes: A White Paper Detailing Current Challenges in the Field«: www.ncbi.nlm.nih.gov/pubmed/27022674
36. Garcia-Monco, J.C., und Benach, J.L. (2019), »Lyme Neuroborreliosis: Clinical Outcomes, Controversy, Pathogenesis, and Polymicrobial Infections«: www.ncbi.nlm.nih.gov/pubmed/30536421
37. Jaulhac, B., et al. (2019), »Lyme borreliosis and other tick-borne diseases. Guidelines from the French scientific societies (II). Biological diagnosis, treatment, persistent symptoms after documented or suspected Lyme borreliosis«: https://www.sciencedirect.com/science/article/pii/S0399077X19301313
38. Rauer, S., et al. (2018), »Lyme Neuroborreliosis«: www.ncbi.nlm.nih.gov/pubmed/30573008
39. Baker, P.J. (2020), »A Review of Antibiotic-Tolerant Persisters and Their Relevance to Post-treatment Lyme Disease Symptoms«: www.ncbi.nlm.nih.gov/pubmed/31926865

3: Wie unser Körper Energie erzeugt

40. Morris, G., und Maes, M. (2014), »Mitochondrial dysfunctions in Myalgic Encephalomyelitis/chronic fatigue syndrome explained by activated immuno-inflammatory, oxidative and nitrosative stress pathways«, *Metabolic Brain Disease,* 29(1): 19–36.
41. Zarębska, A.E., et al. (2018), »Plasma Nucleotide Dynamics during Exercise and Recovery in Highly Trained Athletes and Recreationally Active Individuals«: www.hindawi.com/journals/bmri/2018/4081802

42. Nacul, L., et al. (2019), »Evidence of Clinical Pathology Abnormalities in People with Myalgic Encephalomyelitis/Chronic Fatigue Syndrome (ME/CFS) from an Analytic Cross-Sectional Study«: www.ncbi.nlm.nih.gov/pubmed/30974900
43. Twisk, F.N.M. (2015), »Accurate diagnosis of myalgic encephalomyelitis and chronic fatigue syndrome based upon objective test methods for characteristic symptoms«: www.pubmedcentral.nih.gov/articlerender.fcgi?artid=4482824&tool=pmcentrez&rendertype=abstract
44. VanNess, J.M., et al. (2010), »Postexertional Malaise in Women with Chronic Fatigue Syndrome«: www.liebertpub.com/doi/10.1089/jwh.2009.1507
45. Holtzman, C., et al. (2019), »Assessment of Post-Exertional Malaise (PEM) in Patients with Myalgic Encephalomyelitis (ME) and Chronic Fatigue Syndrome (CFS): A Patient-Driven Survey«: www.mdpi.com/2075-4418/9/1/26
46. Bou-Holaigah, I. (1995), »The Relationship Between Neurally Mediated Hypotension and the Chronic Fatigue Syndrome«: http://jama.jamanetwork.com/article.aspx?articleid=389684
47. Ocon, A.J., et al. (2012), »Increasing orthostatic stress impairs neurocognitive functioning in chronic fatigue syndrome with postural tachycardia syndrome«: www.ncbi.nlm.nih.gov/pubmed/21919887
48. Chu, L., et al. (2018), »Deconstructing post-exertional malaise in myalgic encephalomyelitis/chronic fatigue syndrome: A patient-centered, crosssectional survey«: www.ncbi.nlm.nih.gov/pubmed/29856774
49. Arroll, M.A., et al. (2014), »The delayed fatigue effect in myalgic encephalomyelitis/chronic fatigue syndrome (ME/CFS)«: www.tandfonline.com/doi/abs/10.1080/21641846.2014.892755
50. Cvejic, E., et al. (2017), »Autonomic nervous system function, activity patterns, and sleep after physical or cognitive challenge in people with chronic fatigue syndrome«: www.ncbi.nlm.nih.gov/pubmed/29167053
51. Nijs, J., et al. (2012), »In the mind or in the brain? Scientific evidence for central sensitisation in chronic fatigue syndrome«: www.ncbi.nlm.nih.gov/pubmed/21793823
52. Myhill, S., et al. (2009), »Chronic fatigue syndrome and mitochondrial dysfunction«: www.ncbi.nlm.nih.gov/pmc/articles/PMC2680051/
53. Booth, N.E., et al. (2012), »Mitochondrial dysfunction and the pathophysiology of Myalgic Encephalomyelitis/Chronic Fatigue Syndrome (ME/CFS)«: www.ncbi.nlm.nih.gov/pubmed/22837795
54. Nicolson, G.L. (2014), »Mitochondrial dysfunction and chronic disease: Treatment with natural supplements«, *Integrative Medicine,* 13(4): 35–43.
55. Werbach, M. (2000), »Nutritional strategies for treating chronic fatigue syndrome«: https://pubmed.ncbi.nlm.nih.gov/10767667/

4: Der Einfluss des Geistes und der Emotionen auf die Erschöpfung

56. Barnden, L.R., et al. (2015), »Evidence in chronic fatigue syndrome for severity-dependent upregulation of prefrontal myelination that is independent of anxiety and depression«: http://doi.wiley.com/10.1002/nbm.3261

57. Christley, Y., et al. (2013), »The Neuropsychiatric and Neuropsychological Features of Chronic Fatigue Syndrome: Revisiting the Enigma«: https://pubmed.ncbi.nlm.nih.gov/23440559/?dopt=Abstract
58. Griffith, J.P., und Zarrouf, F.A. (2008), »A systematic review of chronic fatigue syndrome: don't assume it's depression«: www.pubmedcentral.nih.gov/articlerender.fcgi?artid=2292451&tool=pmcentrez&rendertype=abstract
59. Zschucke, E., et al. (2013), »Exercise and physical activity in mental disorders: clinical and experimental evidence«: www.ncbi.nlm.nih.gov/pubmed/23412549J
60. Wegner, M., et al. (2020), »Systematic Review of Meta-Analyses: Exercise Effects on Depression in Children and Adolescents«: www.ncbi.nlm.nih.gov/pubmed/32210847
61. Schuch, B.F., et al. (2016), »Exercise as a Treatment for Depression: A Meta-Analysis Adjusting for Publication Bias«: https://pubmed.ncbi.nlm.nih.gov/26978184/
62. Kimberlee, R., et al. (2013), »Measuring the economic impact of the wellspring healthy living centre's social prescribing wellbeing programme for low level mental health issues encountered by GP services«: https://uwe-repository.worktribe.com/output/926277
63. Bjørkum, T., et al. (2009), »Patients' experience with treatment of chronic fatigue syndrome«: www.ncbi.nlm.nih.gov/pubmed/19521443
64. Geraghty, K., et al. (2019), »Myalgic encephalomyelitis/chronic fatigue syndrome patients reports of symptom changes following cognitive behavioural therapy, graded exercise therapy and pacing treatments: Analysis of a primary survey compared with secondary surveys«: https://pubmed.ncbi.nlm.nih.gov/28847166/
65. Vink, M., und Vink-Niese, A. (2018), »Graded exercise therapy for myalgic encephalomyelitis/chronic fatigue syndrome is not effective and unsafe. Re-analysis of a Cochrane review«: www.ncbi.nlm.nih.gov/pubmed/30305916
66. Kindlon, T. (2017), »Do Graded Activity Therapies Cause Harm in Chronic Fatigue Syndrome?« https://pubmed.ncbi.nlm.nih.gov/28805516/
67. Taylor, A.K., et al. (2017), »›It's personal to me‹: A qualitative study of depression in young people with CFS/ME«: https://pubmed.ncbi.nlm.nih.gov/27742756/
68. Kiecolt-Glaser, J.K., et al. (1986), »Modulation of Cellular Immunity in Medical Students«: http://pni.osumc.edu/KG Publications%28pdf%29/013.pdf
69. Gouin, .J-P., und Kiecolt-Glaser, J.K. (2011), »The impact of psychological stress on wound healing: methods and mechanisms«: www.ncbi.nlm.nih.gov/pubmed/21094925
70. Kiecolt-Glaser, J.K., et al. (1995), »Slowing of wound healing by psychological stress«: https://pubmed.ncbi.nlm.nih.gov/7475659/
71. Naviaux, R.K. (2014), »Metabolic features of the cell danger response«: www.sciencedirect.com/science/article/pii/S1567724913002390

72. Naviaux, R.K. (2019), »Perspective: Cell Danger Response Biology – The New Science that Connects Environmental Health with Mitochondria and the Rising Tide of Chronic Illness«: https://www.sciencedirect.com/science/article/pii/S1567724919302922
73. Naviaux, R.K., et al. (2016), »Metabolic features of chronic fatigue syndrome«: https://pubmed.ncbi.nlm.nih.gov/27573827/

5: Ein neues Modell zum Verständnis von Erschöpfung

74. Belcourt, S., et al. (2001), »A twin Study of Chronic Fatigue«: www.academia.edu/2725172/
75. Perez, M., et al. (2019), »Genetic Predisposition for Immune System, Hormone, and Metabolic Dysfunction in Myalgic Encephalomyelitis/ Chronic Fatigue Syndrome: A Pilot Study«: www.ncbi.nlm.nih.gov/pmc/articles/PMC6542994/
76. Fitzgerald, K., »Methylation Diet and Lifestyle Study (MDL)«: https://clinicaltrials.gov/ct2/show/study/NCT03472820

6: Die Persönlichkeit der Erschöpfung

77. Tack, M. (2019), Brief an den Herausgeber (3. März 2019) zum Artikel »The relationship between chronic fatigue syndrome, burnout, job satisfaction, social support and age among academics at a tertiary institution«: www.journalssystem.com/ijomeh/Letter-tothe-editor-concerning-the-paper-The-relationship-between-chronicfatigue,105960,0,2.html
78. Alderman, C. (1990), »Yuppie 'flu – a real illness«: http://journals.rcni.9com/doi/10.7748/ns.4.49.18.s33

7: Die Belastungen des eigenen Körpers verstehen

79. Felitti, V.J., et al. (2019), Nachdruck von: »Relationship of Childhood Abuse and Household Dysfunction to Many of the Leading Causes of Death in Adults: The Adverse Childhood Experiences (ACE) Study«: https://linkinghub.elsevier.com/retrieve/pii/S0749379719301436
80. Finkelhor, D., et al. (2015), »A revised inventory of Adverse Childhood Experiences«: https://www.sciencedirect.com/science/article/abs/pii/S0145213415002409
81. Afifi, T.O., et al. (2020), »Confirmatory factor analysis of adverse childhood experiences (ACEs) among a community-based sample of parents and adolescents«: www.ncbi.nlm.nih.gov/pubmed/32316954BMC
82. Shalev, I., et al. (2020), »Investigating the impact of early-life adversity on physiological, immune, and gene expression responses to acute stress: A pilot feasibility study«: www.ncbi.nlm.nih.gov/pmc/articles/PMC7122782/
83. Gerritsen, L., et al. (2017), »HPA Axis Genes, and Their Interaction with Childhood Maltreatment, are Related to Cortisol Levels and Stress-Related Phenotypes«: https://www.ncbi.nlm.nih.gov/pmc/articles/PMC5645736/

84. Steenkamp, M.M., et al. (2017), »Predictors of PTSD 40 years after combat: Findings from the National Vietnam Veterans longitudinal study«: http://doi.wiley.com/10.1002/da.22628
85. Howley, E. (2019), »Statistics on PTSD in Veterans«: https://health.usnews.com/conditions/mental-health/ptsd/articles/ptsd-veterans-statistics

8: Befinden Sie sich in einem heilungsfördernden Zustand?

86. Chu, B., et al. (2020), »Physiology, Stress Reaction«: www.ncbi.nlm.nih.gov/pubmed/31082164
87. Porges, S.W. (2001), »The polyvagal theory: phylogenetic substrates of a social nervous system«: https://www.sciencedirect.com/science/article/abs/pii/S0167876001001623
88. Porges, S.W. (2009), »The polyvagal theory: new insights into adaptive reactions of the autonomic nervous system«: www.ncbi.nlm.nih.gov/pubmed/19376991
89. Zimmermann, A., et al. (2014), »When less is more: hormesis against stress and disease«: http://microbialcell.com/researcharticles/when-less-is-more-hormesis-against-stress-and-disease/
90. van Oort, J., et al. (2020), »Absence of default mode downregulation in response to a mild psychological stressor marks stress-vulnerability across diverse psychiatric disorders«: www.sciencedirect.com/science/article/pii/S2213158220300152
91. Kinlein, S.A., et al. (2015), »Dysregulated hypothalamic-pituitary-adrenal axis function contributes to altered endocrine and neurobehavioral responses to acute stress«: www.ncbi.nlm.nih.gov/pubmed/25821436
92. Dunlavey, C.J. (2018), »Introduction to the Hypothalamic-Pituitary-Adrenal Axis: Healthy and Dysregulated Stress Responses, Developmental Stress and Neurodegeneration«: www.ncbi.nlm.nih.gov/pubmed/30057514

9: Das Verdauungssystem – unsere Energiequelle aufspalten

93. Sender, R., et al. (2016), »Revised Estimates for the Number of Human and Bacteria Cells in the Body«: www.ncbi.nlm.nih.gov/pmc/articles/PMC4991899/
94. Belkaid, Y., und Hand, T.W. (2014), »Role of the microbiota in immunity and inflammation«: www.ncbi.nlm.nih.gov/pubmed/24679531
95. Carabotti, M., et al. (2015), »The gut-brain axis: interactions between enteric microbiota, central and enteric nervous systems«: www.ncbi.nlm.nih.gov/pubmed/25830558
96. Ma, Q., et al. (2019), »Impact of microbiota on central nervous system and neurological diseases: the gut-brain axis«: https://jneuroinflammation.biomedcentral.com/articles/10.1186/s12974-019-1434-3
97. Bischoff, S.C., et al. (2014), »Intestinal permeability – a new target for disease prevention and therapy«: www.ncbi.nlm.nih.gov/pmc/articles/PMC4253991/

98. Li, Y., et al. (2018), »The Role of Microbiome in Insomnia, Circadian Disturbance and Depression«, *Frontiers in Psychiatry,* 9 (Dec.): 1–11.
99. Appleton, J. (2018), »The Gut-Brain Axis: Influence of Microbiota on Mood and Mental Health«: www.ncbi.nlm.nih.gov/pmc/articles/PMC6469458/
100. D'Mello, C., et al. (2015), »Probiotics Improve Inflammation-Associated Sickness Behavior by Altering Communication between the Peripheral Immune System and the Brain«: www.jneurosci.org/content/35/30/10821.full
101. Ganci, M., et al. (2019), »The role of the brain-gut-microbiota axis in psychology: The importance of considering gut microbiota in the development, perpetuation, and treatment of psychological disorders«: www.ncbi.nlm.nih.gov/pmc/articles/PMC6851798/
102. Parkar, S.G., et al. (2019), »Potential role for the gut microbiota in modulating host circadian rhythms and metabolic health«, *Microorganisms,* 7(2): 1–21.
103. Fasano, A. (2020), »All disease begins in the (leaky) gut: role of zonulin-mediated gut permeability in the pathogenesis of some chronic inflammatory diseases«: www.ncbi.nlm.nih.gov/pubmed/32051759F1000
104. Kolacz, J, und Porges, S.W. (2018), »Chronic Diffuse Pain and Functional Gastrointestinal Disorders After Traumatic Stress: Pathophysiology Through a Polyvagal Perspective«: www.ncbi.nlm.nih.gov/pubmed/29904631
105. Maes, M, und Twisk, F.N. (2009), »Why myalgic encephalomyelitis/ chronic fatigue syndrome (ME/CFS) may kill you: disorders in the inflammatory and oxidative and nitrosative stress (IO&NS) pathways may explain cardiovascular disorders in ME/CFS«: www.ncbi.nlm.nih.gov/pubmed/20038921
106. Maes, M. (2009), »Inflammatory and oxidative and nitrosative stress pathways underpinning chronic fatigue, somatization and psychosomatic symptoms«: www.ncbi.nlm.nih.gov/pubmed/19127706
107. Yu, L. C.-H. (2018), »Microbiota dysbiosis and barrier dysfunction in inflammatory bowel disease and colorectal cancers: exploring a common ground hypothesis«: www.ncbi.nlm.nih.gov/pmc/articles/PMC6234774/
108. Bures, J., et al. (2006), »Small intestinal bacterial overgrowth syndrome«, *World Journal of Gastroenterology,* 16(24): 2978–2990.
109. Saffouri, G.B., et al. (2019), »Small intestinal microbial dysbiosis underlies symptoms associated with functional gastrointestinal disorders«: www.ncbi.nlm.nih.gov/pmc/articles/PMC6494866/
110. Sachdev, A.H, und Pimentel, M. (2013), »Gastrointestinal bacterial overgrowth: pathogenesis and clinical significance«: www.ncbi.nlm.nih.gov/pubmed/23997926
111. Pimentel, M., et al. (2004), »A link between irritable bowel syndrome and fibromyalgia may be related to findings on lactulose breath testing«: www.ncbi.nlm.nih.gov/pubmed/15020342

10. Unsere Hormone und das Energiereservesystem des Körpers

112. Cadegiani, F.A, und Kater, C.E. (2016), »Adrenal fatigue does not exist: a systematic review«: www.ncbi.nlm.nih.gov/pmc/articles/PMC4997656/
113. Wyller, V.B., et al. (2016), »Altered neuroendocrine control and association to clinical symptoms in adolescent chronic fatigue syndrome: a cross-sectional study«: www.ncbi.nlm.nih.gov/pubmed/27149955
114. Torres-Harding, S., et al. (2008), »The associations between basal salivary cortisol and illness symptomatology in chronic fatigue syndrome«: www.ncbi.nlm.nih.gov/pmc/articles/PMC2730359/
115. Ludwig, D.S. (2014), »Clinical update: the low-glycaemic-index diet«: https://www.thelancet.com/journals/lancet/article/PIIS0140673607604279/fulltext
116. Savage, D.B., et al. (2007), »Disordered Lipid Metabolism and the Pathogenesis of Insulin Resistance«: www.ncbi.nlm.nih.gov/pmc/articles/PMC2995548/
117. Moghaddam, E., et al. (2006), »The Effects of Fat and Protein on Glycemic Responses in Nondiabetic Humans Vary with Waist Circumference, Fasting Plasma Insulin, and Dietary Fiber Intake«: https://academic.oup.com/jn/article/136/10/2506/4746688
118. Hucklebridge, F., et al. (2005), »The diurnal patterns of the adrenal steroids cortisol and dehydroepiandrosterone (DHEA) in relation to awakening«: www.sciencedirect.com/science/article/abs/pii/S030645300400071X
119. Arendt, J. (2006), »Melatonin and Human Rhythms«: www.tandfonline.com/doi/full/10.1080/07420520500464361
120. Pevet, P., und Challet, E. (2011), »Melatonin: Both master clock output and internal time-giver in the circadian clocks network«: https://www.sciencedirect.com/science/article/abs/pii/S0928425711000040
121. Videnovic, A., et al. (2014), »Circadian melatonin rhythm and excessive daytime sleepiness in Parkinson disease«: www.ncbi.nlm.nih.gov/pubmed/24566763JAMA
122. Tsang, A., et al. (2014), »Interactions between endocrine and circadian systems«: https://jme.bioscientifica.com/view/journals/jme/52/1/R1.xml
123. Cajochen, C., et al. (2011), »Evening exposure to a light-emitting diodes (LED)-backlit computer screen affects circadian physiology and cognitive performance«: www.physiology.org/doi/10.1152/japplphysiol.00165.2011
124. Cajochen, C., et al. (2005) »High Sensitivity of Human Melatonin, Alertness, Thermoregulation, and Heart Rate to Short Wavelength Light«: https://pubmed.ncbi.nlm.nih.gov/15585546/2005
125. Schmidt, C., et al. (2018), »Light exposure via a head-mounted device suppresses melatonin and improves vigilant attention without affecting cortisol and comfort«: https://orbi.uliege.be/bitstream/2268/226193/1/Schmidt 2018 PsyCh.pdf
126. Green, A., et al. (2017), »Evening light exposure to computer screens disrupts human sleep, biological rhythms, and attention abilities«: www.tandfonline.com/doi/full/10.1080/07420528.2017.1324878

127. Cho, Y, et al. (2016), »Effects of artificial light at night on human health: A literature review of observational and experimental studies applied to exposure assessment«: www.ncbi.nlm.nih.gov/pubmed/26375320
128. Codoñer-Franch, P., und Gombert, M. (2018), »Circadian rhythms in the pathogenesis of gastrointestinal diseases«, *World Journal of Gastroenterology,* 24(38): 4297–4303.
129. Tähkämö, L., et al. (2019), »Systematic review of light exposure impact on human circadian rhythm«: www.tandfonline.com/doi/full/10.1080/07420528.2018.1527773
130. Prayag, A., et al. (2019), »Light Modulation of Human Clocks, Wake, and Sleep«: www.mdpi.com/2624-5175/1/1/17
131. Leese, G., et al. (1996), »Short-term night-shift working mimics the pituitary-adrenocortical dysfunction in chronic fatigue syndrome«: https://academic.oup.com/jcem/article-lookup/doi/10.1210/jcem.81.5.8626849

11: Das Immunsystem – die Belastungen des Körpers reduzieren

132. Cressey, D. (2011), »XMRV paper withdrawn«: http://blogs.nature.com/news/2011/12/xmrv-paper-withdrawn.html
133. Anand, S.K., und Tikoo, S.K. (2013), »Viruses as Modulators of Mitochondrial Functions«, *Advances in Virology,* Bd. 2013, Artikelnr. 738794
134. Centers for Disease Control and Prevention (2018), »Possible Causes | Myalgic Encephalomyelitis/Chronic Fatigue Syndrome (ME/CFS)«: www.cdc.gov/me-cfs/about/possible-causes.html
135. Ikuta, K., et al. (2003), »Diagnostic evaluation of 2′, 5′-oligoadenylate synthetase activities and antibodies against Epstein-Barr virus and *Coxiella burnetii* in patients with chronic fatigue syndrome in Japan«: https://www.sciencedirect.com/science/article/abs/pii/S1286457903002193
136. Eriksen, W. (2018), »ME/CFS, case definition, and serological response to Epstein-Barr virus. A systematic literature review«: www.tandfonline.com/doi/full/10.1080/21641846.2018.1503125
137. Rasa, S., et al. (2018), »Chronic viral infections in myalgic encephalomyelitis/chronic fatigue syndrome (ME/CFS)«: https://www.ncbi.nlm.nih.gov/pmc/articles/PMC6167797/
138. Yalcin, S., et al. (1994), »Prevalence of Human Herpesvirus 6 Variants A and B in Patients with Chronic Fatigue Syndrome«: http://doi.wiley. com/10.1111/j.1348-0421.1994.tb01827.x
139. Eldin, C., et al. (2017), »From Q Fever to Coxiella burnetii Infection: a Paradigm Change«: https://www.ncbi.nlm.nih.gov/pmc/articles/PMC5217791/
140. Buchwald, D., et al. (1996), »Viral serologies in patients with chronic fatigue and chronic fatigue syndrome«: https://onlinelibrary.wiley.com/doi/10.1002/(SICI)1096-9071(199609)50:1%3C25::AID-JMV6%3E3.0.CO;2-V

141. Koelle, D.M., et al (2002), »Markers of Viral Infection in Monozygotic Twins Discordant for Chronic Fatigue Syndrome«: https://academic.oup. com/cid/article-lookup/doi/10.1086/341774
142. Brewer, J.H., et al. (2013), »Detection of Mycotoxins in Patients with Chronic Fatigue Syndrome«: www.ncbi.nlm.nih.gov/pmc/articles/PMC3705282/
143. Chester, A.C, und Levine, P.H. (1994), »Concurrent Sick Building Syndrome and Chronic Fatigue Syndrome: Epidemic Neuromyasthenia Revisited«: http://academic.oup.com/cid/article/18/Supplement_1/S43/317008/Concurrent-Sick-Building-Syndrome-and-Chronic
144. Campbell, A.W., et al. (2004), »Mold and Mycotoxins: Effects on the Neurological and Immune Systems in Humans«: https://www.sciencedirect.com/science/article/abs/pii/S0149291818302297
145. Rea, W.J., et al. (2003), »Effects of Toxic Exposure to Molds and Mycotoxins in Building-Related Illnesses«: https://pubmed.ncbi.nlm. nih.gov/15143852/
146. Ratnaseelan, A.M, et al. (2018), »Effects of Mycotoxins on Neuropsychiatric Symptoms and Immune Processes«: www.clinicaltherapeutics.com/article/S0149-2918(18)30229-7/fulltext
147. Centers for Disease Control and Prevention (2019), »Lyme and Other Tickborne Diseases Increasing«: www.cdc.gov/media/dpk/diseases-and-conditions/lyme-disease/index.html

13: Lernen, auf den eigenen Körper zu hören

148. White, P.D., et al. (2011), »Comparison of adaptive pacing therapy, cognitive behaviour therapy, graded exercise therapy, and specialist medical care for chronic fatigue syndrome (PACE): a randomised trial«: www.ncbi.nlm.nih.gov/pubmed/21334061
149. Wilshire, C., et al. (2017), »Can patients with chronic fatigue syndrome really recover after graded exercise or cognitive behavioural therapy? A critical commentary and preliminary re-analysis of the PACE trial«: www.tandfonline.com/doi/full/10.1080/21641846.2017.1259724
150. Wilshire, C.E., et al. (2018), »Rethinking the treatment of chronic fatigue syndrome – a reanalysis and evaluation of findings from a recent major trial of graded exercise and CBT«: www.ncbi.nlm.nih.gov/pubmed/29562932BMC
151. Sharpe, M., et al. (2019), »The PACE trial of treatments for chronic fatigue syndrome: a response to Wilshire et al.«: www.ncbi.nlm.nih.gov/pubmed/30871632
152. Wilshire, C.E., und Kindlon, T. (2019), »Response: Sharpe, Goldsmith and Chalder fail to restore confidence in the PACE trial findings«: www.ncbi.nlm.nih.gov/pubmed/30914065
153. Torjesen, I. (2015), »Tackling fears about exercise is important for ME treatment, analysis indicates«: www.bmj.com/cgi/doi/10.1136/bmj.h227

154. Twisk, F., und Maes, M. (2009), »A review on cognitive behavorial therapy (CBT) and graded exercise therapy (GET) in myalgic encephalomyelitis (ME)/chronic fatigue syndrome (CFS): CBT/GET is not only ineffective and not evidence-based, but also potentially harmful for many patients with ME/CFS«: www.researchgate.net/publication/38034776_A_review_on_cognitive_behavorial_therapy_CBT_and_graded_exercise_therapy_GET_in_myalgic_encephalomyelitis_ME_chronic_fatigue_syndrome_CFS_CBTGET_is_not_only_ineffective_and_not_evidencebased_but_also

15: Einen heilungsfördernden Zustand kultivieren

155. Lardone, A. et al. (2018), »Mindfulness Meditation Is Related to Long-Lasting Changes in Hippocampal Functional Topology during Resting State: A Magnetoencephalography Study«: www.ncbi.nlm.nih.gov/pmc/articles/PMC6312586/
156. Braboszcz, C., et al. (2017), »Increased Gamma Brainwave Amplitude Compared to Control in Three Different Meditation Traditions«: www.ncbi.nlm.nih.gov/pmc/articles/PMC5261734/
157. Cahn, B.R., et al. (2013), »Event-related delta, theta, alpha and gamma correlates to auditory oddball processing during Vipassana meditation«: www.ncbi.nlm.nih.gov/pmc/articles/PMC3541491/
158. Amihai, I., und Kozhevnikov, M. (2014), »Arousal vs. Relaxation: A Comparison of the Neurophysiological and Cognitive Correlates of Vajrayana and Theravada Meditative Practices«: www.ncbi.nlm.nih.gov/pmc/articles/PMC4106862/
159. Fucci, E., et al. (2018), »Differential effects of non-dual and focused attention meditations on the formation of automatic perceptual habits in expert practitioners«: www.ncbi.nlm.nih.gov/pmc/articles/PMC7050275/

16: Ernährungsgrundlagen

160. Guandalini, S. and Newland C. (2011), »Differentiating Food Allergies from Food Intolerances«: http://link.springer.com/10.1007/s11894-0110215-7
161. Tuck, C.J., et al. (2019), »Food Intolerances«: www.ncbi.nlm.nih.gov/pmc/articles/PMC6682924/
162. Lomer, M.C.E. (2015), »Review article: the aetiology, diagnosis, mechanisms and clinical evidence for food intolerance«: http://doi.wiley. com/10.1111/apt.13041
163. Layman, D.K., et al. (2003), »A Reduced Ratio of Dietary Carbohydrate to Protein Improves Body Composition and Blood Lipid Profiles during Weight Loss in Adult Women«: https://academic.oup.com/jn/article/133/2/411/4687883
164. Puri, B.K. (2007), »Long-chain polyunsaturated fatty acids and the pathophysiology of myalgic encephalomyelitis (chronic fatigue syndrome)«: *Journal Clinical Pathology,* 60(2): 122–124.

165. BANT (British Assocation for Applied Nutrition and Nutritional Therapy) (2015), »EAT A RAINBOW – 7 A DAY«: https://bant.org.uk/wp-content/uploads/2015/09/EAT_A_RAINBOW_GUIDELINES.pdf
166. Venturini, L., et al. (2019), »Modification of Immunological Parameters, Oxidative Stress Markers, Mood Symptoms, and Well-Being Status in CFS Patients after Probiotic Intake: Observations from a Pilot Study«: www.ncbi.nlm.nih.gov/pmc/articles/PMC6906814/
167. Galland, L. (2014), »The Gut Microbiome and the Brain«: www.ncbi.nlm.nih.gov/pmc/articles/PMC4259177/
168. Lakhan, S.E, und Kirchgessner, A. (2010), »Gut inflammation in chronic fatigue syndrome«: https://pubmed.ncbi.nlm.nih.gov/20939923/
169. Holmstrup, M.E, et al. (2010), »Effect of meal frequency on glucose and insulin excursions over the course of a day«: www.sciencedirect.com/science/article/abs/pii/S1751499110000545
170. Mattson, M.P., et al. (2017), »Impact of intermittent fasting on health and disease processes«: www.ncbi.nlm.nih.gov/pmc/articles/PMC5411330/
171. Anton, S.D., et al. (2018), »Flipping the Metabolic Switch: Understanding and Applying Health Benefits of Fasting«: www.ncbi.nlm.nih.gov/pmc/articles/PMC5783752/
172. Crinnion, W. (2015), »Organic Foods Contain Higher Levels of Certain Nutrients, Lower Levels of Pesticides, and May Provide Health Benefits for the Consumer«: http://archive.foundationalmedicinereview.com/publications/15/1/4.pdf
173. Benelam, B, und Wyness L. (2010), »Hydration and health: a review«: http://doi.wiley.com/10.1111/j.1467-3010.2009.01795.x
174. Miquel-Kergoat, S., et al. (2015), »Effects of chewing on appetite, food intake and gut hormones: A systematic review and meta-analysis«: https://www.sciencedirect.com/science/article/pii/S0031938415300317
175. Giacco, R., et al. (2014), »A whole-grain cereal-based diet lowers postprandial plasma insulin and triglyceride levels in individuals with metabolic syndrome«: www.sciencedirect.com/science/article/abs/pii/S0939475314000386
176. Catassi, C., et al. (2013), »Non-Celiac Gluten Sensitivity: The New Frontier of Gluten Related Disorders«: www.mdpi.com/2072-6643/5/10/3839/htm
177. Elli, L., et al. (2016), »Evidence for the Presence of Non-Celiac Gluten Sensitivity in Patients with Functional Gastrointestinal Symptoms: Results from a Multicenter Randomized Double-Blind Placebo-Controlled Gluten Challenge«: www.ncbi.nlm.nih.gov/pubmed/26867199
178. Vojdani, A., et al. (2014), »The Prevalence of Antibodies against Wheat and Milk Proteins in Blood Donors and Their Contribution to Neuroimmune Reactivities«: www.ncbi.nlm.nih.gov/pmc/articles/PMC3916846/
179. Misselwitz, B., et al. (2019), »Update on lactose malabsorption and intolerance: pathogenesis, diagnosis and clinical management«: http://gut.bmj.com/lookup/doi/10.1136/gutjnl-2019-318404

180. Corti, R., et al. (2002), »Coffee Acutely Increases Sympathetic Nerve Activity and Blood Pressure Independently of Caffeine Content«: www.ahajournals.org/doi/10.1161/01.CIR.0000046228.97025.3A
181. Bunsawat, K., (2015), »Caffeine delays autonomic recovery following acute exercise«: http://journals.sagepub.com/doi/10.1177/2047487314554867
182. Ramalakshmi, K., und Raghavan, B. (1999), »Caffeine in Coffee: Its Removal. Why and How?«: www.tandfonline.com/doi/abs/10.1080/10408699991279231
183. Lovallo, W.R., et al. (2005), »Caffeine Stimulation of Cortisol Secretion Across the Waking Hours in Relation to Caffeine Intake Levels«: www.ncbi.nlm.nih.gov/pmc/articles/PMC2257922/

Danksagung

Wollte ich mich bei allen bedanken, die an der Ausarbeitung der Theorien und Erkenntnisse in diesem Buch beteiligt waren, würden Sie wohl nach ein paar Zeilen zu lesen aufhören. Daher werde ich mich möglichst kurz fassen.

Von den Tausenden von Patienten, die wir im Lauf der Jahre unterstützen durften, bis hin zu den unglaublichen Experten der OHC-Teams, sowohl in der Vergangenheit als auch in der Gegenwart, hat jeder und jede eine Rolle bei der Entwicklung, Bestätigung und Herausforderung des in diesem Buch geteilten Wissens gespielt. Ich danke ihnen allen.

Obwohl die Worte, die Sie auf diesen Seiten lesen, meine eigenen sind, war dieses Buch in jeder Hinsicht eine Teamleistung: von der jahrelangen Entwicklung der Ideen in der Optimum Health Clinic bis hin zur Zusammenfassung dieser Ideen in diesem Buch, das Sie gerade lesen.

Mein besonderer Dank gilt Niki Gratrix und Anna Duschinsky, die die OHC im Jahr 2004 gemeinsam mit mir gegründet haben. Es war eine verrückte Zeit, und wir hatten auf unserem Weg viel zu lernen. Doch die Weisheit unserer Grundwerte eines integrativen Ansatzes, bei dem der Patient im Mittelpunkt steht, hat sich im Lauf der Jahre nur noch mehr bestätigt und bewährt.

Unseren verschiedenen Abteilungsleitern damals wie heute – Jess Thompson, Sara Jackson, Bebe Kohlap, Tanya Page und Helen Lynam – danke ich für ihre enormen Anstrengungen und ihre anhaltende Freundschaft. Ganz besonders möchte ich unserer Geschäftsführerin Kirsty Cullen für ihre engagierte Unterstützung der OHC-Mission und ihre Treue zu unseren Grundwerten und unserem Ziel danken.

Auch meiner Assistentin Grace Allen und unserem Finanz- und Betriebsleiter Glynn Gratrix gebührt ein großes Dankeschön. Ihre Geduld und unerschütterliche Beharrlichkeit, mit der sie das potenzielle Chaos meines Geschäftsalltags in den Griff bekommen haben, weiß ich sehr zu schätzen; das hat mir die Zeit gegeben, dieses Buch zu schreiben. Mein Dank gilt auch den Treuhändern unserer eingetragenen Hilfsorganisation, David Butcher und Ian Hatton, für ihre jahrelange Unterstützung und ihre Bemühungen.

Ich sage immer, dass es die Menschen sind, die die OHC zu dem machen, was sie ist, und ich danke euch allen dafür, dass ihr euren Teil dazu beigetragen habt.

Vielen Dank an meine Redakteurinnen Elaine O'Neill und Emily Arbis, die an dieses Buch geglaubt und mich auf dem Weg bis zur Veröffentlichung begleitet haben, an meine Lektorin Debra Wolter für ihre stets hilfreichen Vorschläge und an die leitende Lektorin Julie Oughton, die die englische Originalausgabe dieses Buches bis zur Fertigstellung betreut hat.

Ein weiteres Dankeschön geht an die verschiedenen Teams von Hay House für die angenehme Zusammenarbeit, an Kelly Notaras, die sich für meine Autorentätigkeit eingesetzt hat, lange bevor dieses Buch entstand, und an Michelle Pilley für ihr Vertrauen in mich.

Was mein internes Redaktionsteam betrifft, so danke ich besonders Sarah Benjamins für ihre stundenlangen Recherchen, in denen sie meine Ideen bestätigte, unterstützte und hinterfragte, sowie Kirsty Cullen, Claire Sehinson und Helen Lynam für ihre enthusiastischen und geduldigen Rückmeldungen zu meinen Entwürfen während des gesamten Prozesses.

Schließlich, und das ist das Wichtigste, möchte ich meiner mich stets unterstützenden und liebevollen Frau Tania und unseren drei wunderbaren Töchtern Marli, Ariella und Lyra danken. Ihre Liebe und Unterstützung machen alles, was ich tue, erst möglich.

Über den Autor

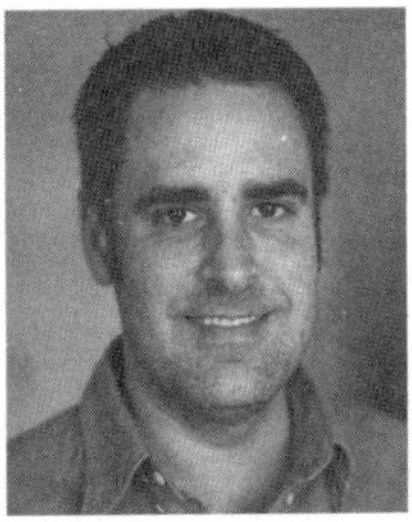

Alex Howard ist der Gründer und Leiter der *Optimum Health Clinic* (OHC), einer der weltweit führenden Kliniken für integrative Medizin, die sich auf Erschöpfungskrankheiten bzw. Fatigue spezialisiert hat. Mit einem Team von 20 Vollzeit-Experten, die Tausende von Patienten in über 50 Ländern betreuen, leistet die OHC seit 2005 Pionierarbeit bei der Behandlung von Patienten aus der Ferne. Alex hat nicht nur die OHC gegründet und leitet das OHC-Team seit 17 Jahren, er ist auch ein äußerst erfahrener Psychotherapeut und hat über 10.000 Konsultationen durchgeführt. Außerdem leitet er seit 2005 das *»Therapeutic Coaching Practitioner«*-Programm, das die nächste Generation von Psychotherapeuten ausbildet.

Seit März 2020 dokumentiert Alex Howard seine therapeutische Arbeit mit realen Patienten in seiner YouTube-Serie *»In Therapy with Alex Howard«*.

Im Jahr 2015 gründete Alex die führende Online-Videoplattform *Conscious Life*, die Programme mit über 150 Dozenten und Dozentinnen produziert hat, darunter Byron Katie, Marianne Williamson, Dr. Joe Dispenza und Ken Wilber. In den letzten Jahren hat Alex einige der größten Online-Konferenzen in den Bereichen »Gesundheit« und »Geist-Körper-Medizin« ins Leben gerufen, darunter die *»Fatigue Super Conference«* und die *»Trauma and Mind-Body Super Conference«*. Die Online-Konferenzen von Alex wurden von über einer Viertelmillion Menschen besucht.

Alex ist auch der Autor von *»Why Me? My Journey from ME to Health and Happiness«*.

www.alexhoward.com
www.alexhoward.de

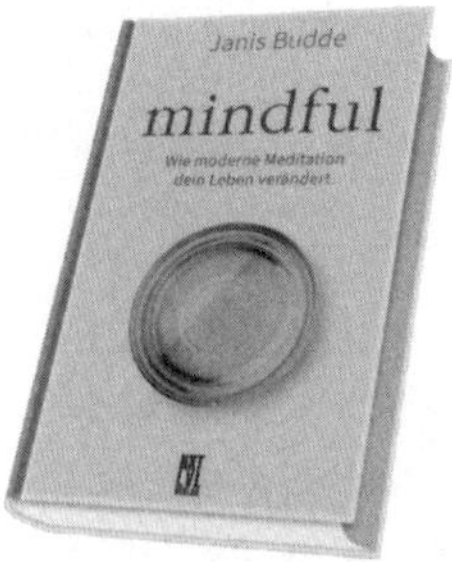

Janis Budde

mindful –
Wie moderne Meditation
dein Leben verändert

Janis Budde erlebte noch vor einigen Jahren Phänomene, die man »nicht unbedingt braucht«: Panikattacken, emotionale Achterbahnfahrten und eine niedrigere Aufmerksamkeitsspanne als so manches Eichhörnchen. Als er jedoch eine neue Form von Meditation für sich entdeckte, änderte sich sein Leben schlagartig in die andere Richtung. Der Grund: Der Lebendigkeitsforscher und Gesundheitsunternehmer hat die verstaubten Konzepte über Meditation auf den Komposthaufen der Esoterik-Szene geschmissen. Denn wirksame Meditation ist für ihn vielmehr ein Zusammenspiel aus moderner Forschung und uralter Tradition. Eine komplett praktische und einfache Kunst, die auf Anhieb den Geist beruhigt, die Emotionen befreit und den Körper in Einklang bringen kann. Und das Beste dabei: Jeder kann sie sofort lernen und im Alltag umsetzen.
In »mindful« zeigt Janis Budde, wie das genau funktioniert, und spart dabei nicht mit einer für das Thema unverblümten Direktheit.

Janis Budde ist ein deutscher Unternehmer und Biohacker. Seit seiner Jugend beschäftigt er sich mit den Themen Gesundheit und Leistungsfähigkeit. Die Erkenntnisse, die er aus Tausenden Gesprächen mit seinem Netzwerk aus Ärzten, Biologen, Coaches und etlichen Selbstversuchen gewann, teilt er seit 2015 in dem Magazin »Primal State«. Seine Inhalte und Unternehmungen werden außerdem regelmäßig von Medien wie der »Men's Health«, »Galileo«, »BrandEins«, »Business Punk« u.v.a. gefeatured.

208 Seiten, ISBN 978-3-949458-43-9

NXT LVL VERLAG

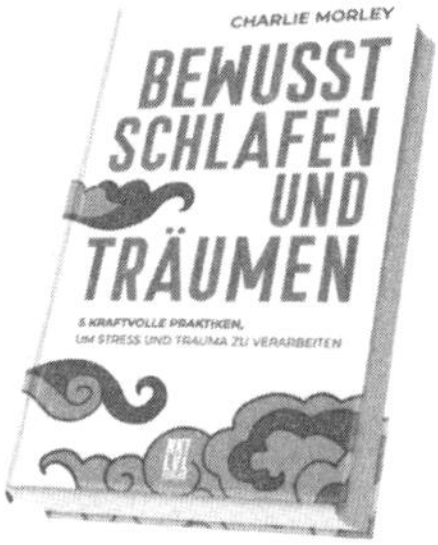

Charlie Morley

Bewusst schlafen und träumen – 5 kraftvolle Praktiken, um Stress und Trauma zu verarbeiten

Kämpfen Sie mit unruhigen Nächten?
Inspiriert von seiner Arbeit mit Militärveteranen erforscht der Schlafexperte Charlie Morley, wie man auf ganzheitliche Weise die schädlichen Auswirkungen von Stress und Traumata bekämpft, um erholsamen Schlaf und heilende Träume zu erreichen.
In diesem Leitfaden werden mehr als 20 Körper-, Atem-, Schlaf- und Traumtechniken vorgestellt, die nachweislich dabei helfen, Angstzustände zu reduzieren, die Schlafqualität zu verbessern, Albträume zu integrieren, die Energie zu steigern und die eigene Beziehung zum Schlaf zu verändern.
Dank seiner langjährigen Erfahrung und neuester wissenschaftlicher Erkenntnisse erläutert Charlie Morley

- einen Fünf-Schritte-Plan, der die Schlafqualität bei 87 Prozent der Teilnehmer verbessert
- die Wissenschaft, wie Stress und Trauma den Schlaf beeinflussen
- Yoga-Nidra- und Achtsamkeitsübungen für tiefe Entspannung
- Atemübungen zur Regulierung des Nervensystems
- klare Traummethoden zur Umwandlung von Albträumen

Unabhängig davon, ob Sie einen gestressten Schlaf haben oder nicht, diese Methoden werden Ihnen helfen, die Zeit, die Sie mit Träumen verbringen, zu optimieren, damit Sie erholsamer schlafen und gesünder aufwachen.

272 Seiten, ISBN 978-3-949458-46-0

NXT LVL VERLAG